코의 한의학

낮은 한의사 이상곤의 코 비방

코의 한의학

이상곤

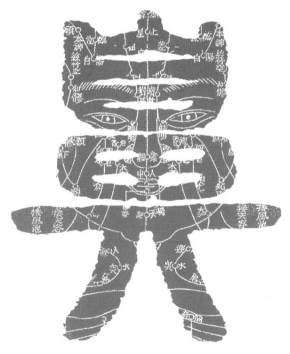

사이언스
SCIENCE
BOOKS 북스

코로나 시대 극복은 코의 건강에서부터

우리는 죽을 때까지 숨을 쉬며 살아가지만, 호흡을 평소에 자각하지 못한다. 몸이 알아서 하는 일이기 때문이다. 이렇듯 자연스럽게 이루어지는 호흡도 사랑하는 연인과 은밀히 손을 잡을 때면 가슴이 두근두근하면서 숨이 가빠져 온다. 달리기할 때도 마찬가지다. 즉 건강한 호흡은 신경, 근육 활동과 깊이 연관되어 있다.

코 호흡을 잘 하기 위해서는 신경 안정이 중요하다. 스트레스는 심박수를 빠르게, 가슴을 두근거리게 하며 열을 높인다. 또한 심장의 위에 놓인 폐를 건조하게 해 코를 말리고 코 건강을 깨는 원흉이다. 건강한 강아지를 사려면 코가 촉촉한 녀석을 고르라는 옛말은 이 점과 일맥상통한다. 코가 건조하고 마르며 딱지가 생기면 우리의 일차적 건강 장벽인 점액이 사라진다. 바이러스, 먼지, 이물질 등에 민감해지며 보호벽이 쉬이 사라져 질병이 생기기 쉽다.

근육의 작용도 마찬가지다. 코를 통해 들어온 산소는 혈액을 타고 전신의 세포 속으로 공급된다. 혈액 순환은 혈관, 전신 근육의 탄력성과 밀접한 관계가 있으며 운동으로 혈액의 흐름을 좋게 한다는 것은 건강을 유지하는 만고불변의 법칙이다. 예를 들자면 찬 공기에 예민하게 반응하는 한랭성 알레르기의 경우 아침에 일어나자마자 이불 밖으로 나오면 재채기와 콧물이 쏟아지기 일쑤다. 잠에서 깨어 10분 정도 몸을 뒤척이는 습관은 근육이 준비를 하고 코의 온도를 높이며 한랭성 알레르기를 극복하는 한 방법이 될 수 있다. 오랫동안 비염을 앓던 환자가 등산이나 피트니스 운동을 계속한 후 증상이 많이 호전되거나 완치했다는 경험을 진찰실에서 종종 듣는다. 이렇듯 운동은 전신 건강 측면뿐만 아니라 코의 회복에도 도움을 준다.

코의 질병은 대부분 감기에서 시작하는 경우가 많다. 감기 후유증으로 코가 막히거나 콧물이 뒤로 넘어와서 기침을 유발하거나 가운데귀염(중이염)에 걸리고, 갑작스럽게 뺨 부위가 아파 오면서 눈과 이가 욱신거려 찾았다가 밝혀진 축농증이 만성으로 진행되곤 한다. 감기를 옛말로 고뿔이라 하는데, 코에 불이 난다는 뜻이다. 감기와 콧병이 하나의 원인으로부터 시작된다는 의미다. 감기는 영어로 'cold'이고 한의학에서는 한기에 몸이 상했다는 뜻인 '상한(傷寒)'이다. 이처럼 감기는 차가움이 원인이 되어 발병하는 경우가 많다.

비염은 대부분 차가운 겨울이 다가오면 심해지고 더운 여름이 오면 좋아지곤 한다. 어린이 비염 환자를 보면 감기 후유증도 많지만, 찬 음료수나 에어컨 바람도 그에 못지않게 주된 원인 중 하나를 차지한다. 여성의 경우는 특히 아침 찬바람이나 에어컨 바람에 취약하여 증상이 악화되는 경우가 많다. 찬 음료수, 에어컨 바람, 아이스크림과 차가운 커피는 코의 건강을 위해서라면 피해야 할 첫 번째 금기이다.

사람들은 코가 열린 구멍이여서 환기가 저절로 이루어진다고 생각하지만, 이는 사실 정교한 조절 작용을 통해 이루어지는 엄청난 노력의 결과다. 예를 들면 코 내부의 혈관, 특히 동맥이 아래코선반(하비갑개) 끝에서 보일러 작용을 하면서 온도를 높여 준다. 그것도 0.25초 만에 체온과 유사하게 맞춘다. 조절이 덜 된 공기는 코 내부의 깊고 꼬불꼬불한 길을 따라 목구멍을 지나면서 완벽하게 조절되어 폐와 심장에 도달한다. 코사이막(비중격)이 꼬불꼬불한 것은 바로 시간과 공간을 통하면서 이런 힘든 과정을 완수하고 공기를 체온과 습도에 정성스럽게 맞추기 위해서다. 외부 온도를 지각하는 신경의 능력과 보일러 역할을 하는 혈관의 열기, 습도를 맞추는 점액의 분비, 어느 것 하나 빠질 수 없는 중요한 요소이며 환기는 공짜가 아니라 인체의 보이지 않는 처절한 노력의 결과다. 혈액 순환, 점액 분비, 안정된 신경은 코 건강의 중요한 요소다.

코 치료의 목표는 환기와 배설이다. 보통 소염이나 항생을 치료의 핵심이라 생각하지만, 건강한 코를 재생하기 위해서는 코가 숨을 잘 쉴 수 있는 기능을 회복하는 것과 코 내부의 점액이 원활하게 배출되는 환기와 배설이 무엇보다 중요하다. 의외로 코를 막고 공기를 내뱉어 보면 막히고 답답하거나 불쾌감이 드는 경우가 많다. 공기를 흡입하고 배출하는 배기구인 코가 막히면 무엇인가 문제가 생길 가능성이 높기 때문이다. 코를 풀어도 시원하지 않다면 코 내부 점액의 분비 능력이 나빠진 것이다. 코가 건조하거나, 가래가 목으로 넘어가거나, 코딱지가 자주 생기는 것도 콧병의 징조 중 하나다. 건조한 장소를 피하고 습도를 맞추는 노력이 필요한 때임을 몸이 미리 알려 주는 것이다. 대부분의 한약이나 침구 치료는 코안(비강)의 소통을 위한 치료인 경우가 많다. 예를 들면 코 막힘을 해소하는 신이화(목련 꽃봉오리)의 본래 해석은 매운맛으로 코를 뚫는다는 의미이며 연교(개나리 열매)의 경우 향기로 코 막힘을 열어준다는 뜻이다.

코는 곧 자기 자신이다. 숨을 쉬면서 흡입하는 공기는 코 밖에서는 그냥 공기지만, 코라는 문턱을 넘어서면 나를 살리는 산소와 기가 된다. 공기가 삶과 죽음을 결정하는 요소라면 무의미한 공기와 내 속 생명의 산소가 경계하는 부위가 코가 되는 셈이다. 그것을 노자 철학에서는 '현빈(玄牝)'이라고 한다. 명상을 할 때 우리는 보통 코끝을 바라본다. 코끝은 코가 아니라 호흡을 바라보는 것이고, 호흡은 내 마음대로 되는 게 아니라 몸이 알아서 하는 자기를 바라보는 것이다. 호흡의 흐름에 침잠하다 보면 우리는 깊은 내면 속 자신과 만나는 자유를 경험하게 된다.

2019년 12월 시작되어 현재 전 세계를 위협 중인 코로나19 범유행(pandemic)에서 코는 정말로 삶과 죽음을 결정하는 요소가 되었다. 코로나 검사가 코와 목구멍 사이의 점액을 채취해 검체로 삼는 것에서 알 수 있듯, 이 바이러스의 1차 감염 경로가 주로 코 점막의 배상 세포와 섬모 세포이기 때문이다. 기관지나 허파에 세균, 바이러스라는 도둑이 침입하는 것을 막기 위해서는 그 대문인 코가 얼마나 튼튼한지가 중요하며, 코의 점액은 우리 몸을 방어하고 보호하는 면역의 최전방에서 중심 역할을 수행한다. 코를 튼튼하게 유지하는 것은 독감이나 코로나19 같은 호흡기 감염 질환 예방에 무엇보다도 든든한 비책이라 할 수 있다.

『코의 한의학』은 2003년 『콧속에 건강이 보인다』라는 제목으로 처음 출간되어 벌써 17년이란 세월이 흘렀다. 당시만 해도 코 치료는 한의학에서 생소한 분야였다. 특히 알레르기성 비염은 치료법이 전혀 정립

되지 않았다. 환자의 진료와 치료를 반복하면서 얻은 결론을 책으로 묶어 출간했다. 시간이 흐른 지금 많은 한의사가 전문적인 치료법과 이비인후과의 건강 서적을 발간했다. 당시 알레르기가 시대의 질병으로 떠올랐지만, 이제는 미세 먼지와 싸워야 한다. 코의 점액 분비가 더 중요한 시대로 변화한 것이다. 조금은 다른 화두를 들고 보정을 했지만, 미숙함은 지금이나 그때나 마찬가지고 혜안은 아직 눈뜨지 못했다. 고전이 되어 버린 이 책의 보강과 재발간은 17년 세월의 연륜이 더해졌다. 특히 개정판은 조선 시대 어의들의 비염 치료법을 함께 실었다. 조선 왕실은 기본적으로 『동의보감(東醫寶鑑)』의 치료법을 표준으로 삼았지만, 체질과 증상에 따라 어떻게 대처했는지 알아보는 것은 시대를 아우르는 또 다른 접근법이다. 『낮은 한의학』부터 『왕의 한의학』, 이제 『코의 한의학』으로 이어지는 저자의 출간에 늘 정성을 다해 준 ㈜사이언스북스 식구들에게 가장 큰 감사를 올린다. 그리고 오랫동안 곁에서 도와준 임진호 선생과 이제 한의사가 된 아들과 가족의 응원은 보이지 않는 곳에서 늘 큰 힘이 되었다.

2020년
여름의 문턱에서

차 례
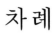

4장   코에 생기는 주요 질환

5장   사라진 음기로 인해 생기는 코 질환

6장   조선 왕들의 코 치료법

1장

코가 왜 중요한가

코 비(鼻) 자를 자세히 보면 스스로 자(自) 자가 줄 비(畀)를 보기 좋게 누르고 있다. 이 글자를 옛 갑골문에서 찾아보면 코의 형상을 본떠 만든 것임을 알 수 있다. 그만큼 코가 인체에서 중요하다는 뜻이다.

코는 곧 자신을 의미한다

코 비(鼻) 자를 자세히 보면 스스로 자(自)가 줄 비(畀)를 보기 좋게 누르고 있다. 이 글자를 옛 갑골문에서 찾아보면 코의 형상을 본떠 만든 것임을 알 수 있다. 이런 탓인지 중국 사람들은 자신을 가리킬 때 코를 가리킨다. 그만큼 코가 인체에서 중요하다는 뜻이다. 상징적이지만 『구약 성서』 「시편」 144편에 "사람은 한낱 숨결에 지나지 않는 것, 한평생이라야 지나가는 그림자입니다."라는 구절이 있다. 호흡이 삶의 가장 중요한 요소라는 뜻이 담겨 있는 것이다. 특히 흙으로 만든 사람 형상에 코로 숨을 불어넣음으로써 삶이 시작되었다는 아담의 탄생 설화는 생명의 출발이 코로부터 이어지고 있음을 드러낸다. 이와 같은 사실을 놓고 볼 때, 코가 자신, 곧 자기(自己)라는 해석이 가능하며 이것은 결코 작위적이지 않다.

『동의보감』 중 코 부분의 첫 번째 구절인 "비자현빈지호야(鼻者玄牝之戶也)"는 코와 자기에 대한 명 해석이라 할 수 있다. 현빈에서 '현(玄)'은 검붉음을 뜻하고, '빈(牝)'은 암컷을 가리키는 것인데 이는 비워진 공간을 통해 새로운 것을 낳는다는 뜻을 비어 있는 코에 비유한 것이다.

이 말은 실은 노자(老子)가 『도덕경(道德經)』에서 먼저 정의한 것으로 허준(許浚, 1539~1615년) 선생이 코를 이야기하면서 빌려 온 것이다. 또한 노자는 비워진 공간을 두고 "무용지용(無用之用)"이라 했다. 필요 없는 것으로 보이는 빈 공간도 다 쓰임이 있고, 없어서는 안 될 역할을 한다는 뜻이다. 그가 어떻게 말하는지 보자.

달리는 수레를 보라. 바퀴 한가운데의 빈 구멍이 없다면, 말이 있다 한들 수레는 굴러갈 수 없다. 그 빈 구멍으로 수레를 굴러가게 한다. 진흙을 반죽해 만든 그릇도 마땅히 그 속이 비어 있어야 쓰임새를 얻는다. 그릇의 쓸모는 물건을 담는 데 있는데 그릇 안쪽에 빈 공간이 없다면 무엇을 담을 수 있겠는가. 도(道)가 빈 구멍으로 힘(氣)을 불어넣으니 현빈이 만물을 낳아 빈 공간을 채우고 그로 말미암아 만물이 생겨나 쉴 새 없이 왕래한다. 모두가 빈 구멍의 덕이 아닌가. 대장간의 풀무질도 빈 구멍 덕이요. 현빈도 빈 구멍 덕이요, 곡신도 빈 구멍 덕이다. 나 또한 빈 구멍 덕에 숨질하며 길을 걷는 것이 아닌가.

모두가 빈 공간의 중요함을 이야기한 것이다. 다음과 같이 생각하면 이해가 빠르다. 우리가 길을 걸을 때 필요한 공간은 발자국이 놓일 자리다. 그러나 우리가 걸어갈 때 나머지 공간을 필요 없다고 없애 버린다면 과연 우리는 제대로 걸을 수 있을까. 바로 그 빈 공간의 의미가 현빈인 것이다.

사람들은 눈에 보이는 것만 믿으려 하다 보니 단지 보이지 않는다는 이유 때문에 엄연한 사실을 놓칠 때가 흔하다. 그중 하나가 바로 우리의 몸이다. 실상 우리 몸에 대해 제대로 알고 있는 사람이 드문 것만큼은 사실이다. 그것은 눈, 코, 입, 팔, 다리처럼 겉으로 보이는 장기와는 달리 몸 내부에 대해서는 어떻게 만들어지고, 어떻게 기능하는지를 우리가 깊이 생각하지 않는 탓에 있다.

우리 몸은 간단히 말해서 대롱처럼 가운데가 뻥 뚫려 있는 구조를 가지고 있다. 사람이 빨대도 아니고 무슨 소리냐고 웃을지 몰라도, 몸을 단순화하면 사실임을 쉽게 알 수 있다. 사람의 몸에는 코와 입으로부터 시작해 인두, 식도, 위, 작은창자, 큰창자, 그리고 항문으로 이어지는 소화관이 있다. 대롱이란 바로 이런 구조를 빗댄 말이다. 이를 두고 체내의 외계라고 한다. 내 몸 안에 있지만 내 것이 아닌 영역이라는 뜻이다. 소화관은 코와 입, 항문을 통해 바깥 세계와 연결되어 있으므로 체내의 외계일 수밖에 없다.

입으로부터 항문까지 이어지는 공간에는 항상 외부로부터 유입된 공기와 음식물이 지나간다. 다시 말해 앞서 예로 든 빨대처럼 관 안쪽으로 외부 물질이 들어가게 마련인 것이다. 그것은 우유가 될 수도, 주스가 될 수도 있다. 우리가 음식을 먹다 보면 찌꺼기가 남듯 우리 몸의 소화관도 자연의 물질이 지나가는 동시에 점유하고 있는 곳이기도 하다. 분명히 내 몸 안에 존재하는 공간이지만, 내 몸이 아닌 것들로 채워지기 때문이다.

인체는 음식을 먹고 그것을 체질에 맞게 소화한 후 다시 변으로 배출하는데 그 과정에서 필요한 영양분을 뽑아내 본연의 나를 키운다. 자신이 아니었던 것을 자신으로 만드는 공간이니 그 역할이 참 오묘하고 대단하다. 또한 소화관은 영양분을 뽑아내고 남은 부산물, 즉 내가 될 수 없는 것을 자연으로 돌려보내는 역할도 수행하고 있다.

이렇듯 구성 요소가 한없이 다양하고 복잡해 보이는 인간의 삶도 실은 코로 숨 쉬고 입으로 먹는 두 가지로 요약할 수 있다. 세상사가 실로 복잡하지만, 그런 세상을 살아가는 힘은 의외로 간단한 생리적 규칙에서 시작되는 셈이다.

또한 먹고 마시는 것에서 우주의 상생을 파악할 수도 있다. 우리 인간은 따지고 보면 코로 마시는 천기(天氣, 공기)와 입으로 먹는 지기(地氣, 음식)를 빈 공간을 통해 흡수하고, 저장하고, 배설함으로써 목숨을 유지하며 자연의 일부로 살아가는 것이다.

그중 코의 호흡은 입의 섭식보다 생명력과 더욱 밀접하게 연결되어 있다. 숨을 못 쉬면 몇 분밖에 못 견디지만, 음식은 끊어도 며칠은 버틸 수 있는 것이 바로 그 근거다. 결국 현빈의 의미는 생명력과 밀접하게 관계 있는, 그리고 그 기원이라고 할 수 있는 코를 염두에 둔 말이다.

코는 기를 마신다

    코는 공기를 먹는다. 즉 공기를 마시고 호흡을 유지하는 것은 코의 기본이다. 보이지 않는 공기를 먹는다고 표현함이 이상할지 모르지만, 물고기를 보면 이해할 수 있다. 물고기가 물을 마시면 아가미에서 산소만 들이마시고 물은 다시 내뱉는다. 이때 아가미의 혈관 속 이산화탄소도 몸 밖으로 나온다. 굳이 물고기를 예로 든 것은 실제로 사람의 호흡 경로도 물고기가 물을 마시고 뱉는 그것과 같기 때문이다.

    동시에 한의학에서 기(氣)의 개념은 물을 모델로 한다. 기는 흡입되어 아래로 흐르고 다시 쌓이면 증화(蒸化) 과정을 거쳐 안개처럼 떠올라 비가 되어 떨어진다. 결국 호흡은 바로 기를 먹는 것과 같다.

    사람이 한 번 숨을 들이마실 때마다 흡입하는 공기 속의 이물질은 20만 가지에 달한다. 어떤 곳의 공기는 무기질을 가득 담고 있어 밭을 갈아도 될 만큼 기름지고, 어떤 곳의 공기는 걸쭉하여 살아 있는 조직에 가까운 경우도 있다. 물속의 모든 생명이 그들의 호흡과 배설, 죽어서 분해되는 동료의 신체까지도 물을 통해 마셨다 뱉어 내듯이, 우리가 호흡하는 공기 속에도 우리의 호흡과 배설, 심지어는 분해되는 피부의 가루마저 들어 있어 코로 들어갔다 나오며 순환한다. 이 모든 상황을 알면 호흡 자체가 찜찜해질 수도 있지만, 그것이 코로 먹는 공기의 현실 이다.

코로 호흡을 하면 콧속에 있는 털이 이물질을 걸러 내고, 그렇게 걸러 진 채 쌓인 이물질은 콧물이 훑어 내리며 씻어 준다. 자연스럽게 이뤄지는 무조건 반사인 이 작용을 입이 대신할 수는 없다.

이런 정화 작용 끝에 코로 흡입된 공기가 하는 일은 적지 않다. 한 예로 빈혈 억제 기능을 들 수 있다. 물론 빈혈은 여러 가지 원인으로 일어 난다. 출혈로 다량의 혈액을 잃었을 경우는 물론이거니와, 적혈구를 만드는 골수에 이상이 생겨 적혈구를 제대로 생산하지 못하게 됐을 때도 빈혈이 온다. 여자들의 경우엔 한 달에 한 번 겪는 월경이나 아기를 낳을 때의 출혈 등 다양한 요인에 의해 적혈구 수가 감소해 헤모글로빈 (hemoglobin) 양이 적어지면 조직에 충분한 산소가 공급되지 못해 피로 감이나 안면 창백 현상이 나타나게 된다. 이들 증상의 대부분은 산소의 공급이 모자라 물질 대사가 일어나지 못하는 데 그 원인이 있다.

세포가 살아가는 데 필요한 에너지는 물질 대사에 따라 조성되며 이 물질 대사에 필요한 산소는 끊임없이 세포 내로 공급되어야만 한다. 그만큼 공기의 역할은 중요하다. 대기 중의 공기는 우리 신체에 음식만큼 이나 중요한 역할을 담당하는 것이다.

그렇다면 산소가 부족한 곳에서 생활하는 사람들에겐 어떤 일이 벌어질까? 일반적으로 동물들이 살기 힘들다고 알려진 해발 고도 5,100 미터 이상의 지역에서 살아온 사람들의 몸은 이 환경에 오래 노출된 덕에 산소 부족에 잘 적응되어 있다고 한다. 이런 저산소 환경에서 몸은 충분한 산소를 확보하기 위해 호흡이 빨라지게 된다. 의학적으로는 "헤모글로빈은 산소가 적은 곳에서 산소 해리가 더 잘 된다."라고 정의할 수 있는데 공기에 산소가 부족하면 더 많은 공기를 받아들여야 하기에 생기는 현상인 것이다. 하지만 평생을 그곳에 산 사람이 숨을 헐떡이지 않는 이유는 심장, 뇌, 골격근이나 조직에 모세 혈관이 많이 생겨서 조금 부족한 산소라도 효과적으로 사용할 수 있도록 진화했기 때문이다. 그만큼 폐활량 또한 늘어나는데, 이런 사람 중에 유명 마라톤 선수가 많다.

조직의 끝부분인 손톱을 보면 공기의 작용은 더욱 잘 나타난다. 만성 기관지염 등 장기간 지속되는 호흡기 질환이 있는 사람들의 손톱은 노란색이나 초록색에 가깝게 바뀌어 매우 느리게 자란다. 몇 달에 한 번씩만 손톱을 깎아도 될 정도다. 손톱이 둥글게 말리면서 손가락이 곤봉 모양이 되는 것은 산소 부족을 의미하는 현상으로 폐 질환의 신호인 경우가 많다. 인체의 말단 조직인 손톱에서조차 산소 부족이 분명하게 나타나는 것을 보면 내부 조직에서 공기의 작용이 얼마나 큰 영향을 미칠 것인지는 자명한 사실이다.

깨끗한 공기를 마시는 것은 맑은 기를 먹는 것이며, 정갈한 음식을 섭취하는 것 이상으로 정신적으로나 육체적으로 우리를 안정되게 하고, 건강하게 하고, 사회를 조화롭게 살아가게끔 한다. 특히 어린이가 자연을 벗 삼아 뛰어놀게 해 주거나, 고요한 자연 속의 울창한 숲을 거닐며 산림이 주는 깨끗한 공기를 마시게 하는 것은 그 어떤 조기 교육이나 좋은 음식 이상으로 뇌를 훌륭하게 발육시키고, 성장을 촉진하며, 정서를 안정시켜 줄 것이다. 지나친 학습과 반복은 기를 물처럼 가득 차게 해 새로운 물이 들어오는 것을 방해할 뿐이다.

코의 건강은 면역이 지킨다

　코의 의미는 '자기'이지만, 자기를 지키는 것은 면역이다. 앞서 이야기했듯 코로 들어오는 수많은 물질 중 해로운 것은 걸러지는데 그 해로운 물질에 대항하는 힘이 면역인 것이다. 실제로 나타나는 코의 대표적인 질환은 급성·만성 비염이나 코곁굴염(부비동염), 알레르기성 비염이다. 급성·만성 비염이나 코곁굴염은 대체로 감기가 떨어지지 않고 계속될 때 걸리는데 이것은 신체가 피로하거나 정신적인 스트레스로 면역이 약해진 상태라는 뜻이다. 알레르기도 면역 약화로 인한 과민성의 증대가 원인이다. 코를 단순하게 호흡 기관 정도로 생각하는 사람도 있겠지만, 코는 한 번 호흡을 통해 들어오는 20만 가지 이상의 이물질을 걸러 내고 자기화하는 최전선에 있으므로 면역의 한의학적인 이해야말로 코를 건강하게 유지하는 핵심이 된다.

　면역 물질은 골수 속 혈액의 줄기세포에서 분화한다. 한의학의 관점에서는 골수 속에 저장되었다가 다시 분화하면서 면역, 신경, 생식, 성장 능력의 물질적 기초가 되는 것을 정(精)이라 한다. 기가 혈(血)이 되고 혈이 정화, 농축되는 에너지 동화 시스템을 통해 가장 자기화되고 농축된 고품질의 에너지원이 정인 셈이다.

정이 어떻게 생성되고 분화하며 소모되는지 그 과정을 파악하는 것은 면역을 강화하고 이해하는 데 매우 중요하다. 감기와 알레르기 등 코와 관련한 질환은 물론 나아가 후천성 면역 결핍증(AIDS), 암, 류머티즘 관절염, 백혈병 등 현대의 숱한 난치병에서 치료의 가장 중요한 핵심은 면역 능력의 강화이다. 따라서 지금부터 면역학과 한의학의 개념을 가설을 통해 비교함으로써 면역 질환에 대해 좀 더 깊이 있게 이해하고 건강한 코 및 자기 관리를 도모하고자 한다.

면역의 뿌리는 정이다

여름이 한창인 7월 말경에 백두산을 종주한 적이 있다. 늘 사진으로만 보던 백두산은 남자다운 산이라 여겼는데, 막상 여름의 백두산을 올라 보니 그곳은 온통 꽃밭이었다. 이 천상의 화원에서 식물은 봄과 여름, 가을이 채 한두 달로 끝날 만큼 짧은 시기 동안 자라고 꽃을 피우고 씨앗을 맺는다. 그리고 겨울이 되면 그 무성했던 모습이 무색하게 씨앗만을 남긴 채 모두 쓰러져 황량함을 더하게 된다. 이듬해, 씨앗은 다시 한 치 앞을 내디딜 수 없을 만큼의 무성한 신록을 만든다. 인간도 마찬가지이다. 출발은 부모가 준 작은 씨앗에 불과하며 인체의 성장은 모두 자연 속에서 섭취한 음식물과 공기로 이루어진다. 나라는 존재의 시작은 작은 씨앗이다. 그 외의 모든 것은 먹고 마시고 호흡하는 것 속에서 얻는 '내가 아닌 것', 자연이다. 그러나 작은 씨앗에는 나를 나이게끔 하는 모든 것이 들어 있다.

한의학에서 이물질을 섭취하여 인체에 저장하는 과정은 이렇다. 먼저 공기와 음식물을 먹어서 기로 흡수하고 그것을 전환하여 혈을 만든 다음 정이란 형태로 농축하여 저장한다. 그래서 가장 긴 과정을 거처 자기화된, 씨앗과 같은 치밀한 물질을 정이라 한다. 정은 다시 두 가지로 나뉘는데 첫 번째는 부모로부터 물려받은 선천지정(先天之精)으로 가장 기본적인 나 자신이 된다. 두 번째 정은 후천지정(後天之精)으로 음식물이 소화·흡수되어 호흡 기능과 합쳐져 깨끗하고 순수한 물질로 응축되고 축적되면서 선천지정을 돕고 보충해 준다. 정은 인체를 구성하는 기본 물질인 동시에 각종 기능 활동의 물질적 기초가 되기도 하는데 『동의보감』에서는 이렇게 정의하고 있다.

오곡을 섞어 먹으면 정이 되는데 뼛속의 빈 구멍으로 스며들어 골수와 뇌수를 채우고 허벅지로 들어간다.

정을 남에게 베풀면 아이가 생기고, 내 몸에 머물면 나를 살린다. 정이 소모되어 흩어지면 질병이 생기고 죽게 된다.

이 말을 자세히 분석하면 정신과 정력과 면역의 기초가 정에서 비롯됨을 알 수 있다. 남성의 생식 능력을 정력(精力)이라고 표현하는데 여기서 정은 바로 씨앗이며, 또 다른 내가 자손을 번식하게 하는 물질이다. 정신 또한 정을 담아서 마음을 펼치는 것이다. 르네 데카르트(René Descartes, 1596~1650년)의 "나는 생각한다. 고로 존재한다."라는 명제처럼 내가 존재하여 살아가는 것을 인식하는 것은 바로 정신(精神) 그 자체다. 정신은 공짜가 아니다. 신(神)이라는 한자를 쪼개 보면 보일 시(示)와 번개 신(申)으로 나뉜다. 불꽃이 여러 형태로 변하는 모습이다. '생각'이라는 것이 가장 은밀하고 순수한 물질인 정을 태워서 발현되는 에너지 작용임을 암시하는 것이다. 몸을 태워 주위를 밝히는 촛불처럼, 정이라는 물질적 기초가 없다면 나라는 자아 인식의 정신은 불가능하다.

나를 지키는 능력을 위기(衛氣), 면역이라 하는데『황제내경(黃帝內經)』,「영추(靈樞)」의 '영위생회(營衛生繪)'를 보면 "위기는 하초(下焦, 위의 아래, 방광의 윗부분)에서 나온다."라고 하여 인체의 가장 낮은 곳에 있는 콩팥의 정기(精氣)에서 출발함을 지적했다. 서양 의학에서도 면역 물질이 골수에서 만들어지는 것을 보면, 정이 골수를 채우는 점은 면역 작용인 위기의 기초가 어디인지를 짐작게 한다.

나를 재생산하게끔 하는 생식 능력과 나를 인식하는 정신 작용, 나를 지키는 면역 기능이 작디작은 정으로부터 출발하고 성장한다는 사실은 물질적인 존재로서 내가 가지는 무게의 가벼움을 되새겨보게끔 한다. 일반 성인의 몸무게가 60~70킬로그램에 달한다면 그곳에 존재하는 나는 몇 만분의 1도 되지 않는 작은 씨앗이다. 나머지는 모두 자연에서 빌려 와 잠시 내 것으로 머물렀다 자연으로 돌아가는 것이다.

이처럼 '나'라는 존재의 가벼움은 자연의 물질로 구성된 자아를 되돌아보게 한다. 집과 차와 문명의 이기가 인간의 모든 것인 양 우리는 착각하지만, 나는 자연의 일부로 만들어져 돌아가는 소박한 존재인 것이다. 그래서 우리는 자연을 향해 마음을 열어야 하며 자연과 호흡해야 한다. 자연의 변화에 적응하는 위대한 평범함이 거기에 있는 것이다. 그래서 『동의보감』은 "내 몸이 내 것이라는 환상을 깨는 것이야말로 모든 병이 낫는 길이다."라고 말한다. 결국 자연의 일부인 나를 깨달을 때 욕망과 고민이 사라져 병이 낫는다는 교훈이다.

면역 기능의 주체는 '나'

1990년대 「나는 나」라는 노래가 한때 유행한 적이 있는데 이 짤막한 경구는 본래 하느님과 모세 사이에서 이루어진 말이다. 「출애굽기」 3장에서 이스라엘 백성의 아우성에 응답하여 하느님은 모세에게 "내가 이제 너를 파라오에게 보낼 터이니 너는 가서 내 백성 이스라엘 자손을 이집트에서 건져내어라." 라고 말했다. 모세는 그런 막중한 임무를 어떻게 수행할 수 있겠으며 이스라엘 백성이 자신을 보낸 하느님의 이름을 물으면 어떻게 대답해야 하겠냐고 되묻는다. 그러자 하느님은 모세에게 "나는 곧 나다."라고 대답했다.

나는 나라는 정체성의 확립은 면역에서 가장 핵심적인 주제이다. 알레르기는 이물질에 대한 인식이 흐려져 먼지 찌꺼기, 온도 변화를 적(敵)으로 착각하고 공격하는 것이다. 야간 전투에서 기습 부대가 머리에 흰 띠를 두르거나 별도의 표시를 하는 것과 같이, 자신을 분명하게 인식해야만 적을 공격할 수 있으므로 나에 대한 인식의 확립은 알레르기 질환을 이해하는 기반이 된다.

외부의 적보다 무서운 것은 내부의 감시자이다. 싸움 중 가장 힘든 것이 자신과의 싸움이듯, 자기를 감시하고 공격하는 자가 면역성 질환은 자기 인식의 정수이다. 스스로 자신을 인식하는 것은 그리스 신화에서 나르시스가 고요한 물에 자신을 투영하는 것과 같다. 바람이 일면 물이 흔들려 사물을 비출 수 없듯, 분노와 욕망, 슬픔과 자기 과시는 우리 마음에 바람을 일으켜 사물을 내 마음의 거울에 비출 수 없게 한다. 또한 마음은 물질인 정을 태워서 발현되므로 정의 기원인 음식에 분노나 슬픔이 담겨 있어도 자아를 인식하는 정신이 흔들리고 자기에 대한 혼란이 생겨 자가 면역성 질환의 근거를 제공한다.

우리 몸에는 60조 개의 세포가 존재한다. 그 세포 표면, 즉 세포막에는 인간 백혈구 항원(Human Leukocyte Antigen, HLA)이라는 주요 조직 적합 유전자 복합체가 있다. 우리 몸의 구조는 먹고 마시고 숨 쉬는 등의 외부 활동으로 보충되고 재생산되며 지속되지만, 상표는 하나로 통일되는 방식으로 유지되고 있다.

HLA은 바로 그 상표와 같은데 우리 몸의 면역 세포인 T 세포는 나 이외의 그 어떤 다른 것도 허용하지 않는다. HLA 분자 가운데 어느 하나라도 다르면, T 세포는 그 미세한 차이를 인식해 적으로 간주하고 피도 눈물도 없는 철저한 배제와 공격이 뒤따른다. 자신과 다른 HLA을 가진 세포가 발견되면 직접 달라붙어 파괴하기도 하고, 림포카인(lympokine)이나 인터루킨(interleukin) 분자 같은 생물학적 활성 물질을 분비해 다른 세포를 동원하는 방식으로 자기 이외의 세포를 배제한다. 수많은 세포와 분자가 협동하는 대대적 축출 작전이 벌어지는 것이다.

이렇게 나 이외의 모든 것에 반응하는 T 세포는 가슴샘(thymus, 흉선)이라는 곳에서 그 같은 교육을 배우며 그 이름 역시 가슴샘의 첫 글자 T에서 따온 것이다. 가슴샘이라는 군사 학교에서 특수 전사 자격을 얻고 배출되는 T 세포는 골수에서 분화된 미성숙 T 세포 중 3퍼센트 정도밖에 안 된다. '나는 나'라는 원칙 아래 자기 이외의 삼라만상, 자신이 아닌 모든 것에 대응할 수 있는 온갖 반응성의 목록이 이 가슴샘 안에서 훈련된다. 즉 T 세포는 몸 안 모든 세포에 걸쳐 표지된 HLA를 인식하지 못하는 세포 또는 나를 배제할 수 있는 것들을 모두 죽이는 것이다. 면역 세포인 T 세포의 작용으로 나는 보호되고 유지된다. T 세포는 곧 정이며, 그 작은 무게에도 불구하고 '나는 나'라는 정체성을 확립하는 면역 기능의 주체이다. 정신과 정력, 위기라는 면역 기능의 주체인 것이다.

다음 쪽의 그래프는 면역, 정신과 성장, 생식의 능력이 상호 의존 관계에 있으며 두 가지 기능을 동시에 수행할 수는 없음을 보여 준다. 즉 이같은 의존성 밑바탕에 하나의 뿌리 물질이 있다는 뜻이다. 현재 유행하는 성장 호르몬이나 여성 호르몬의 기능을 자극하는 약물은 뿌리 물질을 소모하고 결국 면역 물질의 결핍으로 이어져 암을 발생시킬 수도 있으며, 한의학은 정신, 생식, 성장, 면역의 밑바탕에 깔린 뿌리 물질을 '정'이라 하고 이의 보존과 양생이 면역과 생명을 보존하는 길임을 강조한다.

변화하지 않으면 변화당하는 존재

헤라클레이토스(Herakleitos, 기원전 535~475년)는 "만물은 유전한다."라는 만고불변의 명제를 남긴 고대 그리스의 철학자다. 그는 만물을 강에 비유하여 "우리는 같은 강물에 두 번 발을 넣을 수 없다."라고도 말했다. 강물은 계속해서 흐르기 때문에, 내가 같은 강의 같은 지점에 들어가려고 해도 지금 내 발에 스치는 물은 방금 전 그 물이 아니라는 뜻이다.

세계는 끝없이 변화하며 결코 머물지 않는다. 변화하고 변화하는 것만이 이 세계에서 불변의 진리라는 것을 불교에서는 '제법무상(諸法無

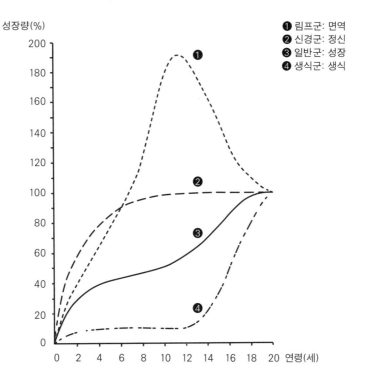

성장량(%)

❶ 림프군: 면역
❷ 신경군: 정신
❸ 일반군: 성장
❹ 생식군: 생식

**각종 기관의 성장에 맞춰 면역, 정신, 성장, 생식 기능의
능력이 어떻게 변하는지 보여 주는 그래프.**

(이한기 외,『해부생리학』2판(고문사, 2000년)의 그림 18-2를 바탕으로 다시 그렸다.)

相)'이라 표현한다. 세상은 변화무상하므로 영원불멸하는 시간이나 사물이란 없다. 영원불멸한 나도 없으며 내가 영원히 소유하거나 존재할 수도 없다. 태어나 성장하고, 늙고, 죽는 것은 외적인 변화와 함께하며 나는 시시각각 변하여 잠시도 멈추지 못하는 존재인 것이다.

우리 몸도 마찬가지로 항상 변화하고 있다. 세균이나 바이러스의 침범, 혹은 돌연변이에 의해 유전 정보가 변하기도 하며, 자외선이나 엑스선, 방사선 등에 의해서도 DNA의 변이가 생긴다. 체세포에만 일어나면 다행이지만, 생식 세포에 변이가 일어나면 이는 자손에게 그대로 유전된다.

사소한 환경 변화라도 계속적으로 나의 DNA에 영향을 주며, 그런 기능적인 자극으로 양적 변화가 질적인 변화를 수반하는 구조적 정보까지 변화시켜 그것이 인체 내부 환경의 적응과 진화로 나타나는 것이라 여겨진다.

다다 도미오(多田富雄, 1934~2010년)가 저술한 『면역의 의미론(免疫の意味論)』에 따르면 나의 보호 시스템인 면역도 마찬가지이다. 면역계를 구성하는 T 세포, B 세포, 대식 세포(macrophage) 등은 한 종류의 조혈 줄기세포(haematopoietic stem cell)에서 유래한다. 골수 안에 있으면서 각각의 세포들은 상황에 맞게 모자라거나 넘치지 않도록 일정한 비율로 조정된다. 조혈 줄기 세포로부터 T 세포를 만들 것이냐 B 세포를 만들 것이냐는 분화 시 환경에 따라 결정되는 것이다.

T 세포도 가슴샘 내에서 도와주는 보조 T 세포(helper T cell), 억압하는 조절 T 세포(regulatory T cell)로 그 용도가 달라지는데 그것 또한 환경에 의해 결정된다. 그곳에는 일정한 규칙이 없다. 있다면 변화에 적응하여 새로운 면역 세포를 상황에 맞도록 유연하게 생산해 내는 적응이 있을 뿐이다.

『면역의 의미론』에서 소개된 실험을 예로 들면 A 계통의 조혈 세포를 그와 다른 B 계통의 흰쥐 체내에서 성숙시키면 자신이 유래한 A가 아니라 환경인 B를 자기로 인식하는 세포가 된다. 이는 면역계가 가지고 있는 환경 변화에 따른 적응성을 보여 준다. '나'에 적응하고 '나'에 조

화되면서 새로운 '나'라는 시스템을 만들어 변화하는 나를 통해 자기화
가 이루어진다.

앞서 작은 씨앗에 불과한 정을 선천지정이라 하고, 자연에서의 공기
와 음식물을 통해 보충되는 것을 후천지정이라 정의했다. 선천지정과
후천지정은 합해지면서 늘 변화하는 나를 펼치고 유지한다. 정신, 정력,
면역 능력의 집합체인 나를 구성하는 선천지정과 후천지정의 물질은
바로 매일매일 먹는 음식과 공기로 보충되어 새로워진다. 시시각각으로
변화하는 환경과 공기, 음식물을 섭취함으로써 나 이외의 모든 것들이
나를 변화시켜 가고, 나는 변화하는 환경에 적응할 수 있는 것이다. 그
러므로 현재의 나는 변화해야 하는 것이고 변화하지 않으면 변화당하
여 현실에 도태될 수밖에 없는 존재가 된다.

적과 공존하는 인체의 조화

어느 무더운 여름날, 5년째 계속되는 가뭄으로 논바닥은 말라붙고
포항제철의 고로가 불을 꺼야 할 지경에까지 이르렀다. 용광로에서 나
오는 높은 온도의 쇳물을 용도에 맞게 가공할 수 있을 때까지 식히려면
맑고 깨끗한 물을 계속 공급해야 하는데 형산강 물이 말라 결국 쇠를
만들지 못할 지경이 된 것이다.

쇠는 쇠일 뿐이고 공산품의 생산은 일률적이라 여겨 왔던 생각이 산
산이 깨지는 순간이었다. 수질이 좋아야만 좋은 품질의 쇠가 나오고 수
량이 적거나 나쁘면 쇠의 질도 나빠진다는 말을 듣고, 변화에 무심하다
여겼던 쇳덩어리조차도 자연의 영향을 받는구나 하는 생각에 자연과

의 교감은 그 무엇도 예외가 될 수 없음을 알게 되었다.

인체는 코와 입으로부터 항문에 이르는 긴 관을 축으로 자연의 모든 것을 끌어들여 자기화함으로써 살아간다. 아침·점심·저녁에 먹는 나물과 밥을 생각해 보자. 그 안에는 재료인 채소와 쌀이 한 계절을 겪으면서 느낀 계절의 변화, 햇살과 공기가 스며 있고 경작지의 물과 토양도 모두 녹아들어 있다. 우리는 매일 먹는 음식을 통해 하늘과 땅, 공기의 모든 변화 요소를 흡수하여 변화해 가고, 자연은 인체에서 자기화되지 못한 것들의 배설물을 받아들이며 작은 변화들을 모아 큰 변화를 이끌어 가는 것이다.

이러한 인간과 자연이 서로 영향을 미치는 관계를 동양에서는 천인상응(天人相應)이라 한다. 한의학은 인체를 소우주라 규정하고, 인간과 자연 상호 간에 영향을 미치는 규율을 음양오행(陰陽五行)으로 설명한다. 이처럼 음식이 인체에 미치는 영향은 우리가 자연스럽게 인식할 수 있지만, 자연의 변화가 인체에 미치는 영향은 지나치기 쉽다.

한편 하늘이 주관하는 계절적 변화나 땅에서 만들어진 음식물의 섭취가 주는 인체의 변화 못지않게 작은 세균이나 바이러스 또한 인체에 많은 영향을 끼친다. 예를 들면 대장 속 세균(대장균)은 대장으로부터 먹이를 받아 살고 있으며 침입해 온 균의 증식을 억제하는 작용을 하기도 하고, 사람이 소화하기 힘든 탄수화물, 즉 식이섬유를 발효시켜 지방산을 만들기도 한다. 이것은 대장의 점막 세포나 간, 그 밖의 말초 조직에서 지방을 합성하기 위한 지질이나 에너지원으로 사용되는데, 이런 지방산은 1그램당 35칼로리의 에너지를 내면서 인체의 활동을 도와준다.

박테리아 또한 먼 옛날 우리 조상인 단일 세포에 침범했음에도 세포를 죽이지 않고 살아왔고 지금은 미토콘드리아(mitochondria)가 되어 인체의 에너지 생성에 중요한 역할을 하고 있다. 결국은 남이 내가 되어 나를 살아가게 하는 것이다. 다르게 해석해 보면 이 원리는 공존의 원리이다. 우리가 적이라 생각하는 세균이나 바이러스까지 나에게 영향을 미치며 함께 살아가고 있다. 거기에는 조화와 균형이 있을 뿐, 일방적인 구분에 의한 배제와 분리는 존재하지 않는다.

작은 씨앗에서 출발한 나라는 존재가 현재의 내가 된 것은 모두 내가 아닌 것들이 나를 구성해 주었기 때문이다. 나는 남을 자기화했기 때문에 존재할 수 있다. 결국 인간은 나와 남의 구분이 없는 열린 존재로 살아가는 것이다.

풍요 속에서 사라지는 면역

로마는 하루아침에 이루어지지도, 거꾸로 하루아침에 망하지도 않았다고 하는 것이 로마 제국 흥망을 바라보는 보편적 시각이다. 1,000년 동안의 번영에 해이해진 정신이 이기적인 시민을 만들고, 사치와 향락을 추구토록 했으며, 결국 시민군제를 포기하고 용병에 의지하게 된다. 그렇게 나태와 안일, 퇴폐와 혼란 등의 내부 모순과 대립이 두꺼운 바위에 구멍을 뚫는 처마 밑 낙숫물처럼 제국의 심장을 조금씩 뚫어서 꺼져가게 한 것이 로마 제국의 몰락을 불러온 원인이라고 역사가들은 주장한다.

현대인 대다수는 역사상 그 누구도 경험하지 못했던 번영과 안일, 과식의 시대를 살아가고 있다. 서양의 아침 식사인 "브렉퍼스트(breakfast)"

는 원래 글자 그대로 허기를 깰 정도의 간단한 음료와 과자 정도를 뜻하는 단어였고, 우리나라의 "점심(點心)"은 아침과 저녁 두 끼 사이에 먹는 간단한 요기를 말하는 것으로 세 끼 식사는 18세기 이후에나 이루어졌다고 한다.

그런데 지금은 세 끼 식사를 넘어서 야식, 간식까지 즐기는 영양 과잉의 시대로 접어들어 소화나 해독 및 흡수를 담당하는 인체 기관에 너무 많은 부담을 주고 있다. 그런가 하면 운동 부족에서 오는 낮은 에너지 소비 속에서 인체는 나태와 안일의 정점을 향해 달리고 인터넷, 영화 등 자극적인 대중 매체를 통해 온갖 사치와 향락이 우리를 유혹하고 있다.

오늘날 나를 대신해 열심히 외부 이물질의 감염을 방어하는 주체는 항생제라는 용병이다. 로마가 476년에 자신들이 고용한 용병 대장 오도아케르(Odoacer, 433~493년)의 반란으로 멸망했듯이 오늘날 우리는 항생제에 너무 의존한 나머지 우리의 군대인 면역의 자기 반란 위기에 직면하고 있다. 류머티즘 관절염, 에디슨 병, 중증 근무력증, 천포창(pemphigus) 등 듣기에도 무시무시한 질환이 속속 현실로 다가서는 이 현상이야말로 면역의 반란이다.

앞에서 말한 것과 같이 나의 본질을 구성하는 정신과 생식 능력, 나를 지키는 면역 능력인 위기는 정이라는 순수한 물질을 태워 나타나는 다른 형태의 기능이다. 같은 물질을 태워 다른 방식으로 기능을 발현하므로 서로에게 상호 의존적인 관계에 놓이게 된다.

하늘을 자유롭게 날아다니는 비행기는 휘발유 중에서도 가장 고품질의 항공유를 사용한다. 같은 이치로 물질에 얽매인 신체와는 달리 자유롭게 상상하며 성취하는 인간의 마음은 근육 에너지보다 훨씬 고품질인 인체 내부의 에너지 '정'을 사용하여 느끼고, 생각하고, 인식한다. 이것을 바로 정신(精神)이라 한다. 따라서 정신은 그냥 나타나는 현상이 아니라 우리 몸에서 가장 순수한 에너지 물질인 정을 태워서 발현되는 것이다. 그러나 지나친 사유는 정을 소모하고 뿌리 물질의 근원을 말린다.

현대인이 가장 흔하게 듣는 단어 중 하나인 스트레스는 바로 지워지지 않는 마음의 상처를 말한다. 화장을 할 때보다 지우는 것이 중요하듯, 현대인에게는 기억하는 것보다 지우는 시스템이 더 중요할 때가 많다. 우리가 보고, 듣고, 냄새 맡고, 맛보면서 느끼는 감각은 엄청나다. 그러한 자극을 계속 수용해 모두 저장한다면 그 기억이 넘쳐나 우리는 미쳐 버릴 것이 분명하다.

한스 셀리에(Hans Selye, 1907~1982년)가 제기했던 스트레스 이론은 쇠에 물리적 압박이 계속되면 결국 휘어진다는 이치인데 이는 끊임 없이 가해지는 정신적인 자극이 신체적 이상을 초래한다는 것이다. 스트레스는 계속되는 자극의 기억으로 정을 소모하여 면역을 약화시킨다. 그래서 스트레스를 심하게 받고 나면 감기가 잘 걸리는 것이다. 바로 정신이 면역에 영향을 미쳐 상태를 약화시키기 때문이다.

나를 지도해 주셨던 선생님의 경우는 한의약 분쟁 중 검찰의 조사를 받고 회복 중이던 암이 다시 심해져 먼 길을 떠나는 불운을 겪으셨다. 심한 스트레스는 즉각적으로 면역 기능과 생식 기능에 영향을 미치는데 정이라는 물질의 감소가 그 원인으로 작용한다.

생식 능력의 과다한 사용 또한 면역계에 큰 영향을 미치는 요소이다. 중국 고전 중 『소녀경(素女經)』을 비롯하여 『옥방비결(玉房秘訣)』, 『옥방지요(玉房指要)』 등의 방중서(房中書)가 있는데, 특히 마왕퇴(馬王堆, 중국

후난 성 창사 시에 있는 고대 유적지)의 한나라 시대 묘에서 발견된『양생방(養生方)』은 생식 능력의 과다한 사용이 심신을 몹시 지치고 쇠약하게 해 병을 초래하고 수명을 단축시키므로 정기를 누설하지 말 것을 거듭 강조했다. 또한 성기의 본질에 대해서 중국의 고대 요순 임금을 화자로 등장시켜 설명했는데 그 내용이 자못 진지하고 재미있다.

> **요(堯)** 성기는 세상에 나오면서부터 가지고 있는데 몸보다 먼저 쓸모가 없어지니 그것을 어떻게 다루어야 하나?
>
> **순(舜)** 성기는 음식에도 도움이 되지 않고 생각에도 도움이 되지 않습니다. 그 이름을 꺼리고 그 몸을 감추며 몹시 부림을 당하는 데다, 느긋하고 예의 바르지 못하므로 먼저 죽어 갑니다. 그것은 반드시 애지중지하여 기쁘게 해 주고 잘 가르쳐 사려 깊게 만들며, 음식을 먹여 기르고 느긋하게 사용하여야 합니다. 반드시 잘 감독하여 원기(元氣)를 잃는 일이 없도록 즐기면서도 누설하는 일이 없어야 힘이 쌓이고 정기가 모여 백 살이 되어도 지난날을 능가할 것입니다.

이렇게 정기를 누설하지 말 것을 강조했는데 "한 번 정기를 누설하지 않으면 이목이 총명해지고 두 번 정기를 누설하지 않으면 목소리에 탄력이 생긴다. 아홉 번에 이르면 신명에 통할 수 있다."라고 적고 있다.

자고로 한번 흘러가면 돌아오지 않는 것이 물이다. 인체에서 흘러나오는 체액이 대부분 돌아오지 않듯이 정기도 흘러나오면 돌아갈 수 없다. 나오는 정기를 최대한 참고 되돌려서 다시 이용하는 것이 신선이 되는 길이라고 설명한 동양의 양생법에서는 정의 중요함을 간절히 강조해

왔다. 『황제내경』「생기통천론(生氣通天論)」에 "생식 능력을 지나치게 사용하면 정액이 고갈되어 뼈와 골수에서 정액의 원료를 뽑아 올린다."라는 구절이 있다. 면역의 출발점이 골수 속 간세포에서 분화되었음을 서양 의학에서 증명한 것을 생각하면 생식 능력과 면역의 상관 관계는 분명하다.

음식은 부모로부터 받은 정을 새롭게 보충하고 자극하면서 내 몸을 새로운 환경에 맞춰 변화시키는 정보를 갖게 된다. 그것을 한의학에서는 기와 미(味)를 섭취한다고 한다. '기'는 대기 중의 정보를 먹는 것이다. 차갑고, 서늘하고, 따뜻하고, 뜨거운 계절적 변화를 받아먹음으로써 계절적 변화를 인체가 능동적으로 인식하고 대처하도록 한다. '미'는 땅속의 수분과 영양소를 통해 인체의 형태를 만드는데 이는 분화와 성장, 정지를 통해 완성되어 간다.

식물은 햇빛을 향해 치열한 투쟁을 벌이며 살아간다. 이와 같은 식물의 생존 경쟁에는 그들 삶의 본질이 숨어 있다. 물과 이산화탄소를 합해 포도당과 산소를 만들기 위해서는 햇빛이 필요하다. 햇빛에서 흡수하는 에너지가 바로 그들 삶의 원동력이기 때문이다.

사람은 식물, 혹은 식물을 먹은 동물을 먹으며 그들의 환경 정보를 체득해 간다. 그러나 현대는 식물 재배에 비닐하우스를 이용함으로써 전열 기구의 빛과 온도라는 환경 정보만을 우리에게 전달한다. 여기에는 계절의 미묘한 변화 같은 의미나 햇살의 편차에 따라 나타나는 봄, 여름, 가을, 겨울의 의미, 환경적 요소의 자극은 배제되어 있다. 우리는 더 이상 먹는 것을 통해서 자연의 변화에 대처하고 새로운 인체 내 환경을 구축할 수 없다. 음식에서 가장 중요한 '나에 적용하고, 나에 조화하며, 나를 만들어 변화하는 시스템'을 구축하는 자연의 요소가 빠져 버린 것이다.

육식은 더욱 무섭다. 닭이 알을 더 많이 생산하도록 하기 위해 양계장은 닭장을 인공적으로 낮 시간으로 유지하고 있다. 즉 조명등을 이용해 대낮처럼 밝게 하면 닭은 하루에도 서너 번씩 알을 낳는다. 그런 닭장 속에 갇혀 사는 닭은 엄청난 분노를 온몸에 새기며 하루하루를 지낸다. 그 달걀은 화와 좌절의 씨앗이다. 닭은 알 속에 분노와 좌절을 담고 우리는 알을 먹으며 후천지정에 분노를 기록함으로써 면역 체계에 혼란을 불러온다.

면역은 현대라는 풍요의 시대에서 가장 중요한 주제이다. 그러나 스트레스와 성의 유혹, 자연의 변화를 담지 못한 음식으로 인해 면역은 흔들리고 있다. 또한 항생제라는 용병이 나를 지켜 주고 내가 나를 방어할 필요가 없어지면서 나의 내부는 흔들리고 무너지고 있다. 가까운 미래에 그것이 공포가 될 것임은 분명하다.

알레르기는 외부의 이물질에 맹렬하게 반응하는 증상을 말한다. 자가 면역성 질환은 내부의 자기 성분에 대해 맹렬하게 반응한다는 차이가 있을 뿐, 기본 메커니즘은 같다. 왜 '나'의 면역은 이렇게 이물질에 대해 판단력이 흐려질까. 사리 분별 능력의 본질은 내부의 자기에서 출발해 대상을 정확히 파악하는 데 있다. 물이 사물을 정확히 비추는 비결은 고요함에 있다. 바람에 흔들리는 물은 대상을 비추지 못한다. 면역의 뿌리 물질인 정은 음식물과 공기를 통해 보충된다. 그러나 인류의 이기적인 욕심 탓에 최근 자연 질서에 순응한 음식물보다 환경을 강제로 조절하며 생산되는 음식물이 늘어나고 나아가서는 유전자 조작으로 그

뿌리마저 흔들리고 있다.

뿌리 물질이 흔들리면 면역의 흐름도, 이물질에 내리는 몸의 판단도 흐려진다. 또한 과다한 사유 능력이나 생식 능력의 사용은 면역의 샘을 말려 버린다. 코는 자기이고 자기는 면역을 통해 지켜지며 그 중심은 맑고 고요함에 있다. 면역은 자연의 질서에 순응하여 새로워지고 맑아지는 메커니즘임을 깊이 새겨야 한다.

연극이 끝난 뒤의 슬픔: 술과 코

의사(醫師)의 의(醫) 자를 보면 밑받침이 닭 유(酉)로 되어 있는데 이것에 물(水)을 더하면 술 주(酒)가 된다. 이런 탓에 옛날 의사들은 몇 가지의 신체 이상을 약재 대신 술로 치료하기도 했고 술을 백약 중 으뜸으로 평가하기도 한 것이다.

옛 의서인 『양생요집(養生要集)』을 보면 "술은 약재로 적당히 마시면 모든 맥을 조화시키고, 나쁜 독을 물리치며, 차가운 기운을 제거하고, 혈액 순환을 촉진시키고, 장위를 튼튼하게 하고, 피부를 윤택하게 하며, 습기를 제거한다."라고 그 장점을 밝히고 있다.

이처럼 술은 적절히 마시면 우리 인체를 도와주는 약의 역할을 하지만, 과음하면 대뇌의 새겉질(신피질) 기능을 약화시켜 기억, 집중력, 자제력을 잃게 하고, 순환기나 소화 기능에 큰 악영향을 미친다.

한의학에서의 술에 대한 설명을 보면 쓰고(苦), 맵고(辛), 달고(甘), 담담(淡)하며 그 성질은 크게 더운 것(熱)으로 보았다. 이를 놓고 보면 매운 맛은 허파로 들어가 허파를 건조하게 하고 뇌까지도 손상시키는 것이다. 허파는 축축하게 젖어 있어야 외부에서 들어온 공기를 제대로 활용할 수 있는데 술의 열기가 지속되면 허파의 호흡 기능을 떨어뜨리고 코를 메마르게 하여 기능을 약화시키기 때문이다. 코는 해면체로 혈액 순환에 민감하게 반응한다. 소량의 술은 코와 같은 해면체에 도움을 주기도 하지만, 주량이 많아지면 점막이 부풀어 올라 공기의 양을 줄어들게 한다. 그리고 더워진 공기 탓에 코는 더욱 막히고 답답해져 얼굴이 붉어지고 숨은 가빠지는 것이다.

술을 마시고 난 뒤의 상황은 더욱 비참하다. 술은 본래 불꽃이 치솟는 것과 같은 치열한 힘을 가지고 있다. 『주역(周易)』에서 불은 2개의 양이 음을 감싸는 모양으로 되어 있다고 기록하고 있다. 술을 마시고 나면 열량이 대량 소실되어 한 편의 연극이 끝난 뒤의 허탈감처럼 오한과 전율이 오게 된다. 술 마시고 난 뒤에 얼어 죽는 사람이 많은 것도 이와 같은 이유에서다.

술은 물로 빚어지며, 물은 차가운 겨울을 의미하기 때문에 술 내면에 간직된 차가움은 당연한 것이지만 음주 뒤에 코가 느끼는 불편함은 이만저만이 아니다. 알레르기성 비염의 경우에는 술을 마신 그 이튿날이 더 괴롭다. 알레르기성 비염은 코의 혈관이 온도 조절을 못 해서 오는 기능 부전이 원인인 만큼 음주 후의 신체적인 한랭감은 알레르기를 더욱 악화시키기 때문이다. 성인 남성들의 알레르기 치료가 어려운 원인 중 제일 먼저 음주를 꼽는 이유가 바로 이것이다.

한의학의 최고 경전인 『황제내경』의 「영추」에도 술에 대한 언급이 있다.

황제께서 "사람이 술을 마시면 술도 역시 위에 들어가지만, 음식이 소화되기도 전에 술이 소변으로 먼저 나오는 것은 무엇 때문인가?"라고 물었다.

기백(岐伯)이 대답하기를 "술은 곡식이 숙성된 액즙이니 곡식보다 나중에 들어갔더라도 그 술의 기가 사납고 빨라서 곡식보다 먼저 소변으로 나오는 것입니다."라고 했다.

술의 작용을 밝히는 의미심장한 교훈이 아닐 수 없다.

2장

코는 어떤 일을
하는가

코의 내부는 바깥코(외비), 코안(비강), 코곁굴(부비동)로 구성되어 있고 코사이막(비중격)에 의해 좌우로 나뉜다. 코가 하는 일은 호흡 외에도 빈 공간인 코안에서 온도 조절과 가습 작용을 하며, 조직학적으로 점액층과 섬모 운동으로 스스로를 정화하는 기능도 수행한다.

코는 어떻게 생겼는가

코의 내부 구조를 설명하기에 앞서 인종별 코의 모양을 크게 살펴보면, 흑인의 코는 넓고 펑퍼짐하며 백인의 코는 좁고 오뚝하다. 이것은 그들이 살았던 지역의 온도와 밀접한 관련이 있다. 흑인은 더운 지역에서 살면서 더운 공기를 많이 방출하여 온도를 낮추기 위해 코의 구조가 넓어진 것으로 짐작할 수 있고, 추운 지역에서 사는 백인의 코가 더욱 오뚝하고 좁은 구조인 것은 차가운 공기를 천천히 느리게 데워서 온도를 조절하기 위함이리라 짐작할 수 있다.

이렇듯 필요한 기능에 따라 신체 구조가 변화해 온 것을 보면, 온도와 아무런 관련 없이 코를 오뚝하게 높이는 성형 수술이 우리 인체에 많은 영향을 미칠 것임을 알 수 있다. 즉 코의 외형은 바로 코의 내부 기능과 직결되며 신체 내외 환경과도 밀접한 관계가 있으므로 섣부르게 고치면 병의 원인이 되는 것이다.

코의 내부는 바깥코(외비), 코안(비강), 코곁굴(부비동)로 구성되어 있고 코사이막(비중격)에 의해 좌우로 나뉜다. 코는 호흡 외에도 빈 공간인 코안에서 온도 조절과 가습 작용을 하며, 조직학적으로 점액층과 섬모 운동을 통해 스스로를 정화하는 기능도 수행한다. 후각 신경에 의해 냄새를 맡기도 하며 코안과 코곁굴의 공명 작용으로 목소리를 만들며, 무호흡과 재채기와 관련된 신경 반사 작용으로 생명과 관련되는 호흡 작용을 유지한다.

바깥코

안면 중앙부에 우뚝 솟은 바깥코는 뼈, 물렁뼈 및 피하 조직과 피부로 구성되어 있다. 이를 3등분하면 뼈로 이루어진 위쪽 3분의 1과 약간의 유동성을 가지는 물렁뼈로 된 가운데 3분의 1, 가동성 있는 물렁뼈로 된 아래쪽 3분의 1로 나눌 수 있다. 바깥코에는 콧구멍을 수축, 이완시키는 근육이 부착되어 있는데 이들의 운동은 제7 뇌신경인 안면 신경이 지배한다.

코안

코안은 코의 내부, 즉 콧구멍이라 할 수 있는데 코사이막에 의해 좌우로 구분된다. 이는 앞쪽의 열린 구멍에서 뒤쪽의 인두부로 넘어가는 뒤콧구멍(후비공)까지의 공간을 말하며 코곁굴에서 분비되는 모든 배설물은 코안으로 통한다.

코안뜰(비전정)

코의 앞뜰에 해당하는 부위다. 코안 내 전방 부위로 피부로 둘러싸여 있으며 뒤로는 고유비강과 연결되는 코문턱(비역)이 자리하고 있다.

코사이막

코안을 좌우로 구분 짓는 중간 판으로 전반부는 물렁뼈, 후반부는 뼈로 구성되어 있다. 일반적으로 유아에서는 직선 모양이나 성인에서는 정도의 차이는 있지만 약간 굽어 있다. 코사이막 물렁뼈와 코를 형성하는 외부 물렁뼈 사이는 코안 내에서 단면적이 가장 좁은 부위로 비판막이라 부르는데, 전체 기도 저항의 30퍼센트를 차지하며 코사이막 물렁뼈의 만곡이 심할 때 코 막힘 증상을 일으키는 중요한 부위다.

코사이막 물렁뼈 주위는 코를 흐르는 동맥이 모여 온도 조절을 하는 곳으로 여기를 키셀바흐 부위(kisselbach plexus)라 하며 코피는 대부분 이곳에서 발생한다.

측벽

코안의 측벽은 복잡하고 임상적으로 매우 중요하다. 아래로부터 아래코선반(하비갑개), 중간코선반(중비갑개), 위코선반(상비갑개), 그리고 맨위코선반(최상비갑개)으로 불리는 4개의 코선반이 있다. 선반은 그 모양이 조개뼈와도 많이 닮아 있다. 맨위코선반은 매우 작아서 보기 힘들고 위코선반 역시 중간코선반에 가려 잘 보이지 않는다. 아래코선반은 가장 크고 독립된 뼈로서 혈관이 풍부하며, 발기 조직으로 되어 있어 주기적으로 수축과 이완을 하며 온도와 습도를 일부 조절한다. 코선반의 하

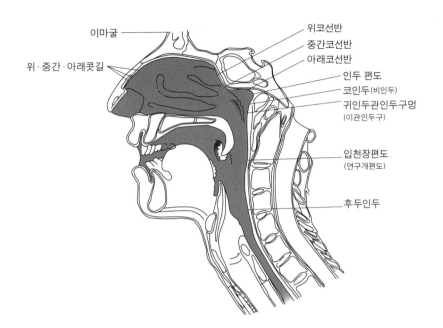

이마굴

위·중간·아래콧길

위코선반
중간코선반
아래코선반
인두 편도
코인두(비인두)
귀인두관인두구멍
(이관인두구)

입천장편도
(연구개편도)

후두인두

측면에서 본 코의 내부 구조.

부와 코안의 측벽 사이 공간은 콧길(비도)이라고 하며, 바로 방금 전 이름을 참조해 아래콧길(하비도), 중간콧길(중비도), 위콧길(상비도)이라 한다. 아래콧길의 앞쪽에는 코눈물뼈관(비루관)이라 하여 눈물이 흘러나오는 곳이 있다. 중간콧길에는 코곁굴의 위턱굴(상악동), 이마굴(전두동), 벌집굴(사골동)의 앞부분이 개구한다. 위콧길은 뒤벌집굴(후사골동)과 나비굴(접형동)이 개구하지만 그 작용은 극히 미세하다.

코를 중심으로 네 쌍의 코곁굴이 있는데 갓 태어났을 때는 아주 작거나 발달이 되어 있지 않지만, 나이가 들면서 발달하기 시작해 사춘기가 되면 성인과 같은 크기로 완성된다.

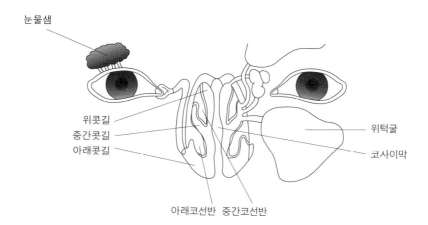

정면에서 본 코의 내부 구조.

코곁굴은 위턱굴, 벌집굴, 이마굴, 나비굴로 나눈다. 위턱굴은 위로는 눈 부위와 붙어 있으며 안쪽은 코안과 접해 있고, 아래는 잇몸 부위와 연결된 아주 넓은 곳으로, 축농증의 90퍼센트가 여기서 생긴다. 어릴 때는 위턱굴의 개구 부위가 중간콧길과 수평하게 열려 있어 쉽게 감염되는데, 성인이 되면서 점점 기울어져 감염을 막을 수 있다. 위턱굴의 바닥 부분이 코안 바닥보다 낮기 때문에 염증이 생기면 쉽게 개구부로 빠져나가기 힘들어서 만성 염증이 되기 쉽다.

벌집굴은 출생 때부터 존재하며 4~17개의 벌집으로 복잡하게 이루어져 벌집뼈미로(사골미로)라고도 한다. 벌집굴은 후방으로 갈수록 높이와 폭이 증가하는 피라미드 모양을 하고 있으며, 앞벌집굴(전사골동)과 뒤벌집굴로 구분된다. 이마굴은 앞벌집굴에서 발생하며 20세 전후에 완성되고 나비굴은 출생 후 3세부터 뒤벌집굴에서 형성된다.

코는 어떤 일을 하는가

0.25초 안에 이뤄지는 온도 조절 기능

우리는 흔히 코를 터널 같은 존재로만 생각하는 탓에 공기가 흘러가면 그뿐이라고 여기기 쉽다. 터널을 통과하면서도 터널의 고마움을 모르는 것과 같다. 하지만 우리가 모르는 사이에 터널의 환풍기는 끊임없이 나쁜 공기를 밖으로 빼내고 정기적으로 내부 청소를 해 청결을 유지하고 있다. 하물며 터널도 이러한데, 우리 몸의 코를 공기나 통과시키는 장기 정도로 치부해서는 곤란하다.

코 점막에는 세 가지 역할을 하는 서로 다른 혈관이 있다. 모세 혈관으로 구성된 수용 혈관이 그것이다. 이중에 상대적으로 가장 중요한 역할을 하는 것이 저항 혈관이다. 말 그대로 공기의 흐름과 반대 방향으로 혈관이 흐르고 있어 차가운 공기를 데워 주는 기능을 한다. 집에 있는 보일러를 작동시키면 보일러 배관이 지나가는 곳부터 방바닥 온도가 따뜻해지는 것과 같은 원리다. 이 혈관은 안쪽에서 바깥쪽으로 흐르고 있어 콧속 깊숙이 들어가는 차가운 공기를 데워 정상 온도를 유지할 수 있게 해 준다. 그 과정은 일사분란하다. 흡입된 공기가 허파에 도달했을 때의 온도는 우리 몸이 유지하고 있는 체온과 비슷해야 한다. 섭씨 40도가 넘는 더운 공기나 섭씨 −40도 이하의 차가운 공기라도 흡입 후 0.25초라는 짧은 시간에 섭씨 30~32도로 조절되니 정말 놀라운 순발력이다. 이를 보면 온도 조절이 코의 가장 중요한 기능임을 알 수 있다.

우리 몸에서 입속을 구강이라고 하며 구강과 후두 사이에 위치한, 공기가 통과하고 소리도 내는 깔때기 모양의 기관을 인두라 한다. 이 부위의 역할은 체내로 들어온 공기를 체온과 같은 온도로 유지하는 것이다. 그 분업 과정을 세밀하게 분석해 보면 전체 호흡량의 4분의 3은 코에서 온도를 조절하고 나머지는 인두부에서 조절을 한다.

온도 조절 과정은 카메라 렌즈와 같다고 생각하면 된다. 날씨가 좋은 날은 렌즈의 조리개를 닫아 빛을 적게 투과시키고, 어두울 때는 조리개를 열어 빛을 받아들이는 원리처럼 추울 때는 코 안에 혈액이 많이 흘러 코의 점막이 부풀고 그만큼 공기의 통로가 좁아지게 된다. 통과하는 혈액의 양이 많으니 차가운 공기가 쉽게 달구어질 것이고, 부풀어 오른 만큼 콧구멍이 좁아질 터이니 통과하는 공기도 줄어들게 마련이다. 따라서 아주 차가운 공기도 효과적으로 데울 수 있는 것이다.

그러나 기온에 따라 탄력적으로 움직여야 할 코와 혈관에 물이나 혈액이 고여 부종(浮腫)이 생기면 상황은 달라진다. 통로가 공기 온도 변화에 상관없이 부종으로 좁아지면 그 상태가 쉽게 나아지지 않는다. 결국 혈액이 고여 있는 상황이 계속되면 혈관의 탄력성이 사라져 점막이 커진다. 고여 있는 혈액으로 말미암아 신선한 혈액의 공급이 제한되는 부종은 만성 비후성 비염이 될 수 있다.

물론 코안에 공급되는 혈액은 코 안쪽에서만 흐르지만, 우리 몸의 혈액 공급 상태나 건강 상태와 따로 떼어 놓고 생각할 수는 없다. 예를 들어 배에 핫팩을 올려놓고 한참 시간이 지나면 코가 뚫리는데, 이는 코의 혈관이 배 온도에 영향을 받는다는 것을 나타내는 것이다. 이와 마찬가지로 다른 부분의 온도 조절도 코에 영향을 미친다. 한마디로 부분은 전체와 서로 영향을 주고받는 상호 의존적 관계에 놓여 있다.

경락 이론에 따르면 코는 호흡기계인 허파와는 직접적인 연관이 있고, 소화계인 비위(脾胃)와 생식계인 콩팥, 그리고 한의학에서 몸의 각 기관의 활동을 연락하고 조절·통제하는 작용을 하는 경락인 독맥(督脈)과는 간접적이지만 깊은 연관이 있다.

한편 코는 서로 상관이 없을 것 같은 대장과도 연결되어 있다. 앞서 설명했던 빨대처럼 우리 몸이 위로는 코를 통해 하늘로 향하지만, 아래로는 대장과 항문을 거쳐 땅을 향하는 것이다. 몸이 외부를 향해 열린 관으로 존재하는 부분이 바로 코와 항문, 허파와 대장이기에 이들은 동전의 앞뒷면과 같은 밀접한 관계를 가진다. 이때 경락은 인체를 하나의 유기적인 결합체로 묶어 주는 작용을 하는가 하면 기혈 운행의 통로로서 작용한다. 결국 코로 연결되는 허파, 비위, 대장, 독맥 등은 하나의 센서로서 콧속에서 일어나는 혈액의 온도 조절 작용과 밀접하게 관련되어 순환하는 것이다.

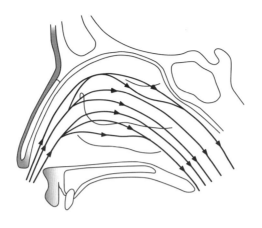

외부의 공기는 코선반을 따라 움직이면서
0.25초라는 짧은 시간에 섭씨 30~32도로 온도가 조절된다.

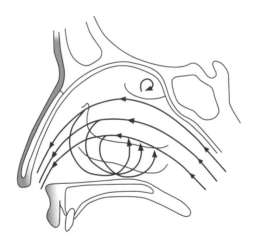

코에서 배출되는 공기는 콧속에서 와류하며
새로운 공기와 섞여 온도 조절에 도움을 준다.

콧속 온도 조절의 메커니즘.

이물질을 청소해 주는 섬모 운동

선진국은 어디를 가나 깨끗하고, 질서를 잘 지킬 것이란 고정 관념이 있다. 그런데 파리의 거리 풍경을 본 순간 그 환상은 여지없이 깨지고 말았다. 낭만과 예술의 도시 파리는 필자의 생각과 달리 지저분했으며 더욱 놀라운 것은 쓰레기 처리 방법이었다. 쓰레기를 차로로 밀어붙여 버리고는 아침마다 물을 흘려보내 씻겨 내려가도록 하는 것이었다. 이 광경은 그간 배웠던 한의학의 기본 원리를 다시금 깨닫게 하는 기회가 되었다.

자연에서도 물은 각종 오물과 영양의 운반자 역할을 한다. 산에서 발원한 물은 바다에 이르기까지 많은 쓰레기와 오염 물질을 포함한 채 아래로 아래로 흘러 내려간다. 우리 몸도 마찬가지다. 콧속에도 각종 이물질, 외부의 세균 같은 쓰레기가 쌓이게 마련인데 이러한 것들을 청소하는 것이 점막 속의 점액이다.

점액을 분비하는 점액층은 콧속, 얼굴뼈(안면골) 속의 빈 공간인 코곁굴, 인두, 귀청(고막) 내에 있는 기관으로 코와 귀를 연결하는 기관인 귀인두관(유스타키오관), 기관지 등에 분포되어 1시간에 2~3회씩 새로운 것으로 교환되며 섬모에 의해 계속적으로 움직이고 있다.

성분으로는 수분이 주가 되고 염분, 당단백질, 끈적끈적한 성질을 지닌 뮤친(mucin), 비만 세포(mast cell), 다형핵 단백질, 면역 반응이 생기면 증가하는 백혈구의 일종인 호산구(eosinocyte), 면역 글로불린(항체), 수명이 다 지난 생체 분자를 분해하는 효소를 담고 있는 리소좀(lysosome) 등이 있다. 특히 코곁굴은 점막 속에 점액을 분비하는 점액선이 빽빽하게 분포되어 지속적으로 맑은 점액을 코 안으로 공급하여 노폐물을 씻어 내린다. 코의 점막 세포에는 섬모라 불리는 가느다란 털이 밀집되어 있는데 이것은 청소용 빗자루 역할을 한다. 코털이 일차적으로 먼지나 이물질을 걸러 내지만 미세하여 잡을 수 없는 것들은 끈끈한 점액에 달라붙게 된다. 이때 빗자루 역할을 하는 섬모가 목 쪽으로 미세한 이물질을 쓸어 내는 것이다.

섬모 운동은 항상 일정한 방향으로 계속되어 점액을 후비강으로 흘러 내리게 한다. 후비강으로 흘러 내린 점액은 인두를 거쳐 식도, 위로 삼켜지고 위액에 의해 이물질, 세균 등과 함께 파괴된다. 크기가 5에서 10마이크로미터 사이인 찌꺼기는 앞쪽 코털에 85퍼센트가 제거되며 이를 벗어난 그 나머지도 점액층에 의해 걸러져 뱉어지거나 삼켜지게 된다. 5마이크로미터 이하의 찌꺼기들은 기관이나 기관지, 그 아래까지 침투하여 염증을 일으키기도 한다.

콧속의 섬모 운동은 수분이 적을 경우 기능이 감소하므로 적정량의 수분을 공급하기 위해 가습기를 사용하는 경우가 있다. 아파트에 사는 많은 사람이 건조감을 호소하는 이유는 콘크리트 벽으로 둘러싸여 있어 항상 수분이 부족하기 때문이다. 물론 심리적인 영향도 빼놓을 수 없다. 긴장할 때 작용하는 교감 신경은 쩐득한 점액을 분비하거나 말린다. 심리적인 압박이 심할 때나 오랫동안 긴장이 계속될 때는 점액의 분비 기능이 떨어져 코가 마르게 된다. 긴장될 때 입안이 바짝바짝 마르는 것과 같은 이치이다. 그렇게 바짝 마른 상태에선 섬모 운동은 더 이상 효과를 발휘할 수 없다. 점액을 따라 흘러가야 할 세균이나 바이러스가 점막에 달라붙을 뿐 요지부동이기 때문이다. 또 이를 완화하려고 차가운 가습기를 사용하는 경우에는 오히려 상황을 더 악화시킬 수도 있다. 차가운 공기가 코 안의 능력을 떨어뜨리고, 잠을 잘 때 체온마저 낮춰 점막이 민감한 반응을 보이면서 결국 감기에 걸릴 수도 있으니 주의해야 한다.

차가운 온도만이 문제가 아니다. 코 안에 수분이 지나치게 많아도 섬모 운동은 영향을 받는다. 논에 모를 심을 때 물이 적으면 심은 모가 말라 죽고, 물이 지나치게 많으면 모가 잠기거나 떠올라 썩는 것과 같은 이치이다. 따라서 코 안에 항상 적정량의 수분이 유지되도록 하는 것이 치료의 핵심이다.

이런 이유 때문에 한의학에서 코 치료를 할 때 주목하는 것이 섬모 운동의 항진이다. 거리에서 물청소 차의 역할이 중요하듯 섬모 운동의 항진이 중요하다고 여기기 때문이다. 간혹 아이들이 킁킁 하는 소리와 목에 뭔가 걸린 듯 캑캑거리는 소리를 낼 때가 있다. 바로 콧물이 걸려서 정체되는 경우에 그렇다. 이런 증상에 한의학 치료를 하면 섬모 운동이 항진되어 콧속의 이물질이 코 밖으로 방출되거나 목으로 흘러내리게 된다. 이 과정에서 콧물이 더 많이 나오거나 목으로 더 많이 넘어간다고 호소하는 환자들이 있다. 이를 분석하면 첫 번째는 서양 의학의 항생제나 소염제의 효과만큼 강력한 치료가 되지 못한 때이고, 두 번째는 섬모 운동이 촉진되어 고여 있던 노폐물이 배출될 때인데 두 번째는 치료의 효능이 나타나는 호전 반응으로 해석할 수 있다. 첫 번째 경우라도 항생제를 함부로 사용하는 것은 잘못된 일이다.

정리하면 점액은 오물을 씻어 내는 물의 세척 작용에, 섬모 운동은 오물을 쓸고 닦는 빗자루에 비유할 수 있다. 항생제의 과다 사용은 섬모의 기능을 떨어뜨리거나 섬모의 가는 털을 끊어지게 해 결국 제 역할을 해야 할 빗자루를 몽당이로 만드는 격이니 자칫 더 만성 질환이 될 가능성이 있다. 노폐물 배출이 어려워지면 콧물이 정체되고 흘러야 할 것이 흐르지 못해 고인 채 썩게되어 염증성 질환으로 악화된다.

요즘은 아이들이 감기에 걸리면 소아과나 이비인후과에서 콧물을 빼내는 일이 당연한 것처럼 되었다. 의술이 발달하지 못했던 1960~1970년대까지만 해도 누런 콧물을 흘리는 아이는 다반사였고 굳이 정밀한 치료를 하지 않더라도 대부분 자연스럽게 치유되었던 경험을 누구나 가지고 있을 것이다. 바로 콧물과 섬모가 해야 할 역할을 굳이 사람이 하겠다고 나섰지만, 저절로 될 일을 나서서 하다가 방출과 배출의 기능 악화를 불러온 것이다.

냄새와 낌새를 맡는 후각 기능

냄새를 구별해 내는 능력

우리의 기억을 뒤흔드는 향, 바로 이 향수의 근간은 냄새다. 고향의 흙냄새, 어머니가 끓여 준 구수한 된장찌개 냄새, 고된 농사일에 절어 시큼하게 느껴지던 아버지 가슴팍의 땀 냄새가 모두 코로 느끼는 향수의 재료들이다.

이렇게 후각과 기억을 연결하는 능력은 하찮은 미물도 마찬가지다. 실험에 따르면 연어는 보통의 물과 수중 식물을 잠시 헹구어 낸 물을 구별할 수 있다고 한다. 어린 연어에게는 아마도 고향의 강 유역에서만 자라는 고유한 식물군의 냄새가 각인되어 있는 것 같다. 개는 사람보다

100만 배나 냄새를 잘 맡고 고슴도치는 먹이를 찾는 능력이 1만 배나 강하다고 한다. 대부분의 동물이 사람보다 후각이 뛰어난 것은 사실이다. 하지만 사람도 머리뼈(두개골) 용량의 1,000분의 1을 차지할 정도로 미미한 후각 중추를 사용하면서도 냄새를 감지하고, 구분하고, 기억하는 데 탁월한 능력을 보인다고 한다.

사람은 냄새만으로 자기 피붙이를 구별할 수 있고, 사랑에 빠진 연인은 상대가 다가오는 것을 눈으로 확인하지 않아도 향기로 단번에 알아차릴 수 있다. 또한 먹어도 되는 음식과 먹을 수 없는 상한 음식을 구분해 낸다. 이렇게 보면 공기가 아무것도 포함하고 있지 않다는 오해는 분명 큰 잘못이다. 이렇게 냄새로 무엇인가를 알아내는 일은 공기 속에 수많은 무기 물질이 포함되어 떠돌아다니기 때문에 가능하다. 너무 작아서 볼 수도 들을 수도 없지만, 냄새를 맡는 후각은 공중에 떠도는 그 작은 것을 인식해 낸다. 그래서 프리드리히 니체(Friedrich Nietzsche, 1844~1900년)는 후각을 육감, 즉 직관적 지식의 감각이라고 정의한 것이다.

콧속에 있는 방들은 콧구멍을 통해 들어온 바깥 공기와 직접 접촉하고, 목구멍을 통해 구강 내부 공기와는 간접적으로 접촉한다. 이때 소화된 음식물 냄새 같은 후각 정보들은 모두 뇌의 후구로 전달된다. 또한 각각의 후구 바로 옆에는 부후구라는 이름의 좀 더 작고 잎 모양으로 생긴 엽상 돌기가 있는데, 이곳에서는 전혀 다른 정보원이자 2개의 관 모양을 한 야콥슨 기관(jacobson's organ)으로부터 외부 세계의 정보를 전달받는다. 흥미로운 점은 야콥슨 기관이 보통 냄새에는 반응하지 않는다는 사실이다. 일부에서는 콧구멍 안쪽 1.5센티미터 정도에 위치해 있는 이 기관을 은둔 기관이라고 말하면서 식스 센스, 즉 육감(六感)을 감지하는 신비로운 곳이라고도 이야기한다.

실제로 이 기관은 감지될 수 있는 냄새는 수반하지 않고 큰 분자로 구성된 물질에 주로 반응한다. 또한 이 기관은 대뇌 겉질이나 후구와 소통하지 않고 짝짓기나 기타 원초적인 냄새를 관장하는 부위 및 부후구와 소통한다.

동물의 후각은 인간 이상으로 예민해 그들끼리 의사 소통을 할 때는 눈이나 귀보다 코를 더 많이 사용한다. 영역 표시 또한 냄새로 그 사실을 만방에 고하는 것이다. 짝짓기를 할 때는 더욱 그렇다. 짝짓기 철이 되면 동물의 암컷은 오줌과 함께 페로몬(pheromone)을 분비하고 수컷은 이 냄새를 맡고 흥분하여 암컷을 찾게 된다. 나방도 수 킬로미터 떨어진 곳에 있는 암컷의 페로몬 냄새를 맡을 수 있다고 한다.

이렇게 짝을 찾게 되는 것은 페로몬이 다른 개체의 생식 행동을 촉진하는 분비 물질의 역할을 하기 때문이다. 쥐에게는 페로몬을 감지하는 전용 기관인 야콥슨 기관이 있다. 인간의 콧속에도 간신히 찾아낼 수 있을 정도로 퇴화한 야콥슨 기관이 존재한다. 원론적으로는 뇌와는 신경이 연결되어 있지 않다고 여겨지지만, 조짐이나 낌새를 느끼는 냄새 이상의 감각 기관임에는 틀림없다고 추측하고 있다. 물론 사람에게도 페로몬 수용 기구가 있느냐는 것은 의문인데, 2000년에 쥐의 페로몬 후보 유전자와 거의 비슷한 유전자가 후상피 세포에서 발견되었다는 임상 보고도 있으니 적어도 없다고 단언할 상황은 아닌 듯하다. 후상피는 콧속에서 냄새를 맡는 역할을 한다. 냄새 입자가 후상피에 닿으면 후각 세포를 자극해서 뇌에 전달하고 비로소 우리는 냄새를 맡게 되는 것이다. 그래서 학계 일부에서는 후상피에 페로몬 수용 세포가 있을 거란 가설이 나돌기도 한다.

냄새를 맡는 후각의 경로

후각을 자극하는 물질은 대체로 휘발성을 지녀 물에 녹는 성향이 있고 복합 지방인 리포이드(lipoid)에는 특히 쉽게 녹는다. 리포이드는 그 성질이 지방을 닮았다고 하여 유지질(類脂質)이라고도 하는데, 휘발하여 분자 상태로 된 물질이 공기 속으로 퍼져 나가 점막에 닿고, 이곳에서 점막 표면의 수성 점막에 녹아 들어간다. 이어서 감각 세포 속의 리포이드 물질에 녹아 일종의 화학적 변화를 일으키는데, 이때 감각 세포가 흥분하는 것이다.

기관으로 보면 냄새 분자가 콧속 후상피에 도달하면 그 내부의 후각 세포로 전달되고, 후각 세포가 잡은 냄새 분자는 전기 신호로 바뀌어 후각 세포를 통과한 후 후구에 도달한다. 후구에는 각 냄새에 반응하는 후사구체가 준비되어 있는데, 냄새는 종류에 따라 해당하는 후사구체로 들어간다. 후사구체에 들어간 냄새 정보는 계속 이동해서 이상엽으로 향하고 그런 다음 시상이나 시상하부를 경유하여 대뇌 겉질의 후각 중추로 진행한다. 후각 중추에서는 들어간 정보가 어떤 종류의 냄새인가를 판단하게 된다.

냄새의 세기는 냄새를 내는 물질의 농도와 관계가 깊다. 또 후상피 위를 흐르는 속도와도 밀접하다. 후각은 자극이 계속되면 쉽게 순응하는데 똑같은 냄새가 계속 유입되면 그것에 별다른 반응을 하지 않기 때문이다. 코안 내의 후부는 위코선반의 대부분과 중간코선반의 일부 및 코

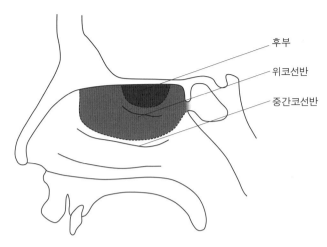

코안의 냄새를 맡는 후부는 위코선반의 대부분과 중간코선반의 일부 및 코사이막의 3분의 1 부위를 차지하는 곳에 분포되어 있다.

사이막의 위쪽 3분의 1가량을 차지하고 있는 약 2.5제곱센티미터 넓이의 점막이다. 사람이 안정된 호흡 시 들이마시는 공기의 5~10퍼센트, 냄새를 맡기 위해 킁킁거리며 호흡을 할 때 들이마시는 공기의 20퍼센트 정도가 후부를 통과하게 된다. 콧구멍의 앞부분에서 뒷부분까지 공기가 통과하는 데 걸리는 시간은 0.25초 정도이다. 인간에게 후각은 음식의 맛을 보는 것은 물론 부패 정도를 느끼는 데도 아주 중요하다. 이러한 기능을 하는 미각성 후각이 감기에 걸려 그 기능을 발휘하지 못하면 식욕을 잃어버리게 된다.

목소리를 만드는 공명 기능

이른 봄날 논둑길을 걷다 보면 개구리 울음소리를 자주 듣는데, 아무리 들어도 정겨움이 넘친다. 동화에서처럼 청개구리 울음소리가 엄마 말을 듣지 않고 반대로만 행동하던 아들의 후회라고 말하는 사람도 있지만, 개구리 입장에서 보면 절절한 생명의 소리다. 그 이유는 짝짓기 철의 수컷이 암컷을 끌어들이는 소리이기 때문이다. 수컷 무리들이 동시에 소리 지르다 보니 목청이 클수록 짝짓기에 성공할 확률은 높아진다. 사람의 경우도 별반 다르지 않다. 내면의 기가 강하고 충실할수록 목소리는 힘차고, 또렷해지고, 그만큼 상대방에게 좋은 인상을 남길 수 있다. 반면에 목소리 끝이 처지거나 약하고 자신 없으면 건강과 사회성이 떨어져 보이기 때문에 상대방에게 호감을 주지 못한다. 여자에게 호감을 얻고자 하는 남자라면 목소리는 더더욱 중요하다.

그렇게 중요한 목소리는 허파에서 나온 공기가 성대를 울리며 나오는 것인데 그 떨림은 상상할 수 없을 정도로 빠르다. 성대를 1초에 무려 100~300회 가까이 진동시켜 발생하는 것이 목소리다. 소리의 높낮이는 성대의 진동수에 의해, 크기는 진폭에 의해 달라진다. 소리의 요소는 박자, 강도, 음색으로 분류되는데 이 중에 박자와 강도는 동물에게도 나타나지만, 음색은 사람만 가질 수 있다. 사람마다 서로 목소리가 다른 것은 음색의 차이 때문이며 사람이 동물과는 달리 음성을 자유자재로 조절할 수 있는 것은 대뇌 겉질(대뇌 피질)이 발달했기 때문이다.

목소리의 음색을 만드는 데는 성대, 구강과 함께 코도 중요한 역할을 한다. 뚜렷하게 드러나는 남녀 목소리의 차이는 성대의 모양과 긴장도에 의해 구분된다. 남자의 방패연골(갑상연골)은 2개의 판이 이루는 각도가 90도 정도로 좁아서 긴장도가 느슨하고 성대가 길어 저음에 유리하지만, 여자의 경우는 120도 정도여서 긴장도가 강하고 성대가 짧아

고음을 낸다. 남자아이가 고음을 내는 것은 2차 성징 전의 조건이 여성과 비슷해서이다.

코가 음색에 영향을 주는 까닭은 기본적인 말소리를 만드는 데 중요한 역할을 하기 때문이다. 말소리는 크게 모음과 자음으로 나뉜다. 모음은 허파 속의 공기가 성대를 울리면서 자유롭게 내보내지며 나는 소리이고, 자음은 공기 통로의 일부분이 아주 좁아지거나 완전히 막히면서 나는 소리다. "아-에-이-오-우" 등 다양한 모음은 입술 모양과 혀의 위치를 통해 통로의 모양을 바꾸면 만들 수 있다. 우리말의 자음 중에서 "ㅁ(m)", "ㄴ(n)", 그리고 "강" 발음에서 받침으로 나는 "ㅇ(ŋ)", 이 세 가지 소리는 무의식중에 물렁입천장(연구개)을 열어 공기를 코안으로 통과시켜야 만들어지는 소리이기 때문에 비음 자음이라고 한다. "맘"과 "밥"을 연속해서 발음해 보면 다른 조음 방식은 같지만, "맘"에서만 물렁입천장을 연다는 것을 느낄 수 있다. 비음 자음을 제외한 우리말의 다른 모든 소리는 구강음이다.

흔히 말하는 "비음이 섞인 목소리"나 "콧소리를 낸다."라는 말은 비음 자음을 말하는 것이 아니고, 물렁입천장을 통과하지 말아야 하는 구강음을 낼 때 코안으로 자꾸 공기를 내보내는 소리를 뜻한다. 감기 걸렸을 때 내는 '코 막힌 소리'는 공기가 코안을 통과하지 못해서 비음 자음이 제대로 만들어지지 않는 현상인 것이다. 의학적으로는 '비음 섞인 목소리'는 개방성 비음, '코 막힌 소리'는 폐쇄성 비음으로 나누어서 생각해 보아야 한다.

폐쇄성 비음이란 코 막힘으로 인해 둔한 비음을 띤 울림이 없는 소리로, 육안으로 볼 수는 없지만 목구멍의 위쪽과 코의 뒤쪽 사이에 있는 아데노이드(인두 편도) 비대로 코인두 부분이 좁아졌거나 알레르기성 비염으로 점막이 팽창했을 때, 또는 코 점막에 살이 찌는 비후성 비염이 있을 때 증상으로 나타난다.

개방성 비음은 말소리가 새어 나가는 듯한 증상이며 주로 입천장이 마비되거나 파열되어서 일어난다. 급성 비염이나 알레르기성 비염에서 기인한 맑은 콧물은 목소리를 젖어들게 하고, 건전성 비염은 성대도 마르게 하여 쉬고 갈라지는 목소리로 변화시킨다.

이 또한 한의학으로 해결할 수 있다. 그러기 위해서는 질병보다는 환자 중심으로 접근하고 진단해야 한다. 목소리가 물에 젖은 듯 무겁고 낮은 음성인지, 소리가 높고 쉰 듯한지, 그렇지 않으면 갈라지는 듯한지에 따라 음양으로 구분한다. 음성이 물에 젖은 듯 무거울 때는 굳어진 한기를 밖으로 방출하고, 쉰 듯하거나 갈라질 때는 열을 내리고 적셔 준다. 그리고 매운 음식물 혹은 보양하는 음식물을 권할 것인지, 채소처럼 서늘하고 열을 낮추는 음식물을 권할 것인지를 결정한다. 생활 속의 실천, 한약과 침을 사용하는 적극적인 치료를 병행하는 맞춤 방식의 치료인 것이다.

현대는 자기 표현의 시대라 말을 하는 것이 직업인 사람도 부지기수다. 말로 사상과 감정을 전달하며 살다 보니 성대가 피로해지는 건 당연한 일이다. 이렇듯 성대를 지나치게 사용하면 목이 마르고 건조해져 결국에는 쉬고 갈라진 목소리로 고생하게 된다. 나아가 성대가 나빠져 성대 폴립이나 후두염을 앓게 되는 경우도 있다.

열을 식히고 적셔 줘 윤택한 목소리를 만들어야 할 때는 한약이 제격이다. 양약 중에는 목소리를 윤택하고 매끄럽게 하는 약이 없지만, 한약 중 맥문동(麥門冬)과 현삼(玄蔘) 등은 그런 효과를 지닌 약재다. 수백 명의 치료에 이 약재를 처방해 본 임상 결과, 괄목할 정도의 효과를 보고 있다.

코와 장부는 어떤 관계인가?

코를 메마르게 하는 심장의 열

코가 말라 있다는 것은 코 질환의 시작을 알리는 신호다. 그렇다면 코가 마르게끔 하는 원인은 무엇인가.

그중 하나가 격렬한 운동이다. 근육이 수축할 때 근육을 구성하는 단백질인 액틴(actin)과 마이오신(myosin)의 상호 작용이 일어나는데, 이 작용에는 에너지원인 아데노신 삼인산(adenosine triphosphate, ATP)이 요구된다. ATP는 포도당의 분해로 생산되는 유기 화합물인데 이 과정에 산소가 필요하다.

운동할 때 호흡 횟수가 증가하는 것은 산소 소비량 증가를 보충하기 위한 반응이다. 운동 후에 계속되는 산소 소비량의 증가를 산소 부채라 하는데, 이것도 소비된 ATP의 부족을 보충하기 위한 것이다. 이때 우리 신체는 연쇄적인 반응을 보이게 된다. 운동은 근육의 활동이고 근육 활동은 심장으로부터의 혈액 공급을 통해 가능해진다. 이때 심장은 산소 공급을 위해 허파와 호흡 기능을 압박하게 된다. 이런 압박은 격렬한 운동을 하는 상황에서만 나타나는 것은 아니라 심리적인 압박에서도 똑같이 나타난다. 심각한 고민이나 스트레스는 뇌에 많은 혈액을 공급하도록 심장 활동을 부추기고, 심장 기능의 항진은 열을 발생시켜 허파와 호흡 기능에 영향을 준다. 이 과정에서 코에 열이 전달되고 그 열은 코의 내부를 마르게 하는 것이다. 이 관계를 한의학에서는 화극금(火克金. 불이 쇠붙이를 녹이다.)이라 한다. 이는 심장의 활동이 왕성해지면 허파가 피로해져서 약해지는 것을 말하는데 이것을 조절하는 데는 휴식과 수분 공급이 필수다.

아주 무더운 여름날, 함께 근무하는 후배 의사들과 맥주를 한 잔씩 마시고 산을 오른 적이 있다. 더운 날씨에다 음주까지 한 상태에서 산을 오르니 심장은 금방 터질 듯한 기세로 벌떡벌떡 뛰었다. 결국 동네에서 그리 멀리 떨어져 있지 않은 산을 4분의 1쯤 올랐을까. 모두 지쳐 쉬면서 물을 마시고 열을 가라앉힌 후에야 다시 올라갈 수 있었다.

어떤 이유에서건 간에 심장의 왕성한 활동은 열을 발생시키고, 열은 수분을 증발시킨다. 그렇게 되면 허파와 코는 그 열의 영향으로 활동 능력이 떨어지게 마련이다. 심장과 허파 그리고 코의 관계에서는 적절한 휴식과 수분 공급으로 호흡 능력을 보존하고 왕성한 활동을 유지하는 것이 제일 중요하다.

성행위로 높아지는 코의 온도와 콩팥

코에서는 콧물이 공기에 묻어 들어오는 이물질과 세균, 바이러스를 방어하는 면역 작용을 한다. 물이라고 모두 같은 물이 아니다. 『동의보감』은 "물을 뜻하는 진액(津液) 중 진은 대장이 주관하고 액은 소장이 주관하며, 위장은 음식물이 들어와 액을 만드는 출발점이 된다. 콩팥은 전체 액을 주관하면서 오장에 나누어 주며 변화시킨다."라고 정의했다.

재채기로 쏟아지는 맑은 콧물은 폐가 흘리는 맹물이고, 평소 코를 촉촉하게 해 주는 기름기 있는 콧물은 콩팥이 분비하는 자윤의 점액이다. 우리 몸 가장 낮고 깊은 곳에 위치하는 콩팥은 우리가 먹고 마시는 물질과 에너지가 흘러들어 저축하는 동화(同化) 작용이 이루어지는 가장 중요한 곳이다. 한의학에서는 에너지의 동화 과정을 이렇게 본다. 음식물과 공기는 기로 흡입되고 혈로 전환되며, 정으로 응고하여 저장된다. 정은 이화(異化) 작용을 거쳐 다시 에너지로 사용되면서 면역과 신경과 호르몬의 근원 물질이 된다. (『통속한의학원론(通俗漢醫學原論)』)

경락적으로 볼 때 콩팥은 우리 몸 앞·뒤편의 중심선을 따라 순환하는 임맥(任脈)과 독맥의 발원지이며 두 경락을 통해 신진 대사 작용을 조절한다. 특히 독맥은 남자의 성기와 코를 연결하면서 콧대(코사이막)에 많은 혈관을 통해 온도 조절을 한다. 그래서 코는 생식 작용의 의미를 많이 담고 있는 것이다. 신혼 초에 코피를 흘렸다거나 코가 크면 성기도 크다더라 같은 식의 속설들도 이러한 의미를 담고 있다. 심지어 이 같은 속설의 영향으로 경주 노천에 있는 부처의 코는 모두 아들 낳기를 바라는 사람들이 깎아 먹어서 코가 거의 없어진 채 서 있다. 세계적 생명 과학자 라이얼 왓슨(Lyall Watson, 1939~2008년)이 지은 『코: 킁새를 맡는 또 하나의 코 야콥슨 기관(Jacobson's Organ: and the Remarkable Nature of Smell)』라는 책에서는 성행위 후의 코 점막 온도가 섭씨 1.5도 상승한다고 주장했으니 콩팥이 인체의 모든 양경과 연계하여 양기(陽氣)를 조절하는 독맥을 통해 코의 온도를 조절한다는 동양 의학과의 연관성을 보여 준다.

신호등처럼 호흡하는 코와 허파

우리 몸은 필요로 하는 산소를 모두 허파를 통해 섭취한다. 그리고 몸에서 생긴 이산화탄소 기체도 허파를 통해 배출한다. 한마디로 허파는 생명의 필터인 것이다.

허파는 코를 통해 흡입된 공기 중에서 산소만을 걸러 내고, 사람 몸을 구성하는 60조 개에 달하는 세포에 각각 공급해 신진 대사를 촉진하는 역할을 한다. 이 역할은 우리 몸의 어떤 장기보다도 중요하다. 물론 체내의 장기 중 우리에게 필요하지 않은 것이 없겠지만, 생명과 직결되는 수준으로 보면 허파의 역할이 그중 으뜸이다.

입을 통해 먹는 음식도 중요하지만, 사람은 며칠 굶는다고 죽지는 않는다. 몸속에 이미 그런 악조건을 대비해 쌓아 둔 영양분이 있기 때문이다. 큰 탈이 나지 않는 이상 생명은 충분히 유지해 나갈 수 있다. 하지만 공기는 단 2~3분만 흡입하지 못하면 삶과 죽음의 기로에 서게 된다. 폐활량이 뛰어난 사람이나 다년간 잠수로 단련된 사람이라면 보통 사람보다 몇 분은 더 버티겠지만, 그 차이도 결국 미미한 정도다.

사람은 보통 하루 세 끼를 먹는데 형편이 어려워서 그 수를 채우지 못하거나 다이어트를 위해 일부러 굶는 등, 개인에 따라 그 횟수의 차이는 다양하게 존재한다. 그러나 숨 쉬는 일은 아주 천편일률적이다. 부자나 가난한 사람, 여자이거나 남자이거나 똑같이 1분 동안 15번 정도 들이쉬기와 내쉬기를 반복하며 하루에 약 2만 번에 이르는 호흡을 한다. 이 과정에서 약 1,000리터의 공기를 들이마시며 570리터의 산소를 받아들인다.

하루에 처리해야 하는 산소의 양이 적지 않은 만큼 호흡을 주도하는 허파를 도와주는 호흡기의 기능도 상당히 복잡한 편이다. 기도는 코, 코안, 코곁굴, 인두로 이루어지는 상기도와 후두, 기관지와 허파로 이루어지는 하기도로 나뉜다. 외부의 공기는 코, 인두, 후두, 기관, 기관지를 차례대로 거치며 허파에 들어간다.

상기도 중에서도 제일 전방에 위치한 코는 호흡의 관문 역할을 한다. 내 몸으로 통하는 긴 호흡관 시스템의 시작이다 보니 몸에 해로운 그 어떤 것도 배제하기 위해 열성이고 결국 이물질을 거르고 외부의 적과 싸우는 치열한 전쟁터가 된다. 코의 내부에는 코털이나 섬모 등의 거름 장치가 있어 검문검색 활동을 한다. 꼬불꼬불하고 울퉁불퉁하게 만들어져 있는 기나긴 통로를 지나가야 하기 때문에 웬만한 이물질은 여기서 걸러지게 마련이다. 또한 이 통로는 항상 긴장하고 있어 그 작용이 섬세하게 이루어진다.

호흡에서 허파의 작용은 개인의 의식적 노력 없이도 자동으로 작동하는 자율 신경이 조절하고 있다. 그만큼 우리 몸은 변화하는 상태에 맞춰 스스로를 조율하며 생명의 끈을 단단히 조여 왔다. 우리 의지와 관계없이 허파는 자신의 자리에서 맡은 본분을 놓지 않는 것이다.

폐의 신경을 조절하는 자율 신경 중 숨을 들이마시는 것은 신체를 흥분시키는 교감 신경, 내쉬는 것은 신체를 휴식하게끔 만드는 부교감 신경이 담당하고 있다. 쉽게 이야기하자면 어떤 일로 놀란 다음 "휴~" 하고 안도의 한숨을 내쉬는 것은 부교감 신경이, 어느 순간에 "읍!" 하고 숨을 들이쉬었다면 그것은 신체를 흥분시키는 교감 신경이 작용한 것이다.

신경이 흥분하여 진정할 필요가 있을 때는 숨을 가늘고 길게, 천천히 내쉬어 부교감 신경이 교감 신경보다 더 많이 작용하도록 해야 한다. 운동을 할 때 이런 법칙은 더욱 중요하다. 근육에 힘을 주기 전에 숨을 들이마시고 힘을 빼면서 내쉬면 된다. 힘을 준다는 것은 흥분시킨다는 것이기 때문이다.

호흡의 긴장도와 마찬가지로 코가 공기를 받아들이는 과정 역시 자율 신경이 조절한다. 의식하지 않은 자연스러운 호흡은 40분 정도의 시간마다 좌우 교대로 일어나게 된다. 오른쪽 코로 하는 호흡이 우세할 경우에는 교감 신경이 작용하여 적극적이 되고, 왼쪽 코로 하는 호흡이 우세할 경우에는 부교감 신경이 작용하여 수동적인 상태가 되는 식으로 안정을 유지한다. 이는 만성 비염 환자라고 예외일 수는 없어 코 오른쪽이 막혔다가 왼쪽이 막혔다가 하면서 호흡을 답답하게 한다. 교감 신경과 부교감 신경이 신호등처럼 번갈아 가며 작용하는 흐름을 보이는데 주도적으로 이루어지는 호흡 신경에 따라 40분마다 바뀌는 현상이다.

허파는 호흡을 주도하는 기관이다. 호흡이라는 두 글자에서 내쉬는 숨인 '호(呼)' 자가 들이마시는 숨인 '흡(吸)' 자 앞에 자리하고 있는 것은 호흡에 있어 많이 들이마시는 것 못지않게 잘 내쉬는 것 또한 중요하다는 것을 뜻한다.

비워야 채우는 것이 가능하다는 노자의 진리처럼 허파를 공기로 가득 채우려면 가늘고 길게 숨을 내쉬어 허파를 비워야 한다. 조금씩 오랫동안 내쉬면 많은 양의 새로운 공기가 저절로 허파 속으로 들어가 공기와 혈액이 맞닿는 범위가 넓어지고, 산소와 이산화탄소가 교환될 기회도 많아져 효율적인 호흡이 된다.

코 질환의 주범인 아이스크림과 위장

계절의 변화는 자연의 생명을 살리고 다시 그다음 단계를 준비하는 원동력이다. 여름이면 뜨겁게 내리쬐는 태양열이 곡식을 살찌우고, 겨울이면 살을 에는 추위가 생명을 앗아 가 또 다른 생명을 준비하게끔 한다.

냉장고는 꿈도 못 꾸던 시절, 석빙고는 얼음을 저장하여 1년 내내 요긴할 때마다 꺼내 쓰던 얼음 창고였다. 신라 지증왕(智證王, 437?~514년, 재위 500~514년)의 재위 6년(505년)에 얼음을 저장하는 창고를 만들었다는 기록이 있다. 그러나 경주 반월성에 있는 석빙고는 신라가 아닌 조선 시대의 것으로, 영조(英祖, 1694~1776년, 재위 1724~1776년) 이금(李昑)의 재위 14년(1738년)에 부윤 조명겸(趙明謙, 1687년~?)이 백성의 얼음 구하는 괴로움을 덜어 주기 위해 석재로 창고를 만든 것이다.

안쪽 바닥에서 바깥까지 계단을 설치한 그 내부 공간은 자못 깊다. 지금도 석빙고 앞쪽 입구에 서 있으면 서늘한 기운이 밀려 나와 무더운 여름철에도 온몸을 시원하게 해 준다. 희소 가치가 요긴함의 정도를 더한 경우라 하겠다.

우리 몸은 자연스러워야 건강하고 거스르면 탈이 생긴다. 얼음처럼 더위를 정 참기 힘들 때 쓰는 비책은 신선한 자극일 수 있지만, 에어컨과 냉장고의 홍수 속에 빠진 현대 사회의 우리 몸은 살아가는 데 필요한 항상성을 유지하는 데만도 곤혹스럽다.

우리 몸의 소화관은 구강에서 항문까지 총 길이가 약 8미터에 달한다. 석빙고의 입구와 내부처럼 코와 장도 하나의 긴 관으로 이루어져 있는 구조라 서로 영향을 주고받는다. 인체는 아주 미묘하게 만들어져서 차가운 얼음이나 뜨겁게 끓인 물도 일단 몸에 들어오면 짧은 시간 안에 거의 체온과 같은 정도로 조절된다. 체온의 손실은 신체와 그 주위 물체 사이에서 주고받는 복사가 60퍼센트, 접촉되는 물체로 인해 이동되는 전도가 15퍼센트, 신체 표면에서 수분이 기화되어 날아가는 열이 25퍼센트가 된다. 체표의 총면적은 성인이 2제곱미터이고, 소화관이 미세한 주름으로 확보하는 외계와의 접촉 면적은 400제곱미터나 된다.

이런 이유로 차가운 얼음이나 물이 소화관에 들어와 열을 손실시키는 면적은 체표의 면적보다 200배나 된다. 그만큼 복사, 전도, 증발로 인한 체열 손실이 엄청난 것이다. 이런 상황에서 계속 차가운 음료수를 마시면 체내의 소화계는 연이은 충격을 받게 되어 인체의 활동성이 떨어지고 면역 능력도 약화된다.

이러한 상황에는 어른도 버티기가 쉽지 않은데 하물며 아이들의 경우엔 더욱 힘들 수밖에 없다. 큰 감자와 작은 감자를 익히면 작은 감자가 금방 익는 것처럼, 몸이 작은 어린이일수록 외부 자극에 체온이 쉽게 변화하기 마련이다. 어린이들은 양기가 넘쳐나 늘 온몸으로 갈증을 느껴 아이스크림이나 차가운 음료수를 찾게 된다.

그런데 이런 것들을 자주 접하면 내부의 광범위한 소화기계에서 감응한 냉기가 외부 체표에까지 쉽게 전달되고, 결국 전체적인 피부의 방어 능력과 면역 능력이 떨어져 감기에 잘 걸리게 된다. 치료를 받고 약을 복용해도 병세의 차도를 금세 느끼지 못하는 것은 각종 차가운 음식물이 내부와 외부의 방어 능력을 떨어뜨리기 때문이다.

의식주의 상태는 우리가 걸릴 수 있는 질병의 목록을 결정하며, 의복의 양식, 난방과 조명 등의 주거 생활 방식은 그 시대 질병의 역사를 다시 쓰게 한다. 질병은 문명에 의해 만들어지고 또한 질병은 문명을 만들어 왔다. 냉장고라는 문명의 이기는 어느 집이고 예외 없이 갖추어져 있다. 차가운 물과 얼음이 늘 준비된 상태이고 특히 어린이 혼자서도 쉽게 접근하여 먹고 마실 수 있다. 마시고 먹을 동안은 시원하지만 얼마 지나지 않아 체열은 떨어지고, 반복되는 열 손실은 코에까지 영향을 준다. 결국 냉장고와 아이스크림이 코 질환의 주범인 셈이다. 원인이 명확해지면 치료도 손쉬워진다. 코 질환이 어느 정도 치료되다가 갑자기 맑은 콧물이 생기면 환자들은 으레 감기로 오인하는데, 정작 이 증상은 찬 음식을 지나치게 먹어서 몸의 열이 식어 일어나는 일시적 증상일 때가 대부분이다.

한의학에서 말하는 코와 위장

코는 허파가 외부와 연결되는 통로 역할을 하며, 구강에서 항문에 이르는 소화관 또한 우리 몸이 외부와 이어지는 또 하나의 통로로써 기능한다. 이처럼 호흡 기능과 소화 기능은 상호 간에 밀접한 연관이 있다. 한의학에서는 토생금(土生金, 흙 속에서 쇠가 나다.)이라는 오행적 요소로 호흡 기능과 소화 기능의 관계를 설명하는데, 비위라는 소화 기능이 허파라는 호흡 기능을 낳는 어머니와도 같다는 인식이 중요하게 받아들여지고 있다.

경락적으로 볼 때 수태음폐경(手太陰肺經)은 중초(中焦, 위장 부근)에서 출발하여 대장을 거쳐 팔의 안쪽 면을 따라 엄지손가락 끝으로 내려온다. 또한 족양명위경(足陽明胃經)은 허파의 외부 통로인 코 양쪽에 위치한 영향혈(迎香血)이라는 혈로부터 시작하여 코 뿌리를 지나 순행하게 된다. 특히 인체 기의 통로인 경락적 측면에서 볼 때 수태음폐경이라는 호흡 기능의 출발이 중초에서 출발한다는 것은 코와 위장과의 관계가 아주 밀접하다는 점을 분명히 나타낸다.

대기 중에 존재하는 공기는 그저 공기로 존재할 뿐이다. 이것이 인체에서 곡기(穀氣)의 저장소인 위기(胃氣)와 만나 에너지의 출발점이 된다. 아무런 의미도 없었던 자연 속 공기가 위장의 기능에 힘입어 에너지로 변화하듯이 코로 들이마시는 기능이 위장의 기능에 힘입는 것은 분명하다. 고의서인 『설기의안(薛己醫案)』이나 『증치준승(證治準繩)』에서는 "비위를 상하면 기혈이 생기지 않아 냄새를 맡을 수 없다."라고 했고, "코에 딱지가 생기는 창은 비위 온열이 허파에 전해져 생긴다."라고 해석하기도 한다. 토생금에서 토는 소화기를 의미하고 금은 호흡기를 의미한다. 소화기는 호흡기의 어머니가 되므로 식탁의 메뉴는 코 질환의 원인이자 치료약이 되기도 하는 것이다.

치명적인 습관, 코털 뽑기

동해 바닷가에는 바닷바람을 막기 위해서나 경치를 위해 심어 놓은 소나무 숲이 많다. 해안 도로를 타고 남쪽으로 내려오다 보면 울진 월송 정도 있고 포항 송도도 있다. 바다에서 불어오는 강한 모래바람을 육지의 소나무 숲이 막아 주듯, 코털은 우리 인체에서 방풍림과 같은 역할을 한다. 각종 이물질이 코 안으로 쉽게 통과할 수 없도록 코털은 빽빽이 서서 그것들을 막아 주고 있다. 가끔은 코 밖으로 자라 나온 코털을 뽑기도 하는데, 이는 그 자리에 염증이 일어나 다른 질병을 가져올 수 있다는 점에서 좋지 않은 버릇이다.

코 내부에는 위코선반, 중간코선반, 아래코선반 및 코사이막이 있다. 그리고 이 코사이막의 하부에는 해면정맥굴(해면정맥동)이 형성되어 있다. 해면정맥굴은 양측 입 주위로부터 눈썹 사이의 소위 '안면 위험 삼각'을 형성한다. 코 앞부분을 포함한 이 부위의 피부 염증은 모세 혈관에서 쉽게 흡수되어 정맥을 따라 혈전을 형성하게 된다.

혈전으로 눈정맥(안정맥)이 폐쇄되면 안구가 튀어나오거나 눈꺼풀에 부종이 생기고, 안구 운동의 장애를 일으키며, 심하면 얼굴이 부어오르기 때문에 가급적 빨리 의사의 도움을 받아야 한다. 드물게는 전신 순환계로 감염성 혈전이 방출되어 생명이 위험해질 수도 있다.

이쯤 되면 코털을 뽑는다는 것이 결코 만만히 생각할 일이 아닌 것이다. 코털을 뽑는다거나, 코를 자주 풀거나, 지저분한 손톱으로 코를 후비다 세균에 감염되어 비염으로 진행될 수도 있다. 특히 당뇨 환자는 면역 능력이 떨어져 이러한 질환이 발생할 비율이 정상인들보다 훨씬 높으므로 조심해야 한다.

코 부위나 코 주위에 생기는 작은 염증도 지나치게 만지작거리거나 농점이 형성되기 전에 짜게 되면 정맥굴에 혈전이 생길 수도 있다. 항상 코 주위를 청결히 하고, 코털은 손으로 무리하게 뽑지 말고 자연스럽게 가위나 기계로 자르는 편이 좋다.

3장

쉽게 볼 수 있는
코의 증상들

건강한 코는 적당한 습도와 온도를 유지하고 있다. 그 적당함에서 벗어나
콧속이 건조하거나 습도가 지나쳐 흥건히 젖어 있으면 질병이 생기게 마련
이다. 다양한 코의 증상을 알아보고 그에 따른 치료법을 소개한다.

콧물로 증상을 파악한다

건강한 코는 적당한 습도와 온도를 유지하고 있다. 그 적당함에서 벗어나 코안(비강)이 건조하거나 반대로 습도가 지나쳐 흥건히 젖어 있으면 질병이 생기게 마련이다. 코안이 건조하면 콧물이 씻어 주는 역할을 못 하게 되니 바이러스나 세균이 쉽게 달라붙어 떨어지지 않는다. 반대로 콧물이 과도해도 문제다. 과도한 콧물은 홍수처럼 경로를 범람하여 다른 조직과 기관에 악영향을 줌으로써 병적 변화를 일으킨다.

콧물에는 여러 종류가 있고 그 정도에 따라 침입한 병균의 성격을 알 수 있다. 콧물은 색깔과 형태에 따라 맑은 수양성 콧물, 희고 찐득찐득한 점액성 콧물, 누렇고 짙으며 끈적끈적한 농성 콧물, 피가 섞인 고름 같은 혈액농성 콧물 등으로 나뉜다.

수양성 콧물은 감기에 걸렸을 때 흔하게 나타나는 증상이다. 감기의 전형적인 증상인 오한, 두통, 발열과 더불어 나타나는데 정신적인 피로, 육체적인 과로, 기온이나 습도의 변화 등으로 야기되는 경우가 많다. 심한 재채기와 더불어 콧물이 계속되는 알레르기성 비염이나 혈관 운동성 비염의 경우가 대표적인데 아주 심한 경우엔 자살 충동까지 느끼게 되는 심각한 질환이다.

희고 찐득찐득한 점액성 콧물은 감기의 막바지에 침입된 바이러스나 병균이 물러나고 체온 조절 능력이 회복될 때 일시적으로 나타나는 현상이다. 그러나 일시적이 아니라 지속적으로 이어지면 감기로 인한 이차 감염을 의심해 봐야 하며 만성 비염이나 만성 코곁굴염으로 이행되는 수가 많다.

누렇고 짙으며 찐득찐득한 농성 콧물은 만성 코곁굴염의 특징적 증상으로, 콧속에 말미잘 모양의 돌기처럼 생긴 코안폴립이나 결핵이 있을 때도 나타난다.

피가 섞인 고름 형태의 혈액농성 콧물은 훨씬 무서운 결과를 초래할 때가 많다. 즉 콧구멍에 연결되어 있으며 흡입한 공기를 데우는 역할을 하는 위턱굴에 악성 종양이 생겼다거나 호흡기 점막에 영향을 주는 디프테리아, 또는 매독을 의심할 수도 있다. 그러나 한 번으로 그친다면 건전성 비염 즉, 점막이 지나치게 건조하여 생기는 현상이다.

아이들 코의 어느 한쪽에서만 누런 콧물이 나온다면 이물질이 끼었기 때문일 경우가 많고, 혹은 치과적 이상으로 인한 위턱굴염 또는 위턱굴 부위의 악성 종양 때문일 수도 있다.

반대로 콧물의 분비가 감소되는 것은 급성 비염의 초기나 당뇨병, 동맥 경화증, 콩팥염의 이차적 질환으로 나타나는데, 아이들의 경우 장내 기생충 때문에 일어나기도 한다. 이렇듯 상황에 따라 콧물의 정도가 다르기에 한의학에서는 콧물의 색깔을 증상 파악과 치료의 중요한 기준으로 삼는다.

맑은 콧물은 신체의 기능이 떨어지거나 차가운 기운에 접촉할 때 나타나기 때문에 땀을 내거나 내부를 따뜻하게 데우는 방식으로 체온을 상승시키면 효과가 좋다. 누런 콧물은 몸의 열이 원인인 경우가 많아 성질이 서늘한 약이나 심신이 피로할 때 허파를 좋게 하는 자음윤폐(滋陰潤肺)의 약을 쓰게 된다.

지금까지 코와 관련된 질병 전반을 몇 가지 종류로 구분하여 파악해 보았지만, 실제 증상은 더 복잡하고 다양하게 나타난다. 누런 콧물 뒤에 흰 콧물이 나오기도 하고, 맑은 콧물 위에 누런 콧물이 나오는 등 복합적인 양상을 띠므로 그 증상의 판단은 신중을 기해야만 한다.

가령 치료 중에 누런 콧물이 나오다 맑은 콧물이 나온다면 염증이 개선되고 감염이 해소되는 긍정적 징조이다. 이와 반대로 맑은 콧물이 나오다 누런 콧물이 나와 환자들이 당황하는 경우가 가끔 있는데, 이것은 맑은 감주를 조청으로 만드는 과정을 예를 들어 비교해 볼 수 있다. 즉 감주에 장시간 열을 가함으로써 찐득찐득하고 달콤한 조청이 만들어지듯이, 기를 보충하여 체온을 상승시키고 코점막의 온도를 높여 콧물을 말려 주는 과정에서 일시적으로 찐득찐득하고 누런 콧물이 생기는 것이다.

콧물 치료법

맑은 콧물이 나올 때 민간 요법에서는 생강즙을 미지근한 물에 떨어뜨린 후 숨을 들이마시면서 코로 물을 빨아들이고 숨을 토해 내면서 입으로 뱉어낸다. 혹은 목련 꽃봉오리 5~6그램을 가루로 만들어 파 끓인 물에 넣어 마신다. 또는 대추, 생강을 끓인 후 파 밑동을 넣어 더 끓이고 그 물을 마시면 감기와 맑은 콧물에 도움이 된다. 맑은 콧물이 계속될 때의 처방은 다음과 같다.

소아나 노인처럼 허약한 환자의 경우에는 향사육군자탕(香砂六君子湯)의 변방인 삼소음(參蘇飮)이나 향소산(香蘇散), 인삼패독산(人蔘敗毒散)을 고려하고, 실증의 경우에는 갈근탕(葛根湯)이나 구미강활탕(九味羌活湯)을 선택할 수 있다. 만성적으로 오래된 증상에는 보중익기탕(補中益氣湯)이나 십전대보탕(十全大補湯) 등을 고려하고 통규탕(通竅湯)이나 제습온폐탕(除濕溫肺湯), 영감강미신하인탕(笭甘薑味辛夏仁湯)도 고려할 수 있다. 침구 치료는 영향, 어제, 합곡, 상성, 온류, 곡지, 태충, 열결을 자침한다.

누런 콧물이 나올 때는 할미꽃 뿌리를 끓여 나오는 김을 마시거나 삼백초를 끓여 식힌 다음 간간하게 생리 식염수를 섞어서 천천히 코로 빨아들였다가 내뱉는다. 한 번에 12~16그램을 달여 복용해도 좋다. 알로에 잎을 잘라 세로로 쪼개서 안쪽이 살에 닿게 콧등과 그 주변에 대고 반창고를 붙이거나 알로에 액을 코에 바르기도 한다. 살구씨 기름이나 느릅나무 뿌리는 코가 쉽게 뚫리지 않아 호흡에 장애를 줄 때, 점액의 매끄러운 성분을 대신해 콧물이 쉽게 배출되도록 도움을 준다.

체력이 실한 환자의 처방은 형개연교탕(荊芥連翹湯)이나 청상방풍탕(淸上防風湯), 갈근해기탕(葛根解肌湯), 방풍통성산(防風通聖散)을 쓰고 체력적으로 허약할 때는 보중익기탕이나 십전대보탕 등의 처방에 창이자산(蒼耳子散)을 합장하고 황금을 가하는 것을 고려할 수 있다. 침구 치료는 합곡, 곡지, 족삼리, 영향, 상성, 비통을 자침한다.

콧물이 코 뒤로 넘어간다

하루 동안 코안에서 분비되는 점액의 양은 1리터가 족히 넘는다. 이 분비액이 코안에서 인두로 이동하는 데에는 20~30분이 소요되며, 그 것은 계속해서 코와 입 사이의 인두 공간을 통해 위장으로 넘어간다. 그 렇게 쓸려 넘어간 외부의 이물질들이 위장에서 박멸되면서 건강을 유 지하는 것이다. 그런데 비정상적인 농성 점액의 콧물이 목으로 넘어가 면 문제가 될 수 있다. 더군다나 제대로 길을 찾아 넘어가야 하는데 제 길이 아닌 곳으로 가면 당연히 안 좋은 일이 생기게 된다.

물이 길을 따라 흘러가면 세상 만물을 윤택하게 적셔 주지만, 정상 경로를 이탈하면 홍수라는 재앙이 되듯이 경로를 이탈한 콧물 역시 우 리 몸에는 재앙과도 같다. 콧물이 코 뒤쪽인 비인강으로 넘어가는 것은 코곁굴의 통로가 코안 내의 중간콧길과 아래콧길로 열려 있기 때문이 다. 하지만 만성 코곁굴염으로 코곁굴의 통로가 되는 코안의 중간콧길 과 아래콧길이 닫혀 있다면 문제는 심각해진다. 열려 있어야 할 통로가 닫혀 있으니 콧물이 전면에 있는 코안보다는 후방에 위치한 비인강 쪽으로 역류해 코 뒤로 콧물이 흐르게 된다. 목구멍에서 콧물이 점막을 뒤덮으면 적절한 온도와 습도의 조절이 이루어지지 않아 건조한 느낌, 간지러운 느낌, 불쾌한 느낌, 기침 등이 나타난다. 동시에 콧물이 귀의 점액이 흘러나오는 귀인두관이나 눈물이 빠져나오는 코눈물뼈관(비루관)을 자극하여 염증이 생기게 한다.

예전에는 누런 코가 계속 흐르거나 코가 막히는 증상이 코 질환의 대부분을 차지했으나, 요즘 가장 많이 볼 수 있는 증상은 비염이나 축농증 환자들이 겪는 코뒤흐름(콧물이 뒤로 넘어가는 증상, 후비루)이 일으키는 불쾌감을 들 수 있다. 입을 벌리고 비인강을 검진하면 코뒤흐름의 형태를 관찰할 수 있다.

코뒤흐름은 단순히 코 질환의 문제에서 끝나는 것이 아니다. 코를 풀다가 콧물이 귀와 코가 통하는 귀인두관으로 역류해 급성 가운데귀염(중이염)의 원인이 되기도 하고, 귀인두관의 통로를 막아 삼출성 가운데귀염을 일으키기도 한다. 인두 점막에 가래가 달라붙어 점막의 분비 기능을 약화시키고 인두에 분포된 미주 신경을 자극하여 기침 반사를 일으키기도 한다. 기침은 기관지나 허파의 이상으로도 발생하지만, 감기 이후 10일 이상 기침이 계속될 때는 코의 이상으로 인한 코뒤흐름인 경우가 많다. 환자들이 호소하는 만성적 기침은 알고 보면 코 질환에서 유래하는 경우가 많다.

환자 중 친구의 아버님이 계셨다. 기침이 심해 여러 병원을 찾았는데 의사로부터 콧물이 뒤로 넘어와 일으키는 증상이라는 설명과 치료를 받았다고 했다. 문제는 기침은 없어졌는데 숨이 가빠져서 고통스럽다는 것이었다. 기침이나 인후 증상의 상당수는 뒤로 넘어가는 콧물이 원인으로 작용하는 경우가 많다. 그러나 이런 경우에는 단순히 기침 자체를 치료의 목표로 삼으면 안 된다. 기침은 단순히 이물질이 목에 걸린 것을 배제하기 위해 나타나는 증상이지 그 자체가 질환은 아니기 때문이다. 노인들의 기침 같은 경우에는 목의 점액은 말라 있고 넘어오는 가래는 찐득찐득하므로 가래가 잘 흘러갈 수 있게 목을 부드럽게 하면서 콧물을 없애는 처방을 고려해야 한다. 앞서 진료했던 병원에서는 기침만을 목표로 치료하여 목에서 기침을 유발하는 신경을 약화했기 때문에 가래가 배출되지 못하고 기관지에 쌓여 기도를 좁힌 것이라 판단하고 청상보하탕(清上補下湯)을 처방했다. 청상보하탕은 육미지황탕(六味地黃湯)이 기본이 되어 점액량을 증가시키므로 목에 쌓인 이물질을 제거하거나 연화시킨다. 또한 코에 유효한 약물인 금은화(金銀花), 현삼, 신이화(辛夷花) 등의 약물을 같이 가감(加減)하여 증상을 완화시킬 수 있었다.

문을 열지 않고서는 건물 안에 들어갈 수 없듯이, 기관지나 허파에 세균이라는 도둑이 침입하는 것을 막기 위해서는 그 대문이 되는 코가 얼마나 튼튼한지가 중요하다. 이것은 호흡기 질환의 중요한 예방책이기도 하다. 노년기의 환자들이 감기 끝에 갑자기 폐렴으로 사망하는 경우를 종종 보면 코와 인후부의 역할이 얼마나 중요한가를 새삼 느끼게 된다.

우리가 잊어서는 안 될 또 하나의 주의사항은 콧물이나 가래를 삼키면 그것이 몸에 해로우냐 해롭지 않느냐의 문제다. 서양 의학 이비인후과의 견해는 위산 때문에 코나 가래의 세균이 살아날 수 없으므로 무해하다는 것이다.

그러나 필자는 이와 다른 소견을 가지고 있다. 맑은 물과 구정물이 있을 때 위장의 위산이 모든 세균을 박멸한다고 해서 구정물을 마셔도 괜

찮다고는 할 수 없다. 정상적인 맑은 점액과 농성의 점액은 분명 다를 수
밖에 없기 때문이다.

가래는 인두에서는 염증을 일으키고 위장으로 넘어가게 되면 점막
에 달라붙어 소화 효소의 분비를 방해하거나, 기타 소화 기능을 약화
시켜 여러 가지 잡병을 야기할 수 있으므로 삼키지 말고 뱉어야 한다는
것이 필자의 한의학적인 치료 및 예방법이다. 이를 담음(痰飮)이라고도
일컫는데 반하(半夏) 등의 약물이 들어 있는 이진탕(二陳湯)으로 말리고
분해시키는 치료법을 사용한다.

코 뒤로 넘어가는 콧물 치료법

코곁굴에서 콧물이 뒤로 넘어갈 때는 탁리소독음(托裏消毒飮), 선방
활명음(仙方活命飮), 천금내탁산(千金內托散) 등을 체력 정도에 따라 투여
하여 치료한다. 코안점막의 염증이 만성으로 이행되어 인두로 누런 콧
물이 넘어갈 때는 형개연교탕이나 방풍통성산을 투여하고 맑은 콧물
일 때는 제습온폐탕, 영감강미신하인탕을 투여한다. 인후부가 건조하
여 민감성이 증대되고 인두에 달라붙는 느낌이 있을 때는 맥문동탕(麥
門冬湯)을 고려한다.

코가 막혀 불쾌하다

　질병을 보는 한의학의 관점 중 하나가 '통즉불통(通則不痛)'이다. 한마디로 "막힘이 없으면 고통도 없다."라는 뜻으로, 막힌 곳을 열어 주고 신진 대사 활동이 이어지게 하면 신체 모든 부분의 기능이 제대로 조절되고 조화를 이뤄 질병도 치유된다는 것이다.

　수차례 언급했듯 코로 호흡하는 것은 기다. 기는 우리 몸속을 순환하면서 기관에 에너지를 주어 활기차게 하고, 그 통로를 열어 주어 더욱 견고해지도록 한다. 순자(荀子, 기원전 298?~238년)는 "불과 물은 기를 가지고 있지만 생명은 없다. 기는 사람의 마음과 밀접하게 연관된다."라고 하여 기가 욕망, 공격, 탐욕 등 감정적 행위의 근원임을 설파했다.

　결국 코 호흡을 통해 받아들이는 기가 사람의 마음에 연결되어 생명력에 지대한 영향을 주는 것이다. 따라서 기를 받아들이는 과정이 코 막힘으로 원활하지 않으면 사람의 마음에도 안 좋은 영향을 미칠 것은 자명하다. 적절한 온도와 습도에서 이루어지는 호흡은 우리 신체에 활력의 근원이 되지만, 코 막힘으로 조절되지 않는 공기는 우리 감정에 영향을 주어 불쾌감이나 주위에 대한 무관심, 주의력 산만, 기억력 감퇴 등 직접적인 영향을 끼치게 된다. 호흡만으로도 생활에 심각한 영향을 미칠 수 있다는 말이다.

특히 코 막힘이 심하면 정신 집중이 안 되어 끈기가 없어지는데 이것을 비성 주의 불능증(鼻性注意不能症)이라고 한다. 이 증상은 한창 공부할 시기에 있는 학생들의 학업 성적을 떨어뜨린다. 이러한 증세가 지속되어 구강 호흡을 계속하다 보면 그 때문에 입천장이 밀려 올라가 치열이 벌어지게 된다. 호흡 이상 하나가 일으키는 문제가 이렇게 큰 것이다.

게다가 안면 근육의 긴장도가 풀려 이완되면 입이 벌어져 우둔해 보이는 얼굴이 될 수도 있고, 심한 경우엔 코와 입술 사이의 도랑이 없어지기도 한다. 호흡이 제대로 되지 않아 새가슴이 되어 심폐 기능의 장애를 불러오는 수도 있으며, 공기가 인두 부위에 바로 닿아 인두염이 생기는가 하면, 제대로 걸러지지 않은 공기가 목 주위의 염증이나 가운데귀염을 유발하는 등의 부작용을 낳게 된다. 젖먹이 어린이에게 코 막힘이 생기면 자연히 호흡 곤란으로 이어지게 마련이고, 입으로 호흡을 해야 하기에 젖을 빠는 데 지장이 생길 수밖에 없어 영양 장애까지 오게 된다.

이러한 코 막힘의 원인은 크게 세 가지로 구분된다.

첫째, 코안 외부의 원인으로 코 내부 공간이 지나치게 협소하거나 안장코 등 코 모양의 기형으로 생기는데, 코의 협착은 입천장의 각도를 진찰하는 것으로 알 수 있다. 입천장이 둥글고 원만하면 코 내부의 공간이 많이 확보되지만, 각도가 좁고 예리하면 코 내부가 좁아져 숨쉬기가 불편해지고 작은 문제에도 큰 이상을 초래하게 된다.

둘째, 코안 내부의 원인으로 코사이막과 코안 측벽의 이상이다. 코사이막은 선천적으로 이상이 있거나 사물에 부딪혀 휘어지기도 하며 염증 때문에 한쪽으로 휘어질 수 있다. 이렇게 휘어지면 한쪽은 좁아지고 다른 한쪽은 좁아진 만큼의 기능을 보충하려 혹사되다 보니 부종이 일어남으로써 코 막힘이 생긴다. 코안 측벽의 이상은 주로 일시적인 것인데 점막이 부어오르거나 분비물이 체류하여 공기 소통이 자연스럽게 이루어지지 않는다.

셋째, 만성적인 것으로 콧속에 생긴 말미잘 모양의 폴립이나 만성 비후성 비염이라는 질환이 원인일 수가 있는데, 이 질환은 지속적인 코 막힘의 가장 큰 원인이 되는 경우가 많다.

일반적으로 가장 흔하게 나타나는 코 막힘은 교대성 코 막힘이다. 이는 코사이막 만곡증이나 비후성 비염에서 나타나는 것으로, 피가 코 점막에 고여 수축과 확장의 작용이 느려지면서 나타난다. 이외에도 지나친 음주, 혈압 강하제 및 혈관 확장제의 복용, 월경 등으로 말초 혈관이 확장되어 코 막힘이 나타나기도 한다. 단순 위축성 비염처럼 코안이 넓어지고 코딱지가 많아지면서 공기가 일정한 경로를 이탈하여 흐르면서 코 막힘이 발생할 때도 있다.

코 막힘의 치료법

한의학에서는 코가 막혀 농이 생기는 근본 원인 치료에 주된 목적을 둔다. 무엇보다 풍한(風寒, 감기)과 열을 질환의 주범으로 보기 때문에 기를 통하게 하면서 인체에 쌓은 열을 풀어 주는 게 우선이므로 열을 내리고 피를 맑게 하는 약이 많이 사용된다. 불쾌감으로 킁킁거리며 콧물이 풀리지 않는 것은 더러운 열에 의해 점액이 말라 달라붙은 것으로 코를 적셔 주거나 서늘하게 해 줌으로써 열을 해소해야 한다. 여기에는 황금탕(黃芩湯)이나 맥문동탕, 죽엽석고탕(竹葉石膏湯), 형개연교탕, 신이청폐음(辛荑淸肺飮)류를 고려하여 사용한다. 최근에는 아로마 오일을 이용한 향기 요법도 많이 적용하는데 박하향 오일 등을 티슈나 손수건에 두세 방울 떨어뜨려 수시로 맡으면 코 막힘과 기억력 감퇴, 집중력 저하 등에 효과가 좋다.

가정에서 시도할 수 있는 방법으로는 수세미 생즙을 마시거나 수세미를 말려서 적당량 달여 마시는 것이 있다. 이는 축농증 치료뿐만 아니라 예방에도 많은 도움이 된다. 또 기름진 육류, 인스턴트 식품, 술, 담배, 자극적인 음식 등은 피하는 것이 좋으며, 끓인 녹차 1잔에 죽염 2숟가락을 넣어 미지근하게 식힌 다음 이 물로 자기 전에 콧속을 씻으면 한결 시원해진다. 풍한으로 생긴 맑은 콧물로 코가 막힐 때는 쑥을 끓여 증기를 흡입하거나 파, 생강, 대추를 끓인 물을 수시로 마신다. 여기에는 여택통기탕(麗澤通氣湯)이나 통규탕, 패독산(敗毒散), 삼소음을 처방한다.

마지막으로 또 한 가지, '코 수양법'이라는 게 있다. 가운뎃손가락으로 콧대 양옆을 20회 내지 30회 정도 마찰해서 코 안팎을 모두 따뜻하게 해 주는 것이다. 만약 가운뎃손가락으로 하기가 어려우면 손가락을 V 자를 그려서 콧대 양옆에 놓고 훑어 가면서 마사지해도 된다. 이 '코 수양법'은 『동의보감』에도 나오는 것으로 코 주변의 혈액 순환을 원활히 해 허파를 따뜻하게 해 주므로 감기 예방에 아주 효과적이다.

코피는 몸의 이상 신호

필자의 강의를 수강한 본과 학생 중에 의과 대학에서 교수 생활을 하신 분이 있어 왜 새삼 한의학을 공부하시느냐고 물어보았다. 그분은 예전에 한 스님에게 들은 "구름이 끼면 비가 온다. 그러나 사람들은 구름이 낀 것을 모른다."라는 말씀을 해석하기 위해 한의대에 학적을 두게 되었다는 차원이 다른 대답을 했다.

질병은 구조적 이상이나 분명한 증상을 나타내기 전에 기능적으로 이상 징후를 곳곳에서 나타내지만, 우리는 대부분 그것을 깨닫지 못한다. 기능적 이상이 나타나고 시간이 더 흘러 구조적인 이상이 나타나야 그제야 병이란 사실을 알게 되는 것이다. 한의학의 장점은 이런 증상 변화에 민감하게 반응하여 편차를 알아내는 데 있다. 예를 들자면 화산 폭발이 있기 전에 산속 연못이 갑자기 뜨거워지거나 땅의 균열이 생기는 것과 같다.

코피도 마찬가지다. 어떤 질병의 증상이란 내부의 균형이 깨진 것을 미리 알려주는 신호인 것이다. 대학원 박사 과정을 같이 다녔던 연세가 육십이 다 된 선생님이 자주 코피를 쏟으셨다. 논문을 쓰느라 힘들어서 그러려니 하고 생각했는데, 논문 통과 인준 날인을 받고 돌아가는 길에 느닷없이 쓰러져 중풍이 오고 말았다. 평소 고혈압이 있었는데 관리를 제대로 못 한 탓이었다.

어린아이의 잦은 코피도 큰 이상을 초래할 때가 가끔 있다. 잦은 코피, 안면의 창백, 지나친 허약 등을 동반할 경우 혈소판 감소증으로 확인되는 수도 있고 백혈병일 수도 있으므로 주의 깊게 살펴봐야 한다.

한의학적으로 판단하자면 코피를 흘리는 원인은 크게 실증과 허증으로 구분한다. 실증의 경우는 호흡기 계통의 지나친 흥분이 콧속의 혈관을 팽창시키거나, 달고 기름지거나 매운 음식, 지나친 과음으로 위장에 열이 쌓였기 때문일 수도 있다. 또한 노여움, 근심, 기쁨 등의 감정이 지나쳐 칠정동혈(七情動血)이 생기면 기운이 위로 몰리고 지속적으로 팽창돼 코피를 흘리게 된다. 반면 허증은 본래 체력적으로 허약하거나, 지나친 강도의 노동, 질병 후의 체력 저하로 말미암는 경우가 있다.

코피의 다양한 원인

출혈이 발생하면 혈소판과 혈액 응고 인자가 상처를 막는 작용을 한다. 응급 조치로 혈소판에 의해 지혈이 되면, 혈장 속에 녹아 있는 피브리노겐(fibrinogen)이라는 단백질이 그물처럼 혈구를 둘러싸 최종적으로 출혈을 막는다.

코피는 간과 심장, 콩팥 질환, 동맥 경화증과 고혈압 등의 순환 장애로도 발생할 수 있다. 비타민C, 비타민K의 결핍은 물론 약물 중독도 원인이 될 수 있으며 가끔은 대상성 출혈로 월경 대신에 일어날 수 있고,

뇌내 출혈 대신에 코피가 나는 운 좋은 경우도 있다. 이러한 원리에 입각하여 중풍의 가능성이 보일 때 필자는 미리 코 내부를 찔러 출혈시킴으로써 뇌혈관의 팽창을 막아 중풍의 가능성을 줄여 준다.

출혈 부위는 약 90퍼센트가 코사이막 전단에 있는 키셀바흐 부위에서 일어나는데, 이곳은 여러 개의 동맥이 모여 뒷부분에서 앞부분으로 전진하는 형태로 흐르면서 바깥으로부터 들어오는 공기의 온도 조절을 맡는 곳이다. 온도 조절을 위해 시달리다 보니 원인 모를 출혈 대부분이 여기에서 나타난다. 국소적 원인의 특징은 지나치게 점막이 건조해지거나 젖어서 충혈이 심하다는 것인데, 건조할 경우에 위축성 비염이 오면 혈관이 건조해져 쉽게 출혈이 일어난다. 급성·만성 비염이나 알레르기성 비염일 때 콧물이 지나치게 많으면 충혈이 오면서 혈관이 팽창해 코를 풀기만 해도 코피가 쏟아지는 사례가 있다. 비용(코안에 생기는 버섯 모양의 염증성 종기)이 생길 때도 콧물이 저류하여 혈관이 팽창하므로 코를 풀거나 주변 혈관에 압력이 가해질 때 코피가 나게 된다. 고혈압성 출혈은 고령층에서 많이 볼 수 있으며 코안의 뒷부분에서 나타난다. 지혈이 극히 곤란하며 재발이 잦아 치사율이 4~5퍼센트 정도나 된다.

상악암과 코피

뺨이나 눈 부위의 조직이 부어오르고 두통이 지속되며, 치아의 통증까지 동반한다면 상악암을 의심할 수 있다. 코피와 누런 코가 계속될 때도 상악암을 의심해야 한다. 안구가 돌출되거나 시력 장애 혹은 눈물이 계속 흘러나오면 상악암 여부를 확인해야 하는데 엑스선 검사만으로도 80퍼센트 정도 확진이 가능하다.

상인두 질환과 코피

코 위의 인두 부위인 코인두, 혹은 상인두는 아데노이드와 임파 조직이 풍부하게 존재하여 외부로부터의 병균 침입에 대항하는 곳이다. 심하게 코를 풀거나 계속된 감기로 아데노이드가 부어오르면 점막이 팽창되어 출혈이 올 수 있다. 이 경우에는 소량의 피라 하더라도 잘 멎지 않는 특징이 있으므로 조심해야 한다.

코피의 예방 및 치료법

첫째, 코가 건조하고 혈관이 팽창하면 쉽게 코피가 나므로 습도를 조절해야 한다. 이때 가습기를 많이 사용하는데 너무 가까운 곳에서 사용하면 습기로 체온이 떨어져 오히려 감기에 걸릴 수 있으므로 약간 먼 곳에서 조절하는 것이 좋다.

둘째, 무거운 짐을 들게 되면 순간적으로 코 혈관에 압력이 가해지면서 쉽게 코피를 흘리므로 조심해야 한다.

셋째, 코딱지나 코털을 뽑게 되면 혈관에 자극이 오므로 꿀을 바르거나 알로에 액 또는 선인장즙을 발라 코딱지를 연화시켜 제거하도록 하고 코털은 가위로 잘라야 한다.

넷째, 양쪽 코를 한꺼번에 풀면 혈관에 많은 압력이 가해지므로 한쪽씩 풀어 압력을 줄여야 한다.

코에서 피가 나면 환자는 물론 가족 또한 흥분하기 쉬운데, 우선 안정을 찾는 게 무엇보다 중요하다. 흘러내리는 혈액을 삼키지 않고 내뱉거나, 얼음이나 차가운 수건으로 코 날개 부분을 덮어 혈관을 수축시키는 응급 처방이 필요하다. 코 날개 부위에서 코사이막을 향해 두 엄지손가락으로 꼭 잡아 주면 키셀바흐 부위가 압박되어 이내 지혈된다.

코피가 자주 나는 사람은 심장과 허파에 열을 생기게 하고 혈관을 흥분시키는 술, 담배, 커피, 홍차나 커리 같은 매운 음식을 피한다. 그리고 열이 많고 얼굴이 붉은 사람은 연뿌리를 갈아 간간하게 소금을 넣어 마시고 혈색이 없거나 허약한 사람은 밤을 먹으면 도움이 된다.

민간 요법으로는 치자 열매 8~10그램을 1회분 기준으로 달여 하루 두세 번씩 복용하거나 엉겅퀴 뿌리 한 움큼을 짓찧어 마신다. 또는 쑥을 잘 비벼 코를 적당히 막는다. 처방은 체질에 따라 달라지지만 대체로 소아 백혈병으로 코피가 날 경우에는 귀비탕(歸脾湯)을 고려하고, 체질이 심한 고혈압 환자에게는 방풍통성산이나 대시호탕(大柴胡湯)에 백모근(白茅根)이나 측백엽(側柏葉)을 가하며, 허약한 고혈압 환자에게는 칠물강하탕(七物降下湯)에 가감하는 것을 고려한다. 갑상샘 기능 항진증일 때는 자음강화탕(滋陰降火湯)에 백모근, 치자를 가하고 당뇨병은 육미지황탕에 독활(獨活) 또는 모근을 넣거나 생진양혈음(生津養血飲)에 가미하며 허약한 경우 보중익기탕이나 십전대보탕에 가감하는 것을 고려할 수 있다.

침구 치료의 경우 예풍, 풍지, 용청, 승장, 위중, 소상혈을 사용하고 동씨 침법의 경우 정회, 주원, 작구, 완순, 영골혈을 자침한다.

가벼운 코골이 증세도 지나치지 말자

　심한 코골이 증세가 이제 이혼 사유로 인정받는다고 하니 그 후유증은 실로 대단하다 하겠다. 코골이가 남녀 구분을 지어 나타나는 증상은 아니지만, 병원까지 찾을 정도로 심한 환자는 대부분 남자들이다. 그들은 음주 후나 피로가 쌓였을 때 코골이가 유독 심해진다고 호소하고 여자들의 경우는 무슨 치부라도 드러내는 양 이야기하기를 부끄러워한다.

　코골이의 일차적 원인은 잠을 자는 동안 아래턱뼈를 움직이는 근육과 혀의 근육이 이완되면서 혀가 후하방으로 밀려나 코 뒤쪽과 입안 뒤쪽의 공기가 흐르는 공간이 좁아지는 것이다. 즉 구강과 코 뒷부분의 공간인 비인강의 기압 차가 발생하여 내쉬는 숨이 뒤쪽 물렁입천장 쪽을 진동시키는 것이다.

　코골이의 원인은 다음과 같은 몇 가지로 나눌 수 있다. 비만인 사람은 단순히 보이는 곳뿐만 아니라 몸속에도 살이 찐다. 결국 비인강 부위도 살이 오르는 만큼 좁아져서 호흡기 확보가 어려우므로 코를 골게 된다. 어린아이는 비인강에서 발생한 아데노이드 비대증 때문이거나 입안의 입천장편도가 지나치게 부어서 코를 고는 것이다. 물론 코 질환이 원인일 수도 있다. 술을 지나치게 많이 마신 경우나 피로가 누적된 경우는 비인강 전체 부위에 충혈이 와서 결과적으로 코골이로 나타난다. 코골이를 단순히 시끄러운 소리로만 여겨 고칠 생각은 않고 방치하는 사람들이 있는데, 심각한 문제로 전이되는 경우도 있으니 주의 깊게 살펴야 한다. 바로 구강 호흡의 문제로 이어질 수 있기 때문이다. 공기가 제때에 공급되지 않는 것이기에 심장 장애가 일어날 수 있고 습도가 조절되지 않는 공기가 유입되면서 인후부의 건조증을 유발할 수도 있다.

진료했던 한 환자의 경우 침만 놓으면 잠들고 심하게 코를 골았는데 거의 굉음 수준이라 옆 환자가 침을 맞고 누워 있기조차 힘들 정도였다. 결국 심장에 공급되는 산소량이 부족해 나중에는 코 문제가 아니라 심장의 문제로 수술을 받고 다시 찾아왔다. 병증이 꼭 심각하게만 시작하는 것은 아니다. 작은 원인이라도 그냥 넘어가면 안 되는 이유가 여기에 있다.

코골이 치료법

한의학적 치료는 급성이거나 비만인 경우에는 조직의 부종을 낮추고 열을 식히는 약물을 처방하고, 만성이면서 허약한 경우에는 콩팥의 원기를 돕고 허열(虛熱)을 낮추는 약물을 선택한다. 침구 치료도 병행하는데 코안 내의 사혈이나 인후 부위의 사혈 요법을 선택한다.

성인 비만의 코골이는 방풍통성산이나 회춘양격산(回春涼膈散)을 투여한다. 소아는 편도가 비대하여 코골이가 심한 경우가 많으므로 그 부위를 직접 자극하거나 청화보음탕(淸火補陰湯) 종류를 투여한다.

냄새를 맡지 못한다

후각 장애의 원인에는 여러 가지가 있지만, 크게 두 가지로 나눌 수 있다. 바로 호흡성 후각 탈출과 진성 후각 탈출이 그것이다.

호흡성 후각 탈출은 알레르기성 비염, 혈관 신경성 비염, 비용, 종양 등으로 냄새를 유발하는 물질이 후각 신경 세포에 닿을 수 없는 상태에 이르게 되어 나타나는 질환이다. 호흡을 할 때는 공기가 5~10퍼센트, 최대 20퍼센트는 냄새를 맡는 코의 제일 뒷부분인 후부를 통과해야 하는데 코 막힘이 생기면 들어갈 수 없게 된다. 이때는 공기가 들어갈 공간을 확보해 주는 것이 치료의 기본으로 이를 통해 냄새를 못 맡는 장애가 회복될 수도 있다.

진성 후각 탈출은 벌집굴염이나 바이러스 침입으로 후각 신경이 영구히 손상되면서 발생한다. 화학 약품이나 위축성 비염, 비타민A 결핍증이 냄새를 맡는 말단부 신경의 위축을 일으켜 생기는 후각 손실도 있는데 이것은 치매와도 관련 있을 것으로 짐작되는 질환이다.

코로 냄새를 맡지 못해 내원한 나이 54세의 환자가 있었다. 체격은 보통이었으나 음성이 낮고 굵은 편이었고, 고등학교 때 물혹으로 코 수술을 받은 적이 있다고 했다. 몇 년 전까지는 술을 많이 했으나 이제는 거의 마시지 않았고, 검사에서도 콩팥의 요산 수치만 약간 높은 정도였다. 코를 내시경으로 검진해 보니 코의 바깥쪽 부분은 별문제가 없었으나 내부적으로 중간코선반 양쪽 옆에 농이 걸려 있었다. 환자의 증상 설명으로는 코안이 늘 건조한 느낌이 든다고 했다. 냄새를 맡지 못한 것은 한 달 전부터라고 해서 별문제가 없다고 생각했으나 그전에도 냄새의 분별이 잘 안 되어 고생을 했다는 것으로 보아 금방 생긴 증상은 아니라고 판단되었다. 이런 경우 냄새를 맡지 못하는 원인을 몇 가지로 나누어 생각해 볼 수 있다.

첫째, 냄새는 기체 상태의 화학 물질이 후각 세포의 점막에 용해되어 일으키는 감각이다. 그러므로 점액이 줄어들면 점막은 건조해지고 물질이 녹아들 수 없으므로 후각이 둔해진다.

둘째, 콧물이나 코의 농이 냄새를 수용하는 세포에 도달하는 길을 막으면서 냄새를 맡지 못하게 된다. 이외에도 대뇌 겉질이 손상되거나 후각 신경이 파괴되는 것도 원인일 수 있다.

일반적으로 냄새를 맡지 못할 때 쓰이는 대표적 처방은 여택통기탕(麗澤通氣湯)이다. 이것은 옥병풍산(玉屛風散)에 패독산을 합방(合方)했다고 볼 수도 있고, 구미강활탕의 변방으로도 볼 수 있는데 주로 콧물이 냄새가 들어가는 통로를 막는 호흡성 후각 탈출증에 쓰이는 처방이다. 그러나 54세의 이 환자는 콧속이 대체로 마르고 건조했으며 음성이 낮게 깔리는 특징을 보여 허약함을 보충하는 보중익기탕에 창이자, 신이화, 세신(細辛), 백지(白芷)를 가했으며, 상·중초의 건조함을 적셔 주어 윤택하게 하는 맥문동을 두 돈(7.5그램) 가까이 넣었다. 일주일에 두 번씩 진료를 계속했는데 3회 정도 치료로 분별은 잘 안 되지만 냄새를 맡을 수는 있게 되었다. 치료할수록 건강도 좋아졌다. 8회 치료 후에는 체중이 증가했으며 9회 치료 후에는 냄새를 잘 맡을 수 있었는데 여전히 화장실 냄새는 잘 나지 않는다고 했다. 과도기에 일어나는 증상이라 생각하고 계속 치료하니 11회 치료 후 모든 증상이 완치되고 몸도 가벼워졌다. 점액이 나오지 않아 냄새를 맡지 못하는 환자에게 적셔 주는 치료 방법이 효과를 발휘한 경우이다.

그 밖에 특이한 후각의 이상 질환이 있는데 후각이 과민해지는 후각 과민과 냄새를 서로 다르게 느끼는 착후각, 냄새나는 물질이 없는데도 냄새를 느끼는 환후각, 색맹처럼 어떤 특정한 냄새를 맡지 못하는 후맹이 있다.

후각 과민은 신경 쇠약이나 임신, 월경, 히스테리 등이 중추 신경계에 이상 흥분을 일으켜 나타난다. 말 그대로 대뇌반구의 중심구보다 전방에 있는 부분으로 기억력·사고력 등을 관장하는 이마엽(전두엽)에 종양이 있을 때나 에디슨 병 등에서도 일어나는데 이들 병을 앓는 동안에는 오심, 구토를 동반하기도 한다. 착후각은 모든 냄새를 서로 다르게 느끼게 되는데 모든 냄새를 악취로 느끼거나, 주위의 악취를 느끼지 못하는 수가 있다. 후각 과민은 코곁굴염이나 인두염에서 볼 수 있고, 착후각은 위축성 비염에서 잘 나타난다. 환후각은 냄새나는 물질이 전혀 없는데도 강한 냄새나 구린 냄새를 느끼는 것으로 조현병이나 강박증, 히스테리, 약물 중독 환자 등에서 볼 수 있다.

물혹은 초기에 치료해야 한다

어느 해 여름 떠난 터키 여행에서 받은 인상 중 하나는 산이나 들에 나무는 물론 잡풀조차 거의 자라지 않는다는 사실이었다. 건조하고 뜨거운 지중해성 기후가 산천의 잡풀을 원천 봉쇄한 듯했다. 버섯과 같이 음습한 곳에서 자라는 것은 전혀 찾을 수 없었다.

사슴의 뿔인 녹용(鹿茸)에서 '용'은 버섯을 뜻한다. 코에 생기는 '비용'이라는 것이 있는데, 코 점막의 일종인 염증성 종기로 그 모양이 버섯을 닮았다고 하여 이와 같은 이름이 붙었다. 비용은 알레르기 체질인 사람에게 염증이나 감염으로 자극이 가해져 생기며, 젊은 남성에게서 많이 볼 수 있다. 작을 때는 자각 증상도 없으나 서서히 커짐에 따라 코 막힘이나 묽은 콧물이 나오고 더욱 진행되면 후각이 둔해지며 콧소리를 유발하고 두통까지 겪게 된다. 주로 중간콧길에 많이 발생하며 한 개 또는 여러 개가 생기는 이 비용은 살짝 건드리기만 해도 쉽게 출혈하는 것도 있으며 수술로 적출해도 재발하는 경우가 많다.

식물은 엽록체로 광합성을 하여 성장에 필요한 영양분을 만들어 내지만, 버섯은 광합성을 하지 못하기 때문에 식물이 아니다. 버섯은 식물처럼 꽃을 피우고 씨를 만들어 번식을 하지 않는 대신 나무줄기나 낙엽, 뿌리, 동물의 사체 등에서 영양분을 얻어 살아간다. 햇빛이 들지 않는 깊숙한 숲속에서 흙을 헤치고 올라오는 것이 바로 버섯의 생태이다. 특히 비가 내리거나 습기가 많아지면 때를 만난 듯 버섯들은 한꺼번에 대량으로 돋아난다. 비용도 마찬가지다. 비용은 콧속의 습기인 콧물이나 농을 먹고 자라는데 한마디로 코의 건강이 안 좋은 것을 이용해 스스로 번식하는 것이다. 비용과 같이 구조적인 문제에서 생기는 질환을 한의학적으로 치료하기란 쉬운 일이 아니다. 물론 일부 사례에서 농이나 콧물을 말려 주면 비용도 따라서 말라 없어지기도 하지만, 대개 물혹을 완전히 없애지 못한 채 호흡 공간을 확보하는 수준에서 끝나게 된다.

비용은 코 막힘을 유발하는가 하면 코사이막을 휘게 하거나 코뼈 전체를 기형으로 만들기도 한다. 또한 환자는 기억력 감퇴, 두통, 후각 장애, 어지러움, 치열 불균형, 집중력 저하, 불쾌감 등 다양한 증상을 코 막힘의 후유증으로 겪는다. 비용은 성년기 남자에게 많은 질환이지만 가끔 어린아이에게도 나타나며 근래 들어서는 이러한 환자가 늘어나는 추세여서 그 원인을 규명하고자 다각적으로 노력하고 있다.

물혹 치료법

필자는 콧속에 생기는 물혹은 항생제 사용과 관계가 깊다고 본다. 코의 증상을 치료하기 위해 서양 의학은 항생제에 의존하는 경우가 많다. 항생제의 지속적인 사용은 콧물을 밖으로 밀어내는 섬모 운동을 약화시키거나 섬모가 끊어지는 구조적인 이상을 초래하여 콧물이 장시간 고여 있게 만들어 물혹이 자랄 수 있는 환경을 제공하는 것으로 추측하는 것이다.

치료는 대개 수술을 많이 권유하는데 문제는 콧물이나 농이 개선되지 않은 상태에서 비용만을 잘라낼 경우 재발할 확률이 70~80퍼센트에 이른다는 점이다. 심지어는 보름마다 한 번씩 비용을 잘라 내는 고통을 감내해야 했던 환자들을 생각하면 초기 치료의 중요성은 아무리 강조해도 지나치지 않다. 수술에 대한 공포감이 지나치거나 보전적 요법을 원할 때는 약물과 침구 치료를 하는데 치료 후 물혹이 줄어들거나 가끔 탈락되는 경과를 보인다. 알레르기가 원인인 경우에는 소청룡탕(小靑龍湯)이나 통규탕을, 투여하고 농성의 콧물이 원인일 때는 체력이 강하면 방풍통성산을, 허약할 때는 반하백출천마탕(半夏白朮天麻湯)에 가감하여 투여한다. 외용약을 코에 삽입하여 치료할 때는 과체나 백반(白礬), 웅황을 갈아 코에 넣어 농을 배출시킴으로써 물혹의 크기를 줄인다.

소아에게 나타나는 아데노이드 비대증

코의 호흡에 영향을 끼치는 요소 중 어린아이에게 가장 직접적으로 영향을 주는 것이 아데노이드 비대증이다. 이것은 코 뒤의 인두부 천장에서 입천장과 갈라지는 부위까지 분포된 림프 조직의 일종인 인두 편도가 지나치게 부어 있는 증상을 말한다.

편도는 보통 아데노이드, 귀인두관편도(이관 편도), 입천장편도, 혀편도(설편도)의 네 가지 종류 7개로 구성되어 있는데 소화기와 호흡기를 방어하는 검색대 역할을 한다.

1860년 독일의 병리학자 루돌프 피르호(Rudolf Virchow, 1821~1902년)가 편도는 신체의 방어 기관이라고 제창했고, 이는 현재까지 가장 유력한 이론으로 여겨지고 있다. 편도는 소아의 성장 과정 중 면역 기능이 가장 필요한 시기에 비대하게 성장하며, 저항력이 증가됨에 따라 퇴화된다. 특히 아데노이드는 코에서 이물질과 세균을 걸러 주는데, 지나치게 잦은 감기와 면역 기능의 약화는 아데노이드를 과민하게 만들어 비대하게 한다.

아데노이드 비대증에 걸린 소아는 콧구멍에는 별다른 이상이 없는데도 코 뒤쪽과 인두 부위 전체가 좁아져 호흡 기능이 무척 나빠진다.

그래서 이런 소아는 어쩔 수 없이 입을 벌리고 호흡하게 되고 늘 안면 근육의 긴장이 풀린 상태가 되면서 위턱 앞니가 튀어나오는 아데노이드형 얼굴이 된다. 아데노이드 비대증은 호흡 곤란 이외에도 인두 부위로 열린 귀인두관을 압박하면서 청력 상애를 일으키기도 하고 가운데귀염을 유발하기도 한다.

더욱 두려운 증상은 점막의 상피 조직이 편평상피로 변화하여 청소 기능을 가진 섬모가 소실, 내부에 쌓인 코 분비물의 배설에 장애를 일으켜 귀인두관과 인두 부위의 합병증까지도 쉽게 유발할 수 있다는 것이다. 이런 경우 어쩔 수 없이 수술을 권유받고 아데노이드를 절제하는데, 진료했던 환자 중 일부는 수술을 받은 후 편도염 자체는 없어졌으나 세균이나 이물질을 편도에서 걸러 주지 못해 감기가 기관지염과 폐렴으로까지 이행되어 고생하는 경우도 있었다.

소아들이 코를 심하게 골 때는 아데노이드나 입천장편도가 심하게 부어 있는 경우가 많다. 편도염은 이차 질환을 유발하기도 하는데, 만성 염증이 있는 입천장편도 속의 세균이나 독소, 조직의 분해 산물이 체액 또는 혈액 중에 흡수되어 질병의 원인으로 작용한다. 이것을 항원 항체 복합 반응이라고 하는데 병의 원인 물질의 총량이 항체량보다 많아서 항원이 다른 조직에 침착되어 나타나는 제3형 알레르기 반응에 속하는 질환이다. 그 결과 피부에는 아토피성 피부염, 건선, 결절성 홍반 등이 나타날 수 있고, 영양 불량이나 심장에 감염을 일으키는 병소 감염도 생길 수 있다.

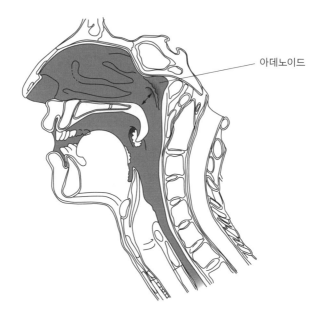

아데노이드와 입천장의 사이는 좁다. 아데노이드가 비대해지면
그 옆에 있는 중이관에 영향을 주며, 호흡기가 좁아져 입을
벌리고 호흡하여 생기는 아데노이드형 얼굴이 된다.

아데노이드 증상 치료법

한의원을 찾는 환자들은 편도의 절제를 권유받고도 보존적 치료를
위해서 오는 경우가 많은데 그 결정을 내리기란 사실 쉽지 않다. 청소년
기에 접어들면서 증상이 자연적으로 호전되는 경우도 많으나, 계속되
는 비염과 가운데귀염에 시달리다 보면 절제 수술을 심각하게 고려하
게 된다. 그런데 한의학적 치료 또한 그리 쉽지만은 않다.

코나 인두 부위의 염증 치료도 어렵지만, 귀의 치료는 더욱 어려운 것
이 사실이다. 인두 부위에 열려진 귀인두관이 계속되는 항생제 치료로

말미암아 좁아지고 유착될 때는 더더욱 그러한데, 약물과 침구 치료의 한계를 느끼는 경우도 많으므로 전체적인 상황을 고려해야 한다. 아데노이드 비대증이 일어나는 부위는 한의학 이론에 의하면 콩팥이 관장하는 곳이다. 콩팥은 본래 차가운 장기인데 콩팥이 허약한 상태가 되면 염증이 커지므로 아데노이드가 비대해지는 것이다. 현삼은 열을 내려 콩팥을 튼튼하게 해 주므로 막걸리로 쪄서 말린 다음 가루를 내어 4그램씩 먹으면 아데노이드 비대증이 개선된다. 이 처방은 청화보음탕이나 청조구폐탕(淸燥救肺湯)을 선택할 수 있다. 침구 치료는 편도가 부은 부위에 직접 침을 놓아 나쁜 피를 뽑아낸다. 그러나 다른 부위에 병을 옮기지 않는 경우에는 적절한 침구 치료와 청화보음탕, 청인이격탕(淸咽利膈湯) 등의 약물 치료도 편도의 크기를 줄일 뿐만 아니라 기도 확보에 도움을 주어 수술 필요성을 줄일 수 있는 경우도 많다.

사소한 외상이 불러오는 후유증

코는 안면 부위에서 우뚝 솟아 있기 때문에 타박상이나 충돌로 충격을 받기가 쉽다. 권투 시합이나 축구 경기를 보더라도 코피 터지는 장면은 심심치 않게 나오는데 외부의 타박상으로 생기는 코피는 아픔이 그 순간으로 끝나지 않는 경우가 많다. 주먹질이나 교통 사고 등으로 코가 외상을 입거나 심한 코피를 흘리고 나서 비염이나 코곁굴염으로까지 발전되는 사례가 자주 발생하기 때문이다.

콧속에는 많은 혈관이 분포되어 있으며, 이 혈관들은 온도 조절을 위해 끊임없이 순환한다. 조직이 타박상을 입어 세포가 손상되면 미세한 혈관은 끊기고 터져 복구할 때까지 혈액이 정체된다.

순환을 벗어난 혈액들은 주변 조직과 혈관에 부담으로 작용하여 기능적인 장애를 일으키는데, 이렇게 오염되거나 생기가 없는 혈액을 한의학에서는 총칭하여 어혈(瘀血)이라 표현한다. 어혈이란 비생리적인 혈액으로 본연의 기능을 잃고 신체에 유해한 작용을 하는 한의학 특유의 병적 상태를 일컫는 용어이다.

서양 의학에서는 어혈을 문제시하지 않기 때문에 어혈의 진단과 치료는 오로지 한의학에서만 존재하는 독특한 개념이다. 교통 사고 후에 방사선 검사나 혈액 검사로는 아무런 문제가 없는데도 계속되는 통증을 호소하는 환자에게 어혈 푸는 약을 처방하는 일이 많다. 어혈이 지나치게 심하면 인분을 끓여 일종의 소주를 만들어 먹으라는 '엽기적인' 민간 요법도 있는데, 이를 뒤집어 생각해 보면 어혈이 얼마나 견디기 어려운 고통인가를 미루어 짐작할 수 있다.

어혈 문제에서 그치지 않고 골절 같은 외상까지 입는다면 더욱 큰일이다. 코뼈는 안면에서 가장 돌출된 구조여서 안면에 외상을 받을 경우 심하게 손상된다. 만약 그것을 그대로 방치하게 되면 성장 후 코와 안면 부위의 변형을 초래하기 때문에 항상 주의해야 한다. 대수롭지 않게 여겨 방치한 기능적인 이상이 구조적인 이상을 초래하거나 큰 병으로 발전하는 교훈을 어혈 현상에서 읽을 수 있다. 코에 입은 타박상은 코피나 고통만으로 끝나는 것이 아님을 명심하고 세심한 주의를 기울여 관찰을 게을리하지 말아야 할 것이다.

타박상으로 인해 주변 조직에 압박을 줄 수 있는 비생리적 혈액은 코 내부를 사혈하여 배출한다. 처방은 당귀수산(當歸鬚散), 도홍사물탕(桃紅四物湯)을 투여한다.

코와 연관된 기타 질환

뇌루(腦漏)

비색, 뇌루와 함께 한의학에서 콧병을 가리키는 명칭 중 하나가 비연 (鼻淵)이다. 『동의보감』에는 "담(膽)이 열(熱)을 뇌(腦)에 옮기면 줄기가 매워지고 탁한 콧물이 흘러서 그치지 않는다. 주(註)에 일컫기를 담액 (膽液)이 아래로 흘러 내려서 탁한 콧물이 되는데 샘과 같이 흘러 비연 이라 하니 오래도록 그치지 않으면 반드시 코피를 이루어서 눈이 어두 워진다."라고 기록하고 있다. 이는 뇌와 코의 관계에 대한 옛사람의 인식 을 보여 준다.

코에 질환이 생기면 기분이 우울해지고, 기억력이 저하되며 집중력 또한 떨어져 정신이 산만해진다. 옛날 사람들은 코를 많이 흘려야 공량 이 넓어지고 부자가 된다고 믿었다. 지금은 쓰지 않는 사어가 되어 공량 이 정확히 무엇을 뜻하는지는 알 수 없지만, 그분들의 판단으로는 코는 뇌의 찌꺼기이고 그 찌꺼기가 흘러내림으로써 지혜가 생길 수 있는 공간이 확보되고 현실 대처 능력 또한 생겨 부자가 된다는 상상을 한 듯하다. 이집트에서도 비슷한 생각을 했다. 뇌 기능을 이해하지 못했던 그들은 뇌의 찌꺼기를 콧물의 원천이라 짐작했으니 옛사람들의 생각에는 닮은 점이 많은 것 같다.

그런 인식은 해부학적으로 이해가 가능하다. 코곁굴은 해부학적 구조로 보았을 때 뇌와 직접 맞닿아 서로 영향을 주고받는다. 벌집굴은 사판이라는 얇은 뼈를 통해 뇌와 맞닿아 있고, 이마굴은 그 내벽이 얇기 때문에 머리뼈 내에 영향을 줄 수 있다. 이 코곁굴과 뇌 사이에 존재하는 머리뼈바닥(두개저)이라는 뼈는 두께가 0.03~0.04밀리미터에 불과한 얇은 판으로 내부에는 많은 구멍이 나 있다. 이 구멍을 통해 고름이 뇌 속으로 들어가 영향을 주기도 하고 뇌의 노폐물이 빠져나오는 것으로 짐작할 수 있다.

묽은 콧물이 많이 나오고 때로는 피와 고름이 섞여 나오는 코 질환 중의 하나인 '비연'은 현재는 축농증이라는 용어로 사용되지만 원래는 코에 연못이 생겼다는 뜻으로 해석할 수 있다. 『동의보감』「비부(鼻部)」의 후편에서는 비연의 다른 이름이 '공뇌사(空腦沙)'인데, 이것은 벌레가 뇌를 갉아먹는 증상이라는 의미를 함축하고 있다. 코와 뇌와의 관계를 해부학적으로 인식하고 치료에 임한 우리 옛 선조들의 지혜의 일단이라 여겨진다.

코와 두통

두통은 그 증상이 가벼운 것으로부터 심한 것은 물론 발작적인 것,

상습적인 것까지 실로 다양하다. 사람의 뇌를 한 꺼풀 벗기면 많은 혈관이 모여 있는 모습을 볼 수 있다. 두통의 원인은 혈관 중 일부가 일시적으로 부풀어 올라 혈관에 얽혀 있는 신경 섬유를 자극해 일어나는 현상이다.

코는 콧구멍인 코안과 코곁굴이 차지하는 영역을 합하면 머리 전체에서 3분의 1이나 되는 광범위한 부분을 장악하고 있다. 이마굴, 위턱굴, 벌집굴, 나비굴은 위로는 눈과 머리 부위에서, 아래로는 잇몸 부위, 옆으로는 귀에 이르기까지 그 영역이 넓어 염증이 파급될 때 다양한 통증을 유발한다.

코 질환은 두통의 주된 원인 중 하나이다. 코안을 향해 열려 있는 코곁굴의 자연 개구부가 막힘으로써 내압이 상승하여 주변 신경을 압박하기 때문이다. 그런가 하면 두통은 머릿속 뇌막 혈관이 울혈로 흐르지 못해 발생하기도 하고, 삼차 신경의 반사를 통해 일어나기도 한다. 코로 인한 두통은 아침에 일어나 활동하기 전까지 통증이 극심하며 활동을 시작하면 코곁굴의 개구부가 열리고 섬모 운동이 활발해지므로 콧물이 코곁굴에서 빠져나오기 시작한다. 이어 코곁굴의 내압이 하강하고 주변 신경이 압박에서 벗어나면서 통증이 사라지는 특징을 갖고 있다.

코 주위에는 위턱굴, 이마굴, 벌집굴, 나비굴 네 종류의 코곁굴이 자리 잡고 있는데 제일 문제가 되는 것은 위턱굴 부위다. 위턱굴염은 종전에는 코곁굴을 대표하는 질환이었는데, 코곁굴 중에서 가장 크고 그 바닥이 코안의 바닥보다 더 낮아서 염증이 한 번 파급되면 분비물의 배설이 힘들어지기 때문이다. 섬모 운동이 일어나지 않아 환기 배설이 잘 안 되는 환자에게는 대단히 어려운 문제일 수밖에 없다.

또한 위턱굴의 밑바닥은 큰어금니, 작은어금니 등의 잇몸 부위와 접해 있어 잇몸의 종양이나 이빨을 뽑는 일 등이 코곁굴에 영향을 미치기도 하는데 이것을 치성 코곁굴염이라 한다. 이때의 치통은 기침을 하거나 머리를 움직일 때 심해지고, 가끔 머리가 무겁거나 앞머리의 통증, 코 뿌리 부위의 통증을 호소하기도 한다.

코 질환으로 인한 두통은 반드시 그 부위에서만 일어나는 것이 아니라 코곁굴의 위치에 따라 다양하게 나타난다. 이마굴염은 이마에 국한된 통증을 동반하고 눈확(안와)에 접한 신경구멍(신경공) 부위와 눈썹 안쪽, 그리고 눈썹 윗부분에 통증이 발생하기도 한다.

벌집굴염은 코 뿌리 부위와 눈 속 깊숙한 부위에 통증을 동반하고 눈을 움직일 때 더욱 심해진다. 나비굴염은 단독으로 병이 나타나지는 않고 뒤벌집굴염과 같이 발병하는 경우가 많다. 눈 깊숙한 부위, 뒷머리, 머리 꼭대기 등에 통증이 나타난다.

코 질환을 치료하면 두통이 사라지는 이유가 바로 여기에 있다. 뇌의 무게는 체중의 2.5퍼센트에 불과하지만, 사용하는 혈류량은 20퍼센트를 넘는다. 이처럼 많은 에너지를 사용하다 보니 자연히 많은 열을 내뿜게 되는데, 자동차 엔진에 공랭 시스템이 필요하듯 코는 뇌의 냉각 시스템으로 작용한다고 생각할 수 있다. 코곁굴을 통해 코로 흡입된 공기가 소통이 제약되면 뇌의 냉각 시스템은 지장을 받게 되고, 두통이 올 수밖에 없다.

코와 눈의 통증

사람의 오관은 눈, 귀, 코, 입, 피부이다. 이 오관을 통해서 위험에 대처하고, 평형을 유지하며, 맛을 느끼고, 냄새를 맡는다. 그런데 사람은 실질적인 정보를 대부분 시각에서 얻기 때문에 눈이 "몸이 천 냥이면 눈은 구백 냥"이라는 속담처럼 인체에서 가장 중요한 기관으로 인정받아 왔다. 눈의 구조를 살펴보면 안구의 위쪽은 이마굴, 안쪽은 벌집굴, 아래쪽은 위턱굴, 뒤쪽은 나비굴로 둘러싸여 있어 안구 대부분을 코곁굴이 포위하는 형상이다. 또한 삼차 신경의 제1분지인 안신경은 눈과 콧속에 함께 분포되어 코안의 전상방을 지배하고 있으며 자율 신경도 서로 얽혀 영향을 끼치고 있다.

눈 사이에 있는 벌집굴이나 이마굴은 뇌와 마찬가지로 눈확과 경계를 이루는 뼈들이 매우 얇아 코곁굴의 염증이 쉽게 안구로 파급될 수 있다. 코곁굴 정맥에 발생한 혈전성 정맥염이 얇은 눈확판(안와판)을 통해 확산되는 경우가 많은 것은 이 때문이다. 증상으로는 눈의 통증, 안구의 돌출과 안구 주변의 부종, 시력 장애, 눈 근육의 운동 마비, 과다한 눈물 등이 있는데, 특히 소아의 경우 벌집굴과 눈 사이에 위치한 판에 결손이 생겨 눈병이 옮게 되므로 특히 조심해야 한다.

알레르기성 비염 환자가 콧물과 눈물을 함께 흘리는 것은 눈물이 흘러나오는 코눈물뼈관이 코와 눈 사이의 아래콧길에 존재하기 때문이다. 눈물은 눈물샘에서 분비되어 눈 안쪽으로 흘러들어 잠시 모였다가 일부는 눈 밖으로 흘러나오고 대부분은 코 쪽으로 흘러나온다.

눈물을 만드는 막은 3층의 구조를 갖고 있는데 가장 바깥쪽은 유성

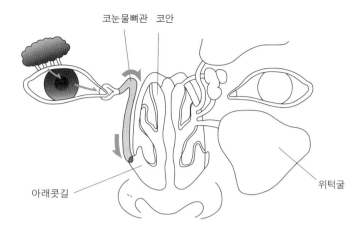

코눈물뼈관   코안

위턱굴

아래콧길

**눈은 코의 아래콧길과 코눈물뼈관으로 연결되어
눈에서 생긴 이물질과 눈물을 배출한다.**

의 막, 가운데는 눈물의 모체인 누액층 그리고 각막과 붙어 있는 부분은 점착성이 강한 단백질의 층이다. 눈물은 안구나 눈꺼풀을 움직이도록 해 주며 먼지 등을 씻어 내고 조직에서 떨어져 나온 세포를 운반하며 염분이나 효소로 세균을 죽이기도 한다.

눈물의 양은 나이가 들수록 줄어들고 하루에 분비되는 눈물의 양도 사람에 따라 달라진다. 요즘 안구 건조증 환자가 많이 생기는 까닭은 현대인의 생활에서 지나치게 눈이 혹사당하기 때문이다. 눈 깜박임 빈도를 줄여 눈을 마르게 하는 컴퓨터, 게임 시간 등을 줄이면 눈물 부족은 개선될 수 있다. 한약 중에는 점액 활동을 왕성하게 해 주는 약물이 있어 이러한 증상에 많은 도움을 준다.

코와 가운데귀염

귀는 얼굴의 귀퉁이에 붙어 있지만, 이목구비 중 제일 위쪽에 자리한다. 낮춤으로써 높아지는 겸양의 덕이 신체 기관 중 가장 낮은 곳에 자리한 콩팥과 닮았다 해서 콩팥과 연결된 기관으로 대접받고 있다. 귀는 크게 겉귀(외이)와 속귀(내이)로 나누는데 그 갈피를 이루는 것이 귀청이다. 귀청은 얇은 막으로 된 부분이다. 대나무에서 안쪽 벽에 붙은 얇고 흰 꺼풀을 대청이라 하는 것과 같다. 좀 더 상세하게는 겉귀, 가운데귀(중이), 속귀의 세 부분으로 구분할 수 있다.

바깥귀길(외이도)이 귓바퀴로부터 귀청까지 이어지는 길이라면, 가운데귀는 귀청에서 그 뒤에 있는 3개의 작은 망치뼈(추골), 모루뼈(침골), 등자뼈(등골)를 둘러싼 방이다. 속귀는 가운데귀의 안쪽에 있으며 단단한 뼈에 둘러싸여 듣는 기능을 담당하는 달팽이관과 평형 감각을 유지시켜 주는 안뜰기관(전정기관), 반고리뼈관(세반고리관)이 있다. 귀와 코는 귀인두관으로 서로 연결되어 있는데 귀인두관은 중이강에서 시작하여 코 안쪽 하부에 있는 아래코선반의 높이에 해당하는 비인강으로 연결되는 관을 말한다. 입술을 오므리고 숨을 힘껏 빨아 마실 때 숨결이 닿는 목 부분의 위치라 생각하면 된다. 귀인두관의 길이는 약 3~5센티미터로서 바깥귀길의 길이와 비슷하며, 귀 쪽의 3분의 1은 뼈로, 인두 쪽의 3분의 2는 물렁뼈로 되어 있다.

한편 중이강에서는 청소 기능을 담당하는 점액이 나오는데 귀인두관은 점액이 청소하고 나오는 하수구 역할도 한다. 귀인두관은 하품하는 동작이나 목으로 음식물을 삼키는 동작에서 열리게 되며 이때 귀인

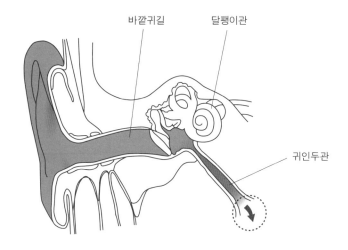

바깥귀길   달팽이관

귀인두관

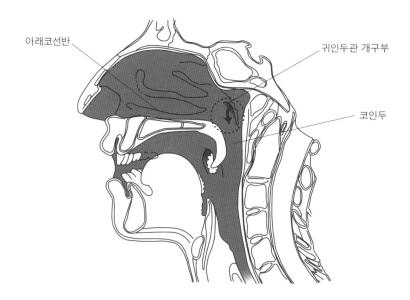

아래코선반

귀인두관 개구부

코인두

귀인두관은 귀와 코인두를 연결하는 관이다. 위 그림은 귀에서 본 귀인두관이고,
아래 그림은 코에서 본 귀인두관이다. 코를 세게 풀거나 편도염 코뒤흐름이 생기면
귀인두관이 막히거나 염증이 역류하게 되므로 가운데귀염이 쉽게 발생한다.

두관의 공기가 중이강으로 들어가 귀청의 안과 바깥의 기압이 평형을 유지한다.

급성 가운데귀염은 감기 또는 상기도 감염, 과도한 코 세척으로 나타나는 경우가 많고 심하게 코를 푼다든지, 구토, 딸꾹질, 재채기, 기침 등으로 귀인두관이 개방되면서 콧속의 분비물이 유입되어 질병으로 발전하는 사례도 있다. 삼출성 가운데귀염이나 코안, 비인강의 염증 소견, 또는 코선반, 아데노이드의 비대로 귀인두관 기능 장애 또는 협착을 유발하고 이로 인해 점막에서 장액성 또는 삼출성 액체가 중이강으로 나와 액체가 빠져나가지 못하면서 질병이 시작된다.

특히 유·소아 귀인두관은 성인의 귀인두관과 구조적으로 차이가 있는데, 관의 형성이 불완전하고 넓으며 성인보다 수평이므로 코와 인두의 염증이 쉽게 가운데귀로 전파된다. 급성 가운데귀염이 항생 물질에 의해 치료되면서 삼출성 가운데귀염은 급격히 증가하고 있다.

소아의 경우 귀의 통증만 없어지면 염증이 치유된 것으로 판단한다. 항생제 투여를 중지하면 점막이 부어 있는 상태는 그대로 남아 있어 환기 장애가 계속된다. 귀인두관이 좁아지기 때문에 환기가 되지 않아 질환이 거듭되는 것이다. 귀인두관에 달라붙는 원인균은 코와 직접적인 관련이 있기 때문에 코를 잘 치료함으로써 귓병의 원인을 없앨 수 있다. 코 질환으로 유발되는 귀 질환은 청력과도 직접 관련된다. 소리를 증폭시키는 귀속뼈(이소골)가 귀청과 유착함으로써 난청이 유발되어 환자는 물론 주변 사람들이 이루 말할 수 없는 불안을 겪게 되므로 예방과 신속한 치료가 시급히 요구된다.

환자 중에 6세 여자 아이가 있었다. 누런 콧물이 가득했고 귀청도 붉게 부어올라 있어 병원에서 튜브를 꽂자는 권유를 받고 내원했다. 미숙아로 태어나 자주 감기를 앓아 병원을 밥 먹듯이 드나들었지만, 병은 갈수록 심해지기만 했다. 귀에서 코로 통하는 귀인두관은 어른의 경우 경사져 있어 쉽게 감염되지 않지만, 어린아이는 평행하게 열려 있어 가운데귀염이 쉽게 찾아온다. 문제는 계속 반복되는 염증에 항생제가 투여되면 귀인두관에 염증이 배출되지 않은 채로 굳어지고 그 결과로 통로가 좁아져 귀 내부의 분비물이 배출될 수 없다는 것이다. 특히 장기간 항생제를 복용하면 소화기가 약해져 체력이 떨어지는 문제로 치료가 어려워진다. 먼저 체력을 돋우기 위한 보중익기탕을 고려했는데 변비 경향을 보여 보음익기전(補陰益氣煎)에 귀와 코의 염증을 동시에 개선하는 형개연교탕 처방을 합방했다. 반 제씩 세 번 복용한 후에 거의 완치된 것을 확인했다.

역류성 식도염과 호흡기

인후두의 질환은 만성 비염과 코안의 위축 과정이 인두에까지 진행되어 발생하거나 코곁굴염의 코뒤흐름에 의해서도 생긴다. 코뒤흐름 질환은 역류성 식도염 때문에 초래된다.

잠자기 직전에 술을 많이 마시고, 밤 늦게 야참을 먹거나 담배를 피우면 위가 음식물을 완전히 소화하지 못한다. 이런 상태에서 잠을 자면 전신의 혈액 공급이 느려지고 위의 작용도 둔해져 소화는 더욱 지연된다. 아무리 신선한 음식이라도 위 속에 오래 남아 있다 보면 발효하여 가스가 발생한다. 이 가스는 자는 사람의 심장을 압박하거나 허리둘레를 굵게 한다. 성인 중 상당수가 가로막 헤르니아(횡경막 탈장), 즉 위 점막의 일부가 1~5센티미터 정도 가로막 위나 식도 쪽으로 올라가 있다. 때문에 음주나 저녁 식사 뒤 금방 잠이 들면 위 속 내용물이 자고 있는 동안 식도에서 목 쪽으로 거꾸로 넘어와 한밤중에 갑자기 기침이 나오거나 호흡을 할 수 없게 된다. 이처럼 식도 쪽으로 위액이 역류해 식도 점막 염증을 일으키는 질환을 역류성 식도염이라 한다. 역류성 식도염은 식사 후 또는 잠잘 때 더욱 악화되는 경향이 있다. 입에서 신맛이 나거나 속이 타는 듯한 감각이 가슴 중앙에서 목 쪽으로 치밀어 오르는 증상도 흔하다. 자고 일어났을 때 목소리가 변하거나 인후에 이물감이 느껴지고 자주 목이 답답할 때는 이 질환을 의심해야 한다. 대개 75퍼센트 정도는 속 쓰림 등 소화 장애 증상 없이 기침만 생기므로 코뒤흐름 증상과의 감별이 중요하다.

식도는 인두에서 이어져 척추 앞쪽을 따라 아래로 내려오며 길이는 25센티미터 정도 된다. 3곳에 협착부가 있는데, 제1협착부는 6번 경추 위치에 해당하며 마음대로 조절할 수 있는 가로무늬근(횡문근)으로 되어 있다. 제2협착부는 4~5번 흉추 높이에 해당하고, 제3협착부는 11번 흉추 높이에 위치한다. 식도의 점막은 위 점막과는 달리 위산에 약한 세포들로 이루어져 있다. 따라서 위액의 역류가 자주 일어나면 식도 염증, 미란성 위염, 위궤양이 된다. 이런 증상들이 계속되면 속이 답답하고 열이 나는 가슴앓이가 생긴다. 이런 협착부의 기능이 떨어지면 역류된 위액이 기관 쪽으로 빨려 들어가 만성 기관지염이나 폐렴을 유발하면서 발열과 기침, 가래가 늘어나게 된다. 이때의 발열과 기침, 가래는 콧물이 뒤로 넘어가는 증상이나 위축성 비염으로 생기는 인두염의 증상과 유사하기 때문에 신중히 구별해야 한다.

소화기와 호흡기는 각각 같은 관을 상당 부분 공유하기에 질병의 양상 또한 서로 영향을 미칠 수밖에 없는 운명에 있는 것이다.

입 냄새

코가 방어와 배제의 시스템으로 공기를 자기화한다면, 입은 음식물을 씹고 섞으면서 긴 소화관을 통해 자기화를 실행하는 출발점이다. 입속의 타액은 99.4퍼센트가 수분인데 물이 가지는 본질에 의해 방어와 배제의 뿌리가 되는 것이다. 『동의보감』 「내경편(內景篇)」에서는 입에 침이 고여 있는 것을 화지(華池), 옥천(玉泉)이라고 했다. 지(池)는 연못도 되지만 '해자'라는 뜻도 가지고 있다. '해자'는 성 밖을 둘러싼 연못으로 성을 보호하는 역할을 한다. 서양 의학으로 보더라도 타액 속에는 면역 효소인 면역 글로불린 A(immunoglubulin A, IgA)가 포함되어 세균이나 바이러스, 이물질에 대한 방어 기능을 가지고 있으므로 방어벽으로서 화지의 의미가 드러난다.

옥천은 샘이다. 물은 평지에서 솟아나지 않는다. 산 속 깊은 지하에서 솟아올라 샘이 되고 내를 이루며 강으로 흐르고 마지막에는 바다로 간다. 물은 인체 어느 곳에나 존재하지만, 깊은 물길을 간직하는 곳은 오장육부 중 가장 낮은 곳에 위치한 콩팥이다. 콩팥(腎管, 신장)의 신(腎)에는 성기, 고환이라는 뜻도 있어 생식 기능이나 소변을 만드는 기능으로 인식되지만, 한의학에서는 내분비 호르몬과 면역 기능을 포함하는 중요한 곳이다. 깊은 샘, 옥천은 타액의 원천이 콩팥에서 발원했다는 의미를 내포하고 있다. 서양 의학에서도 타액에서 노화를 방지하는 호르몬이 발견되었다는 사실은 그 중요성을 반증한다. 타액은 하루 약 1.5리터가 분비되는데 4분의 3은 턱밑샘(악하선)과 혀밑샘(설하선)에서, 4분의 1은 귀밑샘(이하선)에서 각각 분비된다. 특히 귀밑샘은 양으로는 4분의 1에 불과하나 전분을 분해하는 소화 효소나 노화를 예방하는 호르몬이 이곳에서 나온다. 귀밑샘의 원활한 분비를 위해서는 입을 다물고 꼭꼭 씹어야 한다. 빠르고 급하게 씹게 되면 귀밑샘은 외양적으로는 변화가 없으나 지방 조직으로 대체되어 퇴화하게 된다. 퇴계 이황(李滉, 1502~1571년) 선생은 건강을 다지기 위해 '고치법(叩齒法)'을 실천했는데 새벽에 일어나 양쪽 어금니를 마주쳐서 침을 분비하고 그것으로 잇몸을 적신 다음 삼키는 것이었다. 결국은 귀밑샘을 자극하는 방법인 셈이다.

『동의보감』에서는 한 환자를 실례로 들었는데 "어떤 사람이 침 뱉기를 좋아하니 진액이 마르고 신체가 야위었다. 지인을 만나 침을 삼키는 방법을 배워 몸이 다시 윤기 있게 변했다."라고 기술하고 있다.

입 냄새는 타액 분비량이 적을수록 심해진다. 타액 분비는 시각, 청각, 후각 등 조건 반사에 의해서도 영향을 받지만, 시간, 나이, 자율 신경의 변화에 따라 달라진다. 이른 아침에는 감소하나 오후에는 증가하며, 수면 중에는 분비가 안 된다. 그래서 아침에는 밥맛을 느낄 수 없어 식사하기가 힘들며 수면 중에는 구강 혐기성 미생물의 부패 작용으로 냄새가 나게 마련이다. 나이 별로는 30대까지 타액 분비가 증가하다가 그 이후로는 감소하여 나이가 들수록 입 냄새가 증가한다. 자율 신경 중 부교감 신경은 수분과 무기물 분비를 늘리지만, 교감 신경은 분비량을 감소시킨다. 과도하게 긴장하거나 마음을 졸인 후에 입이 마르고 단내가 나는 것은 교감 신경이 관장하는 타액의 분비 감소가 원인이다.

입은 여러 다른 기관과 연결되어 있으므로 허파나 위장은 물론이고 코와 편도, 기관지 등등 각각의 기관과 연관 있는 질환들도 입 냄새를 유발한다. 코는 특히 입과 가장 가까이 이웃하고 있어 입 냄새의 원인으로 주목받고 있다. 코가 막히게 되면 입을 벌려 호흡하게 되고 입속에 산소가 많아지므로 황산화 세균(sulfur-oxidizing bacteria)들이 황 화합물을 만들어 낸다. 세균 활동이 왕성해지면 계란 썩는 냄새가 입속에서 난다. 코곁굴의 염증도 코와 입 사이의 인두 공간을 통해 냄새를 유발하며 뒤로 넘어가는 코뒤흐름이 목에 걸려 있게 되면 아주 고약한 냄새를 풍긴다.

이외에도 치과 질환인 풍치, 충치, 잇몸 질환도 악취로 이어지며 향기가 강한 음식물이나 담배를 피울 때도 심한 입 냄새가 난다. 전신성 질환인 당뇨병은 아세톤 냄새, 요독증은 암모니아 냄새를 유발하고, 간 기능 상실(간부전)의 경우에는 생선 썩은 냄새가 난다.

매화나무는 겨울의 추위를 뚫고 꽃을 피우는 사군자 중의 하나로, 얼음과 눈을 흡수해 스스로를 적시고 봄이 오기 전에 꽃을 피운다. 겨울은 콩팥을 의미하고 봄은 간을 상징한다. 매실은 말만 들어도 침이 나오게 하며 가장 빠르게 기를 순행시켜 침과 진액을 만들어 낸다. 타액 분비를 촉진해 입 냄새를 없애는 대표적인 약인 셈이다. 매실은 오매(烏梅)와 백매(白梅)로 나누는데 오매는 매실이 씨를 형성할 때 따서 쪄 말린 것이고, 백매는 소금에 절인 것이다. 침이 말라 입 냄새가 날 때는 백매를 사용한다.

조상의 지혜에서 배운다: 성형 수술

수많은 사물의 현상을 다섯 가지로 단순화해 본질을 파악하고 그 의미를 밝히는 오행은 동양의 추상적 사유이다. 돌은 목, 화, 토, 금, 수의 오행으로 볼 때 금에 해당한다. 금(金)은 화(火)가 토(土)를 만난 것으로 흙이 수분을 흘어 버리고 안으로 치밀해진 것이다. 예를 들면 흙에 섭씨 1,000도가 넘는 불길을 가하면 도자기로 굳어지는 것과 같다. 돌과 돌이 마주치면 불꽃이 튀는 것처럼, 돌은 그 속에 흙에서 받은 불꽃을 간직하고 있다. 사람의 정신은 돌 속에 갇힌 불꽃과 같다. 불꽃은 돌을 떠나 살 수 없고 돌은 불꽃을 떠날 수 없듯이 육체와 정신 또한 하나가 되어 서로 떠날 수 없다. 석굴암의 불상에는 깊은 미소가 흐른다. 신라인의 불꽃 같은 마음이 돌 속에 담긴 채 1,000년을 넘어 타오르기 때문이다. 석굴암은 여러 차례의 과학적인 조사와 보수를 했는데도 습기 문제를 해결하지 못하고 제습기를 동원하는 등 보존에 고심하고 있지만, 결국 투명 유리벽에 갇히는 신세가 되고 말았다. 바닥 밑에 흐르는 물과 햇살, 바람이 숨결을 가다듬으며 조화하는 수분의 평형 상태를 밝혀내지 못했기 때문이다. 두 차례 보수 공사에도 불구하고 원형(原型)의 공간을 밝혀내지 못해 유리 뒤에서 부처는 박제화된 미소만 머금고 있는 것이다. 자연 현상을 거스르지 않으면서도 그 원형을 건축해 낸 위대한 석공은 자연 현상을 읽고 순응하는 공간을 창조했던 것이다.

언젠가부터 이 땅에 밀어닥친 성형 수술 열풍은 여인들의 코를 멋진 모습으로 바꾸어 놓았다. 벽을 헐고 기둥을 높일 때 공간의 자연스러운 흐름은 파괴되어 무너지고, 그렇게 되면 새로운 온도와 습도를 조정하기 위한 노력은 쉽지 않다. 이 조화가 깨어지면 석굴암처럼 습기가 차고 온도 조절에 실패하여 코 질환에 시달리게 되리라는 걸 쉽게 예측할 수 있다. 코 성형 수술 후 알레르기성 비염이나 만성 비염으로 고생하는 사람을 종종 볼 수 있다. 미세한 혈관이나 신경이 펼치는 온도와 습도 조절의 힘과 공기의 흐름을 간과했기 때문에 생겨난 일들이다.

4장

코에 생기는
주요 질환

이젠 "고뿔 걸렸다!"라는 말을 쉽게 접할 수 없다. 고뿔, 바로 감기를 두고 하는 말이다. 고뿔은 코에 불이 난다는 의미다. 결국 우리 옛 어른들은 코와 감기 질환이 결코 다른 것이 아니라는 생각을 했던 것이다.

코 질환의 시작은 감기

감기를 한의학에서는 상한(傷寒)이라고 한다. 차가운 기운으로 신체가 다치게 된다는 뜻이다. 서양이라고 다를 바 없다. 영어로 "cold"라고 하는 것을 보면 서양이든 동양이든 감기의 원흉이 차가운 것이라는 데는 입장 차가 없는 듯하다.

겨울철 한반도를 통과하는 한랭 전선은 강을 얼릴 정도의 추위를 동반한다. 당연히 모든 것이 얼어붙고 서로 엉켜 움직이지 못하게 된다. 대자연의 한랭 전선이 그렇듯 우리 몸의 감기도 사람의 양기를 상하게 만들어 몸을 움츠리게 하고, 이로 인해 기혈이 엉키고 막혀 원활한 순환을 방해한다.

면역 기능을 담당하고 외부의 자극에 대비하는 기운을 지킬 위(衛) 자를 써서 위기(衛氣)라고 한다. 생리적 현상으로 보면 위기는 뜨거운 열기와 같다. 한마디로 '후끈 달아오르는' 기운이란 이야기인데, 이는 결국 위기를 느끼면 피부와 근육에 열이 나기 때문이다.

이렇게 달아오른 위기 의식에 찬물을 끼얹으면 분위기는 어떻게 흘러갈까? 차가운 것이 위기의 기능을 떨어트리면 일사불란하게 작동하던 우리 몸의 움직임이 엉키면서 외부 침입에 쉽게 노출된다. 위기의 기능을 떨어뜨리는 원인으로는 보통 세 가지를 꼽는데 '한랭 기후', '내부적인 스트레스나 체력의 허약', '잘못된 음식물의 섭취'가 바로 그것이다.

몹시 추운 날씨는 피부 표면에만 영향을 미치는 것이 아니라 코와 입을 통해 차가운 공기가 들어가면서 몸속에도 영향을 미치게 된다. 이렇게 흡입된 차가운 공기는 상부 호흡기와 식도, 위장 등과 대장, 항문에 이르는 긴 관으로 유입되는데, 우리 몸이 처리할 수 있는 한계를 넘어서면 우리 몸속도 똑같이 엉기고 굳게 마련이다. 결국 계속되는 추운 날씨는 우리 몸을 지킬 힘을 약화시켜 사소한 외부 자극에도 민감하게 반응할 수밖에 없다.

신체에 스트레스가 가해지면 그것에 대항하기 위해 부신 속질(부신 수질)에서는 아드레날린(adrenaline)이, 부신 겉질(부신 피질)에서는 코티솔(cortisol)이 분비된다.

분비된 아드레날린은 심장 박동수와 혈압을 올리고 즉각적으로 저장된 에너지를 이용하려 든다. 쉽게 말해 흥분 상태에 들어가게 되는데 이렇게 되면 혈관이 수축하고, 저장된 에너지를 이용하다 보니 혈액 순환도 나빠지고 체내에 쌓여 있던 노폐물도 제대로 배출하지 못한다.

코티솔은 천천히 작용하는 대신 몸의 '에너지 재충전' 과정을 돕고 세균 감염 등 외부 위험에 저항하기 위해 면역 체계를 조절한다. 이 같은 현상은 신체의 균형을 유지하려는 노력이지만, 지나칠 경우엔 오히려 해가 될 수도 있다.

자율 신경계가 지나치게 흥분하고 코티솔 분비가 늘어나는 상태가

장시간 지속되면 당뇨병 등 각종 합병증이 생기기 때문이다. 특히 백혈구 속의 림프구를 늘리게 되면 면역력을 떨어뜨려 각종 질병에 쉽게 감염되는 결과를 가져온다.

과거에는 "오뉴월 감기는 개도 안 걸린다."라는 속담이 있었다. 그러나 요즘에는 여름 감기 때문에 사람이 고생이다. 에어컨과 냉장고, 빙과류와 각종 청량 음료의 등장은 여름 감기를 일상적인 질병으로 만들었다. 은행이나 관공서 등에 시원하게 켜진 에어컨은 한편으로는 피서 공간이 될 수도 있지만, 이 속에 갇힌 채 계속 일해야 하는 사람에게는 여간 고역이 아닐 수 없다. 특히 체력이 허약한 사람은 냉방병과 알레르기성 비염을 함께 달고 다니게 되므로 서비스가 아니라 그 반대 효과를 거두는 것이다.

오늘날 음식은 대부분 냉장고에 보관되어 있다가 나온다. 또한 차가운 음료수나 빙과류의 유혹으로부터 한순간도 자유로울 수 없는 것이 사실이다. 인도 사람이 자기 체온보다 차가운 음식을 먹지 않으면서 건강을 지키는 것과는 정반대 현상인 것이다.

사람과 사람의 접촉에서 오는 대립과 갈등은 아무리 사소하더라도 심리적인 압박을 부르고 화(火)를 발생시킨다. 빨리 업무를 끝내야 한다는 조급함과 지나친 경쟁 속에서 오는 스트레스 또한 입안이 타들어 가는 듯한 갈증을 부르고 청량감에 대한 욕구를 불러일으킨다. 지속적으로 청량 음료나 시원한 음식을 먹으면 체내의 모든 대사는 그것으로 인해 뺏긴 열을 보충하기 위한 시스템에 집중되어 외부 질병 요소에 효과적인 방어를 할 수 없게 된다.

체내의 모든 화학 반응은 섭씨 36.5도로 운영되는데 몸이 식으면서 대사 활동은 억제되고, 노폐물이 축적되어 쉽게 감기에 걸리게 된다. 감기의 주원인으로 지목되는 바이러스의 경우, 저온에서는 안정성이 높아 섭씨 −70도 정도로 동결시켜 보존하면 몇 년 동안 감염 능력을 유지할 수 있다. 반면 고온에는 몹시 약하여 섭씨 56도에서 30분간 가열하면 감염 능력이 사라지는 것이 대부분이다. 바이러스는 늘 어디에서나 존재하지만, 다만 인체 내부 조건의 차이로 질병을 일으키느냐 아니냐가 결정되는 것이다. 감기는 만병의 근원이라고 하지만, 이 만병의 근원을 유발하는 원인이 바로 차가움이라 생각한다면 차가움에 대한 관심과 조심은 아무리 강조해도 지나치지 않을 것이다.

땀을 내어 소멸시킨다

감기의 원인은 외감(外感)과 내상(內傷)으로 구분할 수 있는데, 외감은 외부적인 바이러스나 기온 차이에 의해서 발생하는 것이고, 내상은 음식이나 스트레스 등으로 야기되는 것이다.

감기의 주요 증상은 코 막힘, 인두염, 편도염, 목쉰 소리, 기침, 가래 등의 기도 증상과 몸살, 오한, 식욕 부진, 두통 등의 전신 증상이 복합적으로 나타난다. 장애가 나타나는 주요 부위는 코, 인후, 기관지 등의 호흡기와 피부 표면이다. 전쟁에서 전방 부대가 우선적으로 적군의 침입을 받는 것과 같은 경우라 할 수 있다. 외감과 내상을 표로 작성해 보면 그 치료에도 상당한 도움을 얻을 수 있다.

한의학에서 모든 질병 치료의 목표는 자연과의 조화이고 대상을 죽이는 것보다는 몰아내는 것이 우선이다. 한의학적인 치료는 조화를 깨

표로 보는 외감과 내상의 여러 증상.

	외감	내상
오한	따뜻한 곳에서도 추위에 떤다	열이 가해지면 금방 나아짐
발열	그침이 없이 계속되고 오후 3시쯤에 극심해짐	그쳤다 다시 시작됨
신통	근육, 뼈마디 모두가 아픔	사지가 힘이 없고 늘어짐
두통	계속되는 통증이 있음	그쳤다 다시 아파짐
기력	힘은 그대로 유지됨	힘이 없고 정신도 피로해짐
번갈	갈증이 아주 심함	물을 조금 마시면 괜찮아짐
구미	잘 먹지 못하지만 맛은 느껴짐	먹기는 하지만 맛은 모름
맥	표면에서 잘 느껴지고 크고 긴장됨	긴장되면서 매끄럽고 빠름

뜨리는 외부의 바이러스나 세균이 인체에 침입했을 때 이를 서둘러 내쫓아, 인체가 필요로 하는 에너지를 지키고 감염에 의한 곤란을 피할 수 있도록 한다.

외부 바이러스나 세균 침입으로 인한 감기 증상의 한의학적 치료도 일차 목표를 세균을 바깥으로 밀어내는 것에 둔다. 인체의 외부에 감기의 증상이 모여 있을 경우에는 단순히 밀어내면 되기 때문에 땀을 내어 소멸시킨다. 이때 대표적인 약재로는 에페드린(ephedrine) 성분이 들어 있는 마황(麻黃)을 쓴다. 마황은 교감 신경을 자극하여, 내부의 열기를 인체의 표면에 도달시켜 땀을 내게 함으로써 노폐물과 바이러스를 배출케 한다. 그러나 내부적인 문제로 감기가 왔을 때 그 치료법은 달라진다. 차가운 음식과 스트레스는 위장 기능을 떨어뜨리고 신체 전반의 체온과 신진 대사의 저하를 일으킨다.

예를 들어 설명하여 보자. 세탁기에서 막 꺼내 물기가 남아 있는 옷이 축 처지는 것과 같이, 인체도 지속적으로 차가운 음식이나 음료수를 섭취하면 조직이 이완되고 기능이 떨어져 축 처질 수밖에 없다. 처진 옷을 수축시켜 처음 상태로 되돌리기 위해서는 햇빛과 바람은 물론 속을 따뜻하게 하고 수분을 배출시키는 방법이 필요하다. 내부의 원인으로 생긴 감기의 증상을 치료하는 약은 곽향정기산(藿香正氣散)이 대표적이다. 이는 수분을 배출하고 위장 기능을 도와줌으로써 신체의 조화를 이루는 처방이다.

매운 음식으로 속 덥힌다

감기로 고생하는 동안에도 어린아이들은 아이스크림을 찾는다. 그런데 이런 아이들을 말리기는커녕 원하는 대로 아이스크림을 쥐여 주는 어른을 보면 의아해지기까지 한다. 바로 '음식 따로, 약 따로.'라는 이분법적인 사고가 문제다. 음식은 음식일 뿐 치료는 약으로 한다는 이분법적인 기준을 적용하는 것이 서양 의학이라면, 한의학에서는 '음식이 곧 약.'이라는 의식동원(醫食同源) 사상에 준거를 둔다. 때문에 한의학에서 약물이나 음식은 모두 같은 가치로 신체에 영향을 준다. 한의학과 서양 의학에서 가장 뚜렷하게 대립하는 것 중의 하나가 감기 치료에서 식사의 역할이다.

서양 의학에서는 감기에 걸렸을 때 몸에 적절한 영양을 공급해 바이러스와 싸울 체력을 기르게끔 한다. 반면 한의학에서는 콩나물국이나 생강 등 매운 음식으로 속을 덥히고 땀을 내게끔 함으로써 바이러스나 찬 기운을 외부로 몰아내는 것을 목표로 한다. 마황이나 생강 등 매운 약으로 땀을 내어 치료하는 원리가 그것이다.

감기의 대체적인 원인은 바이러스의 침입이고, 바이러스의 기본 구조는 핵산과 단백질의 복합체이다. 바이러스가 증식하기 위해서는 살아 있는 세포가 필요하므로 늘 인체 주변을 맴돌며 자신이 살 수 있는 환경이 인체 내부에서 형성되기만 기다렸다가 때에 맞춰 증식한다.

인체도 단백질, 지질 등의 구조로 되어 있고 여기에 적절한 영양을 공급하면 신체의 면역력이 증강되는 반면, 바이러스도 단백질을 기본으로 하기 때문에 영양을 받으면 함께 활성화할 위험성을 안고 있는 것이다.

다양한 감기 예방법

일광욕을 적절하게 한다

일광욕, 혹은 방학을 의미하는 단어인 '바캉스(vacance)'는 프랑스 어다. 여름이 되면 프랑스 사람들은 모든 시내가 텅 빌 정도로 휴가를 떠난다. 대부분 햇살이 풍부한 지중해 쪽이나 아프리카 쪽을 선택하는데 그들이 장기간의 바캉스를 고집하는 원인 중 하나는 감기에 걸리지 않기 위해서라고 한다.

프랑스의 날씨는 여름에는 고온 건조, 겨울에는 저온 다습하다. 겨울 기온이 우리나라처럼 아주 낮지는 않지만, 차가움에 습기가 더해져 뼛속까지 한기가 침투하게 된다. 따라서 여름 바캉스 철에 일광욕으로 피부를 자극하지 않으면 겨울에는 계속 감기에 걸려 직장을 잘 다니지 못할 정도라는 것이다. 실제로 바이러스는 햇볕의 자외선에 아주 약하기 때문에 30분 동안만 쬐게 되면 감염 능력을 잃어버린다.

빨래를 말리는 데 햇볕이 필요하듯 피부를 감싸고 있는 한기와 습기를 제거하고 위기를 자극하여 보호하고, 면역 능력을 강화하여 감기에 걸리지 않는 데는 햇살의 적절한 자극이 필요하다. 태양이 빛을 잃거나 사물을 비추는 힘을 잃어버리면 이 땅의 모든 생명체도 활동을 멈추게 된다. 이렇듯 태양의 양기는 '양' 중에서도 가장 높은 위치에 자리하며 지구의 생물을 활동하고 성장하게 하는 근본 동력이다. 물론 자외선을 지나치게 쬐면 피부 깊은 곳까지 손상을 주고 피부 노화나 암을 유발하기도 하므로 항상 주의를 기울이는 편이 좋다.

운동으로 생체 기능을 높인다

인간의 체온은 40퍼센트 이상이 근육에서 발생하고, 그 나머지는 간, 심장 등에서 발생한다. 운동은 근육을 수축시키거나 확장시키는 활동이다. 운동을 통해 근육이 수축 또는 확장되면 근육은 평소 발열량의 열 배까지도 내게 된다.

체온의 상승은 체내의 대사 산물을 완전히 연소시킬 뿐만 아니라 체내의 양기를 활성화시켜 내부를 굳건히 지키게 한다. 아프리카 마사이족은 고기와 우유만 먹지만, 혈액 속의 콜레스테롤 함유량은 서구인의 3분의 1 수준이다. 하루 종일 걷고 달리면서 체온을 상승시켜 지방을 완전히 연소시키기 때문이다. 우리 인체의 체온은 섭씨 36.5도로 유지되지만, 소, 돼지, 닭의 체온은 우리보다 1~2도 높다. 기름이 높은 온도에서는 잘 녹지만 낮은 온도에서는 굳어지는 것처럼, 운동으로 체온을 상승시키면 콜레스테롤 축적을 막을 수 있다.

운동은 근육 속 혈관의 수축과 확장을 촉진시켜 혈액 순환이 좋아지게끔 한다. 호흡은 허파와 혈액의 공동 작업이다. 혈액의 흐름을 타고 산소는 공급되고 이산화탄소는 배출된다. 원활한 혈액 순환은 호흡기를 튼튼하게 하고, 튼튼한 호흡기는 감기를 예방할 수 있게 한다.

만성 비염 증상으로 장기 치료를 받던 환자가 몇 년간 등산을 다니고 나서는 비염 증상이 모두 사라져 신기해하는 사례를 여러 차례 본 적이 있다. 적절한 운동이 생체 기능을 회복시켜 호흡기를 튼튼하게 한다는 확실한 증거인 셈이다.

피부를 문질러 허파 기능을 강화한다

피부는 크게 표피, 진피, 피하 조직의 세 구조로 이루어진다. 맨 위층에는 각질층이 자리하고 있는데 이는 각화라는 변화를 일으켜 죽은 표피 세포가 15~20층을 이룬 것이다. 진피는 75퍼센트가 수분으로, 각질층이 없으면 수분이 계속 줄어서 피부의 탄력이나 윤기를 잃게 된다.

인체에서 각질은 여러 가지 중요한 기능을 수행한다. 수분과 기타 물질의 배설 기능, 체온 조절 기능, 감각 기능, 피부를 보호하는 기능 등 여러 가지가 있다. 그뿐만 아니라 피부 표면에는 면역 세포의 일종인 랑게르한스 세포(langerhans cell)가 있어 외부 침입을 방어하는 역할도 함께 한다.

피부는 한의학적으로 볼 때 호흡기가 주관한다. 폐주피모(肺主皮毛)라 하여 허파가 운송하여 분포하는 위기는 내부의 진액을 자양 받게 되며, 위기는 땀구멍의 개폐를 관할하여 피부 호흡과 온도 조절을 맡는다. 그래서 허파의 기운이 쇠퇴하면 피부도 마르고 시들어 윤기를 잃는 것이다.

건포 마찰은 피부의 마찰을 통해 허파의 기능을 자극하여 위기와 면역 능력을 강화함으로써 감기를 적극적으로 예방하는 효과를 얻게 된다. 그 방법은 마른 수건으로 피부가 약간 붉어질 때까지 지속적으로 문질러 주는 것이다. 손발에서 시작해 몸의 중심부로 이동하면서 마찰하며, 소요 시간은 약 5분 정도면 적당하다. 매일 아침에 일어날 때나 저녁 때 실행한다.

감기의 연장으로 생기는 급성 비염

같은 햇살일지라도 봄 햇살과 가을 햇살은 그 양이나 질에 차이가 많다. 봄 햇살은 삼라만상을 살아 움직이게 하고 성장하게 하지만, 가을 햇살은 풀잎과 나뭇잎을 시들고 낙엽지게 하며, 흐르던 냇물도 마르게 한다. 봄과 가을의 계절적 변화는 풀과 나무를 살거나 죽게 할 뿐만 아니라 인체에 주는 부담 또한 적지 않다. 결국 계절에 민감한 질환이 많아질 것은 뻔한 일이다.

원리나 이치로 볼 때 봄과 여름은 같은 따스함이 계속되면서 그 정도만 변하는 것이다. 그래서 봄과 여름은 인체에 주는 부담 역시 그리 크지 않다. 그러나 겨울과 봄은 차가움에서 따스함으로의 전환, 여름과 가을은 따스함에서 차가움으로의 전환이 일어나는 셈이라 식물의 성장과 쇠퇴에 변화가 일어나는 것처럼 인체도 심한 적응 장애를 맞게 되는 것이다.

이러한 변화는 그 아득함과 미묘함의 차이 때문에 선을 긋듯이 확연히 구분하기 어렵다. 한의학의 시작과 끝이 분명하지 않은 이유도 여기에 있다. 한의학은 질환의 해석도 분명하지 않은 듯하고 처방의 적용 범위에도 경계가 없다. 서양의 알파벳은 A부터 Z까지 시작과 끝이 있지만 한자는 시작도 끝도 없다. 한의학의 학문은 자연을 담은 이치와 원리가 그 시작과 끝이어서 시작도 끝도 잘 보기 힘든 것이다.

인체는 그 상황 전개에 있어 증권 시장과 비슷한 점이 있다. 말하자면 똑같은 상황이 재현되지 않고 추세 판단 지표(momentum)와 거시 경제 지표(fundamental)의 비교 평가만이 반복 교차하면서 매일매일 조금씩 다른 판단을 만들어 내는 것이다. 기업의 거시 경제 지표가 튼튼하면 추세의 영향을 극복할 수 있듯이, 인체도 내부의 저항력과 체력이 충실하면 외부적·계절적 변화를 이겨낼 수 있다. 피로, 과음, 스트레스는 인체의 적응력과 면역 능력을 떨어뜨리고, 외부 환경 변화에 취약하게 해 특히 봄과 가을에는 감기에 잘 걸리게 된다.

급성 비염도 마찬가지다. 상기도의 급성 염증으로 정의되기도 하는 급성 비염은 사실상 감기의 증상이다. 가을과 봄철에 가장 흔하지만, 어느 계절이고 발생할 수 있다. 감기의 옛날 명칭은 '고뿔'이다. 그 원조인 '곳블' 즉, '코의 불'이란 말은 코에 불이 난다는 뜻으로써 코와 감기의 상관 관계를 인식한 조상들의 밝은 예지가 담긴 이름이다.

감기는 리노바이러스(rhinovirus)가 주된 원인균이고 코곁굴이나 편도 등 주변 기관에 질환이 있을 때 곧잘 발생한다. 바이러스는 어디에나 존재하는 것이고 단지 신체 조건의 변화에 따라 기생하거나 방출된다. 대체로 인체의 '거시 지표'가 바이러스가 달라붙어 기생하는 조건이 된다.

감기는 전파력이 강해 기침, 재채기, 식기, 완구 등으로 쉽게 전염되며, 특히 5세 이하의 어린이는 면역 능력이 약한 탓에 곧잘 감기에 걸리곤 한다. 증상은 코 안의 가려움, 코 막힘, 재채기, 콧물, 전신의 피로감 등으로 나타나는데 계절의 변화와 함께 발병하는 감기는 알레르기 증상과도 유사할 때가 많다.

감기로 인한 급성 비염의 증상은 다양하여 국소 빈혈기, 발적기, 이차 감염기, 흡수기의 4단계로 분류된다. 국소 빈혈기는 오한, 전신 피로, 두통, 코안의 건조함, 재채기, 코와 목의 열감 등이 있다. 이때 코의 점막은 붉어지거나 부풀어 오르지는 않고 다만 코안이 건조해진다. 발적기는 열이 나고 다량의 맑은 콧물이 분비되며 코점막이 붉게 부풀어 올라 코 막힘이 심하고 두 눈 사이에 압박감을 느끼게 된다. 이차 감염기에는 주변 조직에 염증을 일으켜 콧물이 누렇게 변하고 진해지며 목, 코곁굴, 귀 등에도 염증이 유발된다. 흡수기는 증상이 약 일주일쯤 경과한 후에 나타나는데 내부적인 면역 능력으로 침입에 대한 방어가 가능해지는 시기라 할 수 있다. 위와 같은 감기의 4단계 주요 증상은 그 모두가 인체의 면역 능력이 주도하는 '방출에 의한 방어'라 볼 수 있다.

인체 내부로 들어오는 가장 중요한 통로 중 하나인 코의 방어 시스템은 바이러스의 침입을 받으면 다량의 점액질을 분비, 항체와 효소를 가득 담아 배출해 버린다. 그리하여 그 점액질을 목과 외부로 씻어 내리고 재채기라는 또 다른 방출 방법으로 자기 방어를 하는 것이다.

기침은 호흡기 깊숙한 곳이 자극을 받아 가슴 조직의 근육과 가로막, 호흡기의 협동 작용을 통해 이물질을 바깥으로 방출하는 현상이다. 이러한 자기 보호와 방출의 시스템을 무시하고 곧장 항생제나 해열제를 남용하는 것은 감기로부터의 회복을 늦추고 다른 조직으로 전이를 일으키는 좋지 않은 치료 방법이다. 충분한 휴식을 취하고, 몸을 따뜻이

하여 면역 능력의 활동을 도와주는 것이 바이러스의 침입에 대비하는 최선의 방법이다.

급성 비염 치료법

급성 비염은 감기의 연장이므로 생활 요법을 활용하는 것도 좋다. 일반적으로 생강, 대추를 먼저 끓인 다음 대파를 넣고 함께 달여 누런 설탕을 조금 넣어 자주 복용한다. 쑥이나 천궁(川芎)을 주전자에 넣고 끓인 김을 마시는 것도 좋은 훈증 요법이다. 위 약물이 준비되지 않으면 뜨거운 김을 데지 않게 조심하여 흡입하는 것도 효과가 있다. 처방은 삼소음, 곽향정기산, 패독산, 구미강활탕, 갈근탕을 고려하여 가감한다.

얼음물을 좋아해 생긴 급성 비염

한의학적 치료 방식은 질환의 명칭보다는 질병의 증상을 목표로 삼고 치료할 때가 많다. 특히 급성 비염은 감기의 연장 내지는 감기 증상에 속하기 때문에 적극적 치료 대상이 되지는 않는다. 그러나 감기에 자주 걸리게 되고 그 불편함이 코에 집중되어 반복되면 이야기는 달라진다.

1987년생 남학생의 사례를 보면 비교적 건장한 체구에 식사, 대변 등이 모두 순조로운 편이었다. 단지 문제는 아이스크림이나 얼음물을 너무 좋아한다는 것이었다. 차가운 음식물은 소화 기능을 떨어뜨리고 그것은 다시 호흡 기능의 약화로 이어져 쉽게 감기에 걸리게 된다. 곽향정기산은 굳어지고 차가워진 소화기에 정체된 수분을 배출하고 말려서 자연 질서로 되돌려준다. 감기 때마다 침구 치료와 약물을 겸하여 두 제 정도 복용한 후 개선되었다. 비경 검사로 맑은 콧물이 보일 때마다 차가운 음식물을 먹었는지 추궁하니 빙그레 웃으며 수긍했다.

생활 습관으로 고쳐 가는 만성 비염

호랑이는 사냥을 할 때 아무리 작고 보잘것없어 보이는 토끼를 잡더라도 항상 최선을 다한다. 이 같은 자세는 질병 치료에 있어서도 시사하는 바가 크다. 쉬워 보이는 병이라도 제대로 치료하지 않으면 자칫 큰 병으로 악화될 수 있기 때문이다.

앞서 설명한 것처럼 급성 비염은 감기의 한 형태이다. 하지만 적지 않은 사람들이 이 급성 비염을 가볍게 봤다가 만성 비염으로 악화돼 고생하는 경우를 흔하게 겪는다. 감기 치료의 연장에서 오는 급성 비염을 제대로 마무리하지 못해 오는 만성 비염이 인체에 주는 해악은 아주 크다.

아픈 것은 둘째 치고, 우선 생활 속에서의 불편함이 이만저만이 아니다. 가장 먼저 나타나는 증상인 코 막힘이 생기면 콧구멍 바깥쪽의 융기인 코선반이 부어올라 냄새를 맡지 못하는 것은 물론, 음식 맛조차 느끼지 못하게 된다. 거기다가 눈물과 귀의 분비물이 흘러내리는 곳까지 막혀 버리면 눈물주머니염(누낭염), 귀인두관염(이관염)에 걸릴 수 있다.

코가 막혀 버려 답답한 마음에 힘주어 코를 풀면 가래가 귀인두관의 열린 부분에 붙거나 역류하여 가운데귀염으로 발전할 수도 있다. 목 뒤로 가래가 흘러내리면 인후염이 생기고, 후두염 또한 그러한 질병의 연장선에 서 있다. 엎친 데 덮친 격이란 말이 걸맞은 질환인 셈이다.

감기에 걸리고 비염으로 고생하는데 몸의 방어 기제가 제대로 작동하지 않는 것도 문제이다. 만성 비염으로 고생하다 보면, 안 되는 줄 알면서도 그 갑갑함 때문에 환자의 행동은 병 치료에 역행하는 방향으로 전개된다. 우선 열이 올라 식욕을 잃고, 입이 말라 침도 잘 나오지 않게 되어 제대로 먹고 마시지 못하니 에너지를 보충할 방법이 없다. 입이 마르고 열이 나는 것은 응급 구조를 요청하는 신호다. 치료보다 당장의 답답함을 해소하고자 찬물을 벌컥벌컥 마시거나, 해열제를 복용하면 일시적으로는 개운함을 찾을 수 있다. 하지만 이렇게 얻은 편안함은 아주 일시적이어서 또다시 마시고 복용하는 빈도가 늘어날 수밖에 없고, 이럴수록 병 치료는 요원해지고 병이 낫기보다는 연장되게 마련이다.

매튜 클루거(Matthew Kluger)라는 생리학자의 실험에 따르면 추위에 민감한 도마뱀은 병에 걸리면 체온을 섭씨 2도 정도 올려 줄 따뜻한 곳을 찾는다고 한다. 만약 따뜻한 곳을 찾지 못하면 당장 죽기 때문이라는 것이다. 이런 행동은 어린 토끼도 마찬가지라고 한다.

사람도 마찬가지다. "감기 증상이 있으면 뜨거운 콩나물국 혹은 명태국으로 몸을 데우고, 따뜻한 아랫목에서 휴식을 취하고 땀을 내며, 서 푼어치의 침을 맞고, 한 냥어치의 조리를 한다."라는 이야기처럼 휴식과 치료를 병행하는 것이 현실적으로 응용 가능한 한의학적인 감기 치료법이다.

만성 비염은 크게 단순성 만성 비염과 만성 비후성 비염으로 나뉜다. 단순성 만성 비염은 급성 비염의 지연이나 반복이 주요 원인이고, 그 외에도 급격한 온도 변화, 건조 혹은 다습한 환경, 먼지, 연기, 담배 등의 지속적인 자극과 코곁굴염, 편도염, 코사이막의 심한 휘어짐 등이 주요 원인이 된다. 만성 비후성 비염은 단순성 만성 비염으로 일어나기도 하고 점막 수축제를 다량 혹은 장기간 사용해도 생길 수 있다.

비후성의 경우 코카인(cocaine)이나 아드레날린을 점막에 뿌렸을 때 점막 수축이 되지 않는 특징에서 알 수 있다. 이때는 혈관이 자기 조절 능력을 잃는 것이다.

코감기 증상 중에도 좌우 교대성 비색이 있는데 이는 한쪽 콧구멍이 열리면 반대쪽 콧구멍이 막히고, 반대쪽 콧구멍이 열리면 한쪽 콧구멍이 닫히면서 일어난다. 환자들은 신호등의 점멸과 같다고 해서 "신호등 코"라고도 부른다.

코 막힘은 대체로 낮보다 밤에 더욱 심해지고 옆으로 누운 자세에서 심한 불편을 느끼는데, 이는 아래쪽의 아래코선반이 부어올라 코가 막히는 것이다. 일반적으로 환자들이 진료 시에 가장 많이 호소하는 불편함인데, 이것이 바로 단순성 만성 비염의 특징이기도 하다.

감기 치료에 있어 여러 가지를 고려해야 하지만 특히 휴식과 보온에 중점을 두는 것은 감기 예방과 치료는 물론 건강을 위해서도 무엇보다 중요하다.

자신의 건강을 유지하고 증진할 방법은 약물이 아니라 자신의 생활 습관을 종합적으로 생각하고 섬세하게 교정하는 것이며, 이것을 수행하는 주체 역시 자기 자신과 가정이라는 점을 명심해야 한다.

만성 비염 치료법

만성적으로 염증이 진행되면 질환의 양상은 대체로 열상을 띠게 된다. 코가 누렇거나 킁킁거리며 답답해하는데 열을 내리고 콧물이 흐르면서 자기 정화를 하도록 치료해야 한다. 다양한 민간 처방 중 몇 가지를 소개하면 다음과 같다. 수세미를 말려 분말로 만든 후 4~6그램씩 복용하거나, 즙을 내어 먹거나 바르기도 한다. 살구씨 기름을 콧속에 바르면 코딱지나 찹쌀떡처럼 달라붙은 콧물이 잘 흘러나온다. 수박 덩굴을 볶아 가루를 내어 하루 2~4번씩 복용하거나 솔잎을 따서 말린 다음 물을 넣고 색이 노랗게 우러날 때까지 은은하게 달여 마신다. 느릅나무 껍질을 진하게 달인 물과 죽염을 3 대 1 비율로 섞고 그 물을 탈지면에 묻혀 잠자기 전에 콧속에 넣는다. 혹은 삼백초를 달여 차로 마셔도 좋다. 만성 비후성 비염으로 울혈이 심하게 생겨 부었을 때는 목단 뿌리 껍질을 5~6그램씩 물에 달여 마신다.

처방은 형개연교탕, 주제방풍통성산, 황금탕, 갈근해기탕, 용담사간탕(龍膽瀉肝湯) 등의 처방을 사용하며 체력이 허약한 경우에는 보중익기탕이나 반하백출천마탕, 십전대보탕을 적절히 합방하여 투여한다.

뒤로 넘어가는 콧물 증상의 만성 비염

만성 비염은 급성 비염과 같이 병명 자체를 목표로 하지 않는다. 좌우의 코가 교대로 막히는 교대성 코 막힘과 뒤로 넘어가는 콧물이 대체적인 증상이다. 실제 임상에서는 위 증상보다는 킁킁거리고 답답해하는 것이 숨은 고통으로 나타나고 학습 능력에도 장애를 준다.

내원한 여학생은 키 162센티미터에 몸무게 52킬로그램의 고3 학생이었는데 코 막힘, 답답함, 변비와 학습 장애를 호소했다. 비경 검사상으로는 중간코선반에 부종이 확인되었고 코곁굴의 염증은 확인되지 않았다. 킁킁거리고 답답한 것은 더러운 열이 코에 오랫동안 머물러 주변의 점막을 건조하게 하고 점액을 끈적끈적하게 만들어 나타나는 증상으로 파악하고 방풍통성산을 처방했다. 6회 정도 치료한 후 무사히 대입 시험을 치를 수 있었다.

코가 메마른 위축성 비염

위축된다는 말은 "시들어 말라서 축 늘어진다."라는 뜻으로 계절적으로는 가을이 이에 해당한다. 가을이 되면 산과 들의 온갖 풀은 시들어 가는데 이는 물 때문이다. 물은 삼라만상 모든 것을 적셔 윤택하게 하는데, 그 수분이 증발해 버리니 모두 말라 시들어 떨어지는 것이다.

위축성 비염이 생기는 이치도 이와 같다. 아래코선반의 살이 말라 딱지가 생기고 건조해지면서 코의 기능인 온도와 습도의 조절 역할을 상실해 버리기 때문이다. 위축성 비염은 콧구멍 속에 궤양도 없는데 악취가 풍기고, 코딱지가 생기며 아래코선반의 점막이 위축되는 것으로 코막힘, 후각 장애, 코와 인후의 건조감, 두통 등의 증상을 동반한다.

물은 사물을 윤택하게 하는 기능 외에도 보호 기능이 있다. 어떤 상태에서도 자기 모양을 고집하지 않으면서 타고난 부드러움으로 그 무엇보다 강한 완충 작용과 보호 능력을 발휘하는 것이 물이다.

우리 몸에서 가장 중요한 부분인 뇌도 뇌척수액에 둘러싸여 보호받고 있듯 물은 인체의 호흡 기도와 소화 기도의 최전방에서 점액으로 외부의 적을 걸러 냄으로써 우리 몸을 보호한다.

눈에서는 눈물이 나와 외부와의 접촉에서 얻을 수 있는 질환에서 눈을 보호하고, 입에서는 침으로 구강과 인두를 보호하며, 코에서는 점액이 나와 이물질의 끊이지 않는 침입을 막아 내고 점막을 보호한다.

손에 땀이 나면 잘 미끄러지듯 점액은 미끄러운 성질을 이용해 세균과 바이러스의 접근으로부터 콧속 점막을 보호한다. 그런데 점액이 말라 버리면 어떻게 될까. 당연히 세균은 쉽게 자리를 잡고 코선반에서 염증을 유발해 역겨운 악취를 풍기게 할 것이다.

게다가 코의 악취가 후각 장애를 유발하는 탓에 위축성 비염은 자각 증상도 기대하기 힘들다. 본인만 모르는 그 곤혹스러움은 주변 사람의 몫이다. 상당한 거리를 두고서도 그 묘한 냄새를 맡게 되기 때문이다. 위축성 비염은 특히 여성에게 많이 나타나는데, 이는 난소와 갑상샘 등의 내분비 장애와 관계가 깊다. 앞에서 말한 점액은 도관을 통해서 구멍을 향해 분비되는 것이고 호르몬은 도관 없이 생성되어 혈액을 통해 분비되는 점이 다를 뿐, 똑같은 분비액이다.

한의학에서는 코가 자궁을 관장하는 충임맥(衝任脈)의 반대편 끝에 있고 코와 자궁은 서로 깊은 관련을 맺고 있으므로 갱년기에 내분비 장애와 함께 코가 마르고 건조해지는 위축성 비염이 일어난다고 파악하고 있다. 위축성 비염이 있는 경우 코딱지는 거무스름한 녹색을 나타내고, 잘못 건드리면 출혈이 생기기도 하며, 코 막힘을 동반하기도 한다. 코딱지를 제거해도 코 막힘이 지속되는 경우가 많은데 이는 공기 경로의 소용돌이 현상 때문에 원활한 공기의 소통이 이루어지지 못하고 코 막힘으로 연결되는 것이다.

부지런한 사람들은 산책로나 약수터를 찾았을 때 짙은 나무 냄새를 맡아 봤을 것이다. 비가 내린 후라면 그 향기는 더욱 강해지는데, 때마침 그곳이 소나무 숲이라면 솔향기가 아주 싱그럽게 느껴질 것이다.

향기는 기고, 기는 수분이 충분히 제공되어야 그 존재를 인식하게 된다. 말하자면 향기도 하나의 입자이고 그것은 물에 녹아야 우리가 안식할 수 있게 된다는 뜻이다. 소의 코 부근이 늘 젖어 있는 까닭은 공기를 점액에 녹여 냄새 분자를 모으기 위한 것이고, 개가 콧등을 핥는 행동도 소의 경우와 마찬가지로 점액의 적절한 유지를 통해 냄새를 모으려는 노력이라 볼 수 있다. 위축성 비염은 콧속이 바싹 말라 냄새를 모으려는 노력이라 볼 수 있다. 위축성 비염은 콧속이 바싹 말라 냄새를 자극하는 분자를 녹이는 수분이 없어 냄새를 맡을 수 없게 된다.

인두는 코 내부의 점막이 수행하는 온도와 습도 조절 기능을 4분의 1가량 맡고 있다. 그러나 위축성 비염이 생기면 코 내부에서는 그러한 역할을 수행할 수 없기에 인두가 그 일을 대부분 떠맡게 된다. 그러나 인두의 능력도 곧 한계에 부딪혀 스스로 건조해지면서 위축되는 위축성 인두염이 생기게 된다.

술후성 위축성 비염은 만성 비후성 비염의 대표적 고통인 코 막힘을 해소하고자 아래코선반을 외과적 처치로 잘라낸 후 생기는 염증이다. 비후성 비염 치료 시에 잘라 내는 부분은 코 내부의 온도와 습도를 조절하는 혈관 다발이 많이 분포된 곳이다. 일단 이곳을 잘라 내면 막힘은 소통되지만, 온도와 습도를 조절하기 위한 혈관 다발이 없어지므로 코 내부를 적셔 줄 점액의 공급원도 축소되고 만다. 이것이 수술 후에 위축성 비염이 나타나는 원인이다.

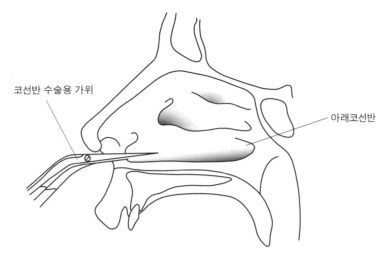

코선반 수술용 가위

아래코선반

**비후성 비염은 그림과 같이 아래코선반을 잘라 공기를 소통시킨다.
그러나 그 후유증으로 술후성 위축성 비염이 생기기도 한다.**

위축성 비염 치료법

체력을 감안하여 죽엽석고탕이나 갈근해기탕, 맥문동탕을 투여하고
갱년기 여성의 경우는 가미소요산(加味逍遙散), 조경산(調經散)을 고려
한다. 침구 치료에는 액문이나 복류를 취혈한다.

콧속이 너무 말라 버린 위축성 비염

이 50세의 남자 환자는 키 168센티미터에 몸무게는 68킬로그램으로, 얼굴이 붉고 목소리에 힘이 느껴지는 건장한 체구였다. 그러나 잠잘 때면 코가 건조해져서 한 시간에 한 번씩 일어나 물로 콧속을 적셔 주고는 다시 자야 하는 탓에 살맛이 안 난다고 호소했다. 심지어는 코 양쪽에 느껴지는 바람이 너무 따가워 휴지로 코를 막아야 잘 수 있다고도 했다. 증상이 심해 병원을 찾았으나 서양 의학 치료로는 별다른 방법이 없어 그냥 참고 십여 년을 보냈다고 한다.

비경으로 확인해 보니 아래코선반의 살이 너무 말라 코안이 뻥 뚫려 있었다. 한의학에서 살갗은 흙의 상징이다. 흙은 불꽃이 너무 강하면 말라 돌처럼 굳어지고 부피는 줄어든다.

그래서 불꽃을 삭이는 석고(石膏)와 점액이 잘 나오게 하는 맥문동으로 고치게 되었는데 체력의 정도를 판단해 죽엽석고탕을 처방했다. 침구 치료 7회, 3제의 약물을 투여한 뒤 아래코선반의 살이 부풀어 올랐음을 비경 검사로 확인했고 본인도 편히 잠을 잘 수 있다며 만족해했다.

환기가 생명인 코곁굴염

뇌의 열을 식히는 라디에이터, 코곁굴

외부에 닫힌 자세를 고수하는 존재는 사람, 식물은 물론 건축물조차 그 생명이 길지 못한 법이다. 내부와 외부가 서로 연결된 건물을 사람이 자유롭게 드나들며 살아가고, 열린 윈도우를 통해 안팎을 자유롭게 드나들며 컴퓨터 시스템이 운영되듯, 우리 인체의 내부 또한 자연과의 소통을 통해서 끊임없이 생명력을 얻는다.

얼굴도 마찬가지다. 얼굴이라는 단어에 대한 재미있는 사실로, 혹자는 이를 '얼'이 깃든 '굴'이라고 해석하는 견해가 있다. 얼굴은 눈, 코, 귀, 입이라는 굴로 형성돼 있는데 코곁굴은 뇌를 감싸는 머리뼈의 대부분을 받치며 콧구멍으로 열린 굴이다. 좌우 양쪽에 각각 4개씩의 코곁굴이 있는데 위턱굴, 벌집굴, 이마굴, 나비굴로 나뉜다.

이러한 빈 공간을 지금까지는 뇌의 무게를 줄여 주는 역할과 코안 속에 필요한 점액을 생산해 주는 장소로 파악해 왔지만, 개인적으로 볼 때

두 가지 정도의 기능을 더 추측할 수 있다.

첫째, 구조를 볼 때 벌집굴은 벌집과 같은 빈 공간으로 코의 제일 윗부분 공기의 흐름과 맞부딪치는 곳에 존재하고 있다. 벌집(중간코선반의 사이 및 중간·아래코선반의 사이에 열린 구멍을 갖고 있는 작은 주머니)은 유양봉소가 귀인두관을 통해 내부 귀의 공간 속으로 흐르는 공기의 흐름을 흡수하듯이 공기의 압력으로부터 코뼈가 받을 충격을 완화한다.

둘째, 뇌는 우리의 몸무게 중 40분의 1에 해당하지만, 거기에 비해 산소 소비량 4분의 1을 차지할 정도의 에너지를 사용하고 있어 쉽게 열을 받을 수 있다. 그래서 코곁굴은 코의 기능을 지원하는 역할은 물론 뇌의 열을 식히는 라디에이터 역할도 담당하는 것이다.

코곁굴이 콧속으로 열린 공간은 아주 작다. 그래서 비염이 생겨 점막이 부어오르면 코곁굴 속으로 공기가 들어가지 못한다. 따라서 열기를 식히는 공랭 시스템이 작동할 수 없어 머리가 아프고 터질 것 같은 답답함이 생기는 것이다.

비염과 코곁굴염은 하나의 질환

많은 병원을 전전하며 이비인후과 질환에 시달렸던 환자들은 자신의 질환이 비염인지 축농증인지를 판정하는 순간에 어느 하나가 선택되면 그것에 대한 원인 분석과 나름의 진단도 곧잘 해내곤 한다. 하지만 축농증(만성 코곁굴염)은 코곁굴에만 한정된 질환이 아니라 상부의 호흡기에 파급된 염증의 일부이므로 비염과 코곁굴염은 결국 하나의 질환으로 보아야 한다. 해부학적으로 보더라도 코곁굴의 점막은 코안 점막의 연속이므로 코안의 환기와 배설이 되지 않으면 안 되는 공간이다.

치료할 때도 코곁굴에만 치중하여 코안 내의 치료나 구조적 이상을 무시하면 이것이 원인이 되어 코곁굴염이 재발하거나 치유가 힘들 수 있으며, 코곁굴의 만성 콧물은 코안 점막과 인두 부위를 자극하여 기침과 인두염이 생길 소지를 만들게 된다. 그러므로 비염과 축농증의 구별은 치료에서 큰 의미를 갖지 않는다.

코곁굴 중 가장 큰 위턱굴은 어금니 부위에 있는 공간이다. 안구의 바로 아래에서 윗 천장을 이루고 바닥은 위턱뼈의 잇몸 윗부분에 이르면서 형성되어 있는데 중요한 것은 그 밑바닥이 코안의 바닥보다 1센티미터 정도 낮다는 점이다. 이러한 조건 때문에 코곁굴 속의 분비물은 잘 고이게 되고 이를 배출하기 위해서는 양수기가 물을 퍼올리듯 들어올려야 하므로 위턱굴 축농증이 쉽게 생겨난다.

또한 위턱굴의 밑바닥은 윗잇몸 부위와 접하고 있으므로 잇몸 부위의 농양이나 이를 뽑은 뒤의 염증이 파급되어 치성 위턱굴염을 일으키게 된다. 벌집뼈는 중간코선반과 위코선반의 뼈를 구성하기 때문에 공기가 흡입되는 통로인 중간콧길의 대부분을 차지한다. 그러므로 급성 코곁굴염에서는 대개 공기 중의 바이러스가 벌집을 제일 먼저 침범하여 다른 코곁굴로 염증이 파급되므로 코곁굴염의 출발점이 된다.

코안의 염증으로 생기는 급성 코곁굴염

이 질환은 코안의 염증이 코안과 연속되는 코곁굴의 점막으로 파급되어, 코곁굴에서 코안으로 이어지는 열린 구멍이 작아지거나 막혀서

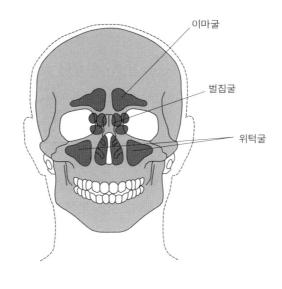

이마굴

벌집굴

위턱굴

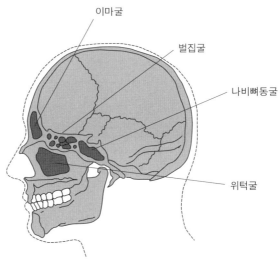

이마굴

벌집굴

나비뼈동굴

위턱굴

뇌의 열을 식히는 라디에이터, 코곁굴. 위 그림은 정면에서 본 이마굴, 벌집굴,
위턱굴의 위치이고, 아래 그림은 측면에서 본 이마굴, 벌집굴, 위턱굴, 나비뼈동굴의
위치이다. 특히 위턱굴은 눈 아래에서 잇몸에 이르는 넓은 부위를 차지하고 있다.

발생하는 질환이다.

염증으로 코곁굴의 개구부가 막히면 코곁굴은 음압 상태가 되어 코 안 내에 있는 이물질을 빨아들여 점막이 부어오르고, 개구부가 완전히 닫히면 내부에 점액이 고여 썩는 상태로 바뀌게 된다.

환기와 배설은 코곁굴 치료의 가장 핵심인데 코사이막이나 코선반의 기형, 벌집뼈융기의 지나친 비대로 생긴 코곁굴의 점액과 노폐물이 코안 내의 환기와 배설에 방해를 주어 염증을 일으키기 쉽다.

알레르기 환자의 경우 계속되는 콧물의 자극과 부종으로 코곁굴의 구멍이 폐쇄되기 쉬운데 특히 벌집굴은 열린 구멍이 작고 수가 많아서 염증이 쉽게 침범되고 빠져나가기 힘든 측면이 있다.

수영이나 다이빙을 할 때 오염된 물이 코곁굴의 창문인 개구부를 통해 코곁굴 안으로 들어가 염증을 일으키게 되면 급성 코곁굴염으로 발전한다.

급성 코곁굴염의 증상은 전신이 나른한 느낌이 들고 두통과 미열이 동반된다. 급성 위턱굴염의 경우 뺨과 윗잇몸 부위의 욱신욱신한 증세도 나타난다. 급성 이마굴염은 이마 부위의 두통을 호소하는데 아침에서 점심때까지가 가장 심하고 오후 들어서는 농이 배설되기 때문에 차츰 감소한다.

급성 벌집굴염은 코 뿌리 부위와 눈 부분에 통증을 느끼고 눈동자를 움직일 때 통증이 더욱 심해진다. 급성 나비뼈동굴염은 뒷머리 부분과 정수리 부위에 통증이 있고 깊숙한 부위에 통증을 느끼기도 한다.

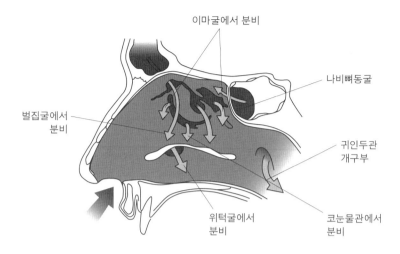

이마굴에서 분비

나비뼈동굴

벌집굴에서
분비

귀인두관
개구부

위턱굴에서
분비

코눈물관에서
분비

코곁굴에서 이물질이 코안으로 배출되어 나오는 모양.

기침의 원인이 되는 만성 코곁굴염

만성 코곁굴염은 콧속을 좌우 2개로 가르는 중앙의 칸막이(코사이막)가 심하게 휘어진 코사이막 만곡증, 코선반의 비후, 아데노이드 비대증, 알레르기 등의 원인이 되며 증상은 다른 콧병과 마찬가지로 코 막힘, 콧물, 코뒤흐름이 일반적이다.

급성 코곁굴염은 점막의 벽면이 정상으로 회복될 수 있지만, 만성 코곁굴염은 점막이 만성적으로 부풀어 오르면서 굳어져 다시 회복되기 힘들다는 차이가 있다. 대개의 만성 염증이 그러하듯 만성 코곁굴염은 급성 염증이 반복되는 악순환으로 야기되는 경우가 많다.

개별적인 코곁굴이 폐쇄되어 나타나는 증상은 급성 코곁굴염의 상태와 비슷하나 상대적으로 통증이 약하다. 일반적으로 농이 섞인 콧물이 나오고 이것이 코의 점막을 자극함으로써 코선반이 부풀어 올라 코막힘 등 답답함을 호소하게 된다. 이때의 콧물은 찐득찐득하거나 농이 섞여 있는데, 만약 악취가 심하면 치성 코곁굴염이나 악성 종양이 아닌지 의심해 보아야 한다.

급성 코곁굴염은 갑작스러운 통증과 콧물이 나타나는 데 비해 만성이 되면 통증과 불편함이 일상화되어 관심에서 멀어지는 경우가 많다.

만성 코곁굴염에서의 불편은 뒤로 흐르는 콧물, 비인강의 건조감, 열감, 기침, 이물감 등인 경우가 많다. 코뒤흐름은 비인강의 점막을 타고 내려가는데 코와 목 사이에 위치한 귀인두관의 열린 부위를 자극하여 부풀어 오르게 한다. 귀인두관의 열린 부위가 부풀어 올라 닫히게 되면 귓속이 가득한 느낌과 자성강청(自聲强聽, 자기 목소리가 확대되어 나타나는 듯한 현상) 등의 증상이 생기고 때로는 삼출성 가운데귀염, 급성 가운데귀염을 일으키기도 한다.

콧물이 계속 목 안으로 넘어가면 기관지에 가래가 고여 기관지 확장증이 나타나 코곁굴 기관지염이나 코곁굴 기관지 확장증을 유발한다. 만성적인 기침이나 인후염, 후두염, 쉰 목소리 등의 원인을 추적하다 보면 만성 코곁굴염인 경우가 많다.

계속되는 코뒤흐름은 위장에까지 도달하는데 처음에는 가벼운 위염의 증세로 느껴지지만 메스꺼움과 밥맛이 없는 증상을 거쳐 나중에는 어지러움과 허탈감으로 발전하게 되는 경우도 있다.

코곁굴염 치료의 시작과 끝은 코안으로 문을 열어 자연과 교류하는 것이다. 내부의 공간과 자연이 서로 오갈 수 있게끔 문을 열어 환기를 시키고, 내부에 쌓인 노폐물을 배설하고, 샘처럼 솟아나는 점액이 흘러내릴 수 있도록 물꼬를 튼다.

　문을 열어 분비물이 충분히 배설되면 점액의 부종은 가라앉고 상피가 재생되면서 정상적인 조직과 기능을 회복하게 된다. 그러나 만성화된 코곁굴염의 점막은 비후되어 원래 상태로 되돌아갈 수는 없다. 코곁굴염 조기 치료의 중요성을 항상 강조하는 까닭은 조기에 치료하면 처음 상태로 복귀할 수 있기 때문이다.

코곁굴염 치료법

　체력을 우선 고려하여 투여하는데 튼튼할 때는 선방활명음(仙方活命飮)이나 갈근해기탕, 방풍통성산을, 허약할 때는 탁리소독음, 보중익기탕, 반하백출천마탕, 창이자산 등을 고려한다. 침구 치료 시에는 곡지, 합곡, 족삼리, 영향, 거료, 상성, 비통을 취혈한다.

음주, 흡연으로 생긴 위턱굴암

코곁굴암은 만성 코곁굴염 병력이 있는 환자에게 잘 생기며 음주, 흡연과도 관계가 있다. 담배 연기 속 화학 물질은 코 내부를 자극하여 점액을 쉽게 말리며 메마른 점막에 달라붙어 암 발생을 촉진한다. 증상은 발생 부위에 따라 다양하며, 질병 초기에는 잘 느끼지 못하다가 점차 코 막힘, 통증과 함께 뺨 부위가 불룩 솟아오르는 듯한 느낌을 갖게 된다.

위턱굴암의 경우에 안구 쪽으로 진행되면 눈의 구조에 이상을 초래하여 눈꺼풀이 처지거나 눈동자 움직임이 마비된다든지, 안구 부위가 튀어나오는 등의 증상이 생긴다. 치아 쪽으로 진행되면 치통이 생기므로 치과를 먼저 찾아가는 일이 적지 않다. 한쪽 코에서만 계속 코피가 나거나 심한 두통, 치통이 있을 때는 한 번쯤 의심을 가져 보아야 한다.

모 대학교의 교수였던 위턱굴암 환자는 담배를 하루에 한 갑 정도 피웠고 수술을 받고 난 뒤에 내원했다. 40대 초반의 나이임에도 초췌한 모습이었는데 조용히 자신의 병력을 밝히고 서울의 한 대학 병원에서 수술을 했지만 누런 코가 쉴 새 없이 나와 고통이 심하다고 호소했다.

치료에 있어서 누런 코는 대부분 감염성의 코 질환이라 차가운 약물들을 선택하여 청열(차고 서늘한 성질의 약을 써서 염증을 제거함)시키는 것이 보통인데, 두 달 동안 병원에서 항생제 치료를 계속했음에도 증상이 호전되지 않았다고 하니 청열시키는 방법은 제외하는 대신 발산시키고 기운을 도와주는 약물인 통규탕을 선택했다.

통규탕은 패독산과 여택통기탕의 합방으로, 발산시키면서도 원기를 도와주는 두 가지 효능을 가진 처방이다. 이 처방을 사용한 것은 세균에 직접 압박을 가하기보다는 환경 변화를 유도하여 세균이 살 수 없는 조건으로 만들고자 함이었다. 의외로 효과는 빨리 나타났고 한 달 남짓 만에 농은 거의 사라졌다. 이후에도 지속적으로 치료했는데 재발이 걱정되어 1년 동안 침구 치료와 보약까지 병행했다. 3년 동안 계속 주시하며 확인을 했으나 아무런 이상이 없었다.

눈이 심하게 아픈 만성 축농증

42세의 남자 환자를 진찰한 결과 코곁굴에 염증이 고여 있고, 오른쪽 눈의 안쪽과 주위가 욱신거리면서 무거운 느낌이 드는 증상을 확인할 수 있었다. 몇 달째 병원 치료를 받았으나 호전되지 않고 수술까지 권유받고서야 본원을 찾게 되었다. 내시경으로 보니 누런 코가 중간코선반 주변에서 많이 흘러 나와 있었다. 이 현상은 위턱굴에서 중간코선반 쪽으로 개구된 부위를 따라 농이 흘러나온 것으로 짐작되었다. 두 번째 내원 때는 눈이 빠질 듯이 아프다고 했다. 침구 치료로 통증은 사라졌는데, 농을 제거하는 데는 별 도움이 되지 않아 약물 치료를 병행하기로 하고 탁리소독음을 선정했다.

탁리소독음은 주로 종기에 사용하는 처방인데 종기가 생기기 전에는 소멸시키고, 종기가 생기고 난 후에는 터뜨려 버리는 묘한 성질을 가지고 있다. 이 약은 병이 신체의 윗부분에 있을 때는 술과 물을 반반씩 넣어 달이고, 병이 아랫부분에 있을 때는 물만으로 달인다.

만성 코곁굴염은 좁은 코곁굴에 염증이 고이면서 코 바깥으로 열린 공간이 폐쇄되어 생긴다. 따라서 닫힌 공간을 열어 주고 농을 배출시키는 것에 치료 목표를 두어야 한다. 탁리소독음은 농을 밀어내고 소멸시킨다는 본 처방의 이름과 딱 맞아떨어지는 효능을 가지고 있다. 탁리(托裡)는 안에 있는 농들을 밀어내는 것이고 소독(消毒)은 염증을 없애는 것이다.

초기에는 날씨 변화가 심해 감기가 자주 찾아왔고, 농도 별로 줄어드는 느낌이 없어 치료가 쉽지 않았다. 치료 후 20일 정도가 지나서야 증상이 가벼워졌고, 다만 뒤로 넘어가는 콧물 때문에 불편을 느끼고 있었다. 농이 배출되는 시점이라서 위턱굴 안의 염증이 밀려 나오는 것이라고 환자를 안심시켰다. 경과는 계속해서 가벼워졌고 감기로 콧물이 심해져 콧물을 말리는 통규탕을 투여하자 증상이 대부분 소멸했다.

임상 사례 6

체온을 낮춰서 치료한 곰팡이성 축농증

3년 전부터 좌측 위턱굴의 곰팡이성 축농증이란 진단을 받고 여기저기 병원을 전전하던 60세의 여자 환자가 찾아왔다. 자기 공명 영상(Magnetic Resonance Imaging, MRI) 검사에서도 좌측 위턱굴에 농이 가득 차 있는 것이 드러났고, 다른 검사에서도 곰팡이 균이 발견되었다. 코의 한쪽 부위에만 축농증이 나타나는 것은 대부분 예후가 좋지 않은 경우다. 코곁굴에 종양이 있거나 충치이거나 잇몸에 치주염이 있을 때, 혹은 코뼈가 심하게 휘어 공기 소통이 잘 되지 않을 때가 아니면 곰팡이에 의한 것이 많다. 일반 항생제는 잘 듣지 않고, 곰팡이 치료약으로도 치유되기 힘들며, 수술로 곰팡이 덩어리를 제거하고 배출하도록 통로 부위를 넓혀 주는 것이 꼭 필요하다.

그런데 이 환자는 수술을 거부하고 약물과 침술 요법만 고집했다. 곰팡이는 온도와 습도가 높은 곳에서 잘 자라는 습성이 있으므로 체내의 환경 변화를 유도하기로 결정했다.

한약은 그 특성상 특정 부위에서 작용해서 항염, 항균 효과를 거두는 것과는 거리가 있다. 체내의 온도를 높이거나 낮춤으로써, 혹은 적셔 주거나 말려 줌으로써 세균이나 바이러스 곰팡이가 살 수 없는 환경으로 바꿔 주기 때문이다. 사람의 크기와 몸무게에 비해 세균이나 바이러스, 곰팡이의 크기는 너무나 미미해 사람에게는 섭씨 0.1도의 작은 체온 변화라 해도 체내에 사는 곰팡이에게는 100도, 200도에 해당하는 변화라 추정할 수 있다.

체온이 곰팡이 균이 살기에는 적당치 않은 환경이 되면 곰팡이 균은 체외로 서둘러 빠져나간다. 체내에서 그대로 죽어 버리면 뒤처리가 귀찮아지고 간과 콩팥이 힘들어지게 된다. 그래서 한의학에서는 그들을 배제하는 방법을 합리적으로 사용하는 것이다.

방풍통성산은 체내의 온도를 낮추고, 그 속에 든 마황은 밖으로 통하는 문을 열어 준다. 전에도 곰팡이성 축농증에 다른 처방을 시도한 바가 있었는데 별다른 효과는 보지 못했다. 그러나 이 환자는 방풍통성산 한 제를 사용하고 침을 3회 정도 시술했더니 농도 없어지고 증상이 거의 사라졌다.

✚ 방풍통성산의 처방

활석(滑石) 6.8그램, 감초(甘草) 4.8그램, 석고·황금(黃芩)·길경(桔梗) 각 2.8그램, 방풍(防風)·천궁·당귀(當歸)·적작약(赤芍藥)·대황(大黃)·마황·박하(薄荷)·연교(連翹)·망초(芒硝) 각 1.8그램, 형개(荊芥)·백출(白朮)·치자(梔子) 각 1.4그램, 생강(薑) 5조각.

코의 좌우 불균형을 초래하는 코사이막 질환들

　건축의 키워드는 공간을 어떻게 구성하느냐다. 형태조차 제대로 갖추지 못한 난삽한 건축물이라도 새로운 공간을 거듭나게 하면 삶이 되고 희망이 된다. 건축물의 실존과 이상은 형태와 공간이기 때문이다. 형태는 그 생김새를 말하고, 공간은 벽을 만들어 이루어지는 빈 자리를 말한다. 건축가는 형태를 통해 '아름다움'을, 공간을 통해 삶을 다양하게 체험할 수 있게 하는 '흐름'을 목표로 삼고 추구한다. 다양한 건축 체험이 가능한 것은 건축 안에 위아래, 앞뒤, 좌우, 사방으로 막힘없이 트여 있는 공간이 있기 때문이다. 우리가 건축물을 이용하는 것도 실제 공간이 있어서 가능한 것이다. 노자는 "무용지용이니 현빈."이라고 하여 생명의 영위는 코에서부터 항문까지의 빈 공간으로부터 출발한다고 인식하고 있다.

　코를 하나의 건축물로 보면 그 형태를 잡아 주는 존재가 코사이막이다. 2개의 구멍을 벽으로 차단해 코를 코이게 하는 역할을 하고 차단된 벽을 통해 2개의 넓은 공간을 확보해 사용할 수 있도록 한 것이다. 왜 코는 벽을 만들고 좌우를 구분하여 공간을 확보했는가? 좌우는 어떤 의미를 가지는가?

『황제내경』에서 좌우는 음양의 도로(道路)가 된다고 했다. 좌우의 호흡은 교감 신경이 40분마다 교차하면서 호흡량을 조절한다. 교감이 한의학적으로 양(陽)이라면 좌우는 쉬어 가면서, 혹은 가속하면서 음양을 통해 균형을 맞춘다.

코사이막은 언뜻 봐선 직선이지만, 실제로는 약간씩 굽어 있다. 어느 누구라도 예외는 없는 편이다. 공기가 코를 통해 폐로 가는 길은 꼬불꼬불할수록 천천히 안정된 공급을 할 수 있다. 본래부터 코사이막은 직선의 고속도로가 아닌 꼬불꼬불한 시골길인 셈이다. 코사이막의 만곡은 중간콧길을 기준으로 하는데 중간콧길이 잘 보이면 경도 만곡으로, 약간 보이면 중등도 만곡으로, 보이지 않으면 고도 만곡으로 표시한다. 이는 타고난 것일 수도, 발육 이상이 원인일 수도 있으며 비후성 비염이나 비용 등이 코사이막을 압박하여 나타날 수도 있다.

특히 심한 기형은 외상이 원인일 때가 많다. 또는 한쪽 구멍이 좁아지면서 급성 비염이나 비용 등이 코사이막을 압박하여 나타날 수도 있다. 한쪽 구멍이 좁아지면 급성 비염이나 외부의 자극에 감수성이 예민해져 코 막힘이 발생해 코안의 생리적 기능이 쉽게 장애를 받는다.

이 때문에 코 막힘과 입으로 호흡하는 불편함, 콧물이 목구멍으로 넘어가는 현상, 기억력 감퇴 등이 나타날 수 있으며 이것은 코사이막 좌우의 불균형으로 인한 호흡 기능 장애로 점막의 흡수와 배설의 균형이 깨져서 유발되는 것이다.

요즘 자주 볼 수 있는 증상이 코사이막 천공이다. 코사이막의 물렁뼈 부위에 구멍이 나는 것인데 코사이막 점막의 절제술 이후에 생기거나 만성 염증으로 생기는 경우다. 코사이막 천공은 코카인 중독이나 산성 증기의 흡입 등 약품 취급으로 인한 직업병일 수도 있다. 증상 없이 지나갈 수도 있지만, 그보다는 코딱지와 코 막힘으로 불편함이 심할 때가 더 많다. 코사이막에 난 구멍이 점액의 흐름을 방해하거나 악화시키는 것이다.

현대 문명이 만들어 낸 알레르기성 비염

점액의 과민 반응, 알레르기

물에도 종류가 있다. 점액은 기름기가 있는 물이고 반응성 콧물은 생수처럼 맹물이다. 인체의 알레르기 반응은 대부분 점액에서 이루어진다. 콧물은 하루에 약 1리터 정도가 분비되어야 코를 촉촉하게 보호할 수 있고, 눈에서는 눈물이 나와야 외부의 이물질을 방어하고 눈동자가 잘 움직일 수 있으며, 귀 또한 적당한 양의 분비물이 나와야 귀청을 적절히 보호할 수 있다. 생식기도 점액을 분비하면서 외부 이물질로부터 자신을 방어한다.

알레르기성 비염은 재채기, 콧물과 눈, 입천장, 귀의 가려움이 주된 증상인데 이것은 모두 점액이 분포하는 곳에서 나타나는 반응이다.

알레르기성 천식은 숨길(기도)에 있는 민무늬 근육의 수축으로 일어나지만, 기관지 점액이 지나치게 분비되어 콧물이 코를 막는 것처럼 숨길을 막아 호흡 장애를 일으키는 것이 주된 증상이다.

음식물 알레르기는 위장 및 소화관에 음식물이 들어왔을 때 위 점액이 특정한 음식에 과민 반응을 일으킴으로써 소화액이 너무 많이 흘러나오는 것이다.

알레르기는 바로 점액의 과민 반응이다. 점액의 기본 속성은 이물질의 배제이다. 적극적인 싸움보다는 흐르는 점액으로 점막을 보호하는 낮은 담을 치고 이물질을 씻어 내리거나 배설하는 방식이다.

점액의 주성분은 물이다. 물은 자신을 적극적으로 주장하지 않고 이물질과 나 사이를 부드럽고 적절하게 완충시킨다. 점액은 인체에서 가장 중요한 뇌를 뇌척수액이 보호하듯 나를 보호하고 남을 배제하는데, 이러한 작용은 인체의 따뜻한 양기로 그 활동성을 유지할 때 잘 나타난다.

점액에 활동성을 부여하는 체내의 양기가 줄어들어 점액의 보호 기능이 더 이상 발휘될 수 없을 때 일어나는 증상을 한의학에서는 수독(水毒)이라 한다. 수(水)는 서양 의학의 체액, 각종 분비물, 배설물과 마신 물까지를 포함하는 것으로 정상적인 기능을 수행할 때는 진액이라 하고 비정상적일 경우는 담음, 수독이란 용어로 부른다. 그런데 이것이 어떤 원인에 의해 장애가 생기면 수분의 정체 또는 분포의 불균형을 가져오고, 세포나 조직에 악영향을 주어 마침내 병적 변화를 불러오게 된다. 알레르기성 비염은 이런 맥락에서 체액이 자기 운동성을 상실한 수독으로 이해된다.

알레르기성 비염을 치료하는 처방 중에서 가장 대표적인 것이 소청룡탕이다. 청룡(靑龍)은 천둥 번개와 비 오는 날에 승천하는 속성을 갖고 있다. 하늘은 인체에서 허파나 기관지, 코 등 숨길 부위를 상징한다. 또한 청룡은 비를 헤치고 오르는 성질이 있으므로 소청룡탕이 수독을 밖으로 발산하는 효능이 있음을 알려 준다.

알레르기성 비염은 콧병이 아니다

알레르기성 비염은 콧병이 아니다. 그것은 면역 능력의 약화로 생기는 과민성이 코에서 나타날 뿐이다. 나라를 지키는 것이 내부적으로는 경찰이고, 외부적으로는 군대라면 인체를 지키는 면역은 이 둘을 합친 개념이다. 한국 군대가 육군과 해군, 공군, 특수 부대로 나뉘어 있듯이, 면역의 군대도 일반 부대와 특수 부대로 나뉘어 있다.

알레르기는 어떤 원인으로 면역의 군대가 최고 경계 태세를 취하는 계엄이나 전시 상태로 상정할 수 있다. 우리 사회에서 평소 이웃 간의 작은 다툼은 서로 간의 대화나 이웃의 조정으로 풀고, 심하면 경찰이 와서 엄포를 놓는 정도다. 그러나 계엄이 내려지면 사소한 다툼도 군법으로 판결되는 삼엄한 상황이 된다. 알레르기성 비염은 평소와 같으면 평범하게 배제하고 조정해야 할 온도 차이나 꽃가루, 먼지, 진드기 등을 적이라 간주하고 총을 쏘며 폭탄을 투척하는 과민 반응인 것이다.

그 내면을 살펴보면 평소 코를 지키는 경찰 혹은 일반 병사인 면역 글로불린 A(IgA)가 약화되자 특수 부대인 면역 글로불린 E(immunoglubulin E, IgE)가 코로 진출하여 방어를 책임지는 상황이다. 재채기와 콧물의 역할은 인체에서는 폭탄이나 총알과 같다. 사소한 자극을 적이라 간주하고 엄청난 공격을 퍼붓는 것이다. 그래서 사소한 자극에도 발작적인 재채기, 콧물, 코 막힘 증세가 나타나고 적에 대한 경계 신호인 가려움까지 수반되는 경우가 많다. 이 밖에도 눈물이 나고 눈이

거북하여 가렵고 두통이 생기며, 심하면 목이 쉬고 복통과 설사가 함께 일어나기도 한다. 코는 이물질이 가장 많이 통과하는 곳이어서 특수 부대의 배치 장소로 선택되었을 뿐 코와는 큰 관련이 없다. 단지 코에서 그 반응이 가장 극렬하게 나타나 이비인후과 질환이 되었을 뿐이다. 이는 코감기와도 유사하지만, 코감기는 가려움증이 빨리 해소되고 콧물이 점차 짙어져 농성으로 변하는 점에서 차이가 있다.

특정 계절에만 발작이 일어나는 것을 계절성 알레르기라 하는데 그 원인은 먼지, 꽃가루, 온도 변화인 경우가 많다. 비경을 가지고 코를 보면 알레르기성 비염이 좀 더 명확히 구별되는데 급성 비염일 경우에는 코의 점막이 붉고, 알레르기성 비염은 코 점막이 맑으면서 흰색으로 부풀어 있는 경우가 많다. 이비인후과에서는 열심히 치료하지만 콧물, 재채기를 억누르는 항히스타민제만 복용해서는 면역 능력이 생기지 않는 한 근본적으로 치료할 수는 없다. 자동차의 기름이 떨어지면 붉은 경고등이 들어온다. 항히스타민제 복용은 경고등이 귀찮아서 전선을 끊는 격이지 기름을 채워 주는 것과는 거리가 멀다.

알레르기와 자녀의 성장 관계

작은 고추가 맵다는 말과 키 큰 사람이 싱겁다는 속담은 큰 의미를 내포하고 있다. 면역은 나를 지키는 방어 능력이다. 식물에 있어 방어의 힘은 독소이다. 방어 능력인 독소를 제조하려면 물질과 에너지가 필요하며, 독소의 제조와 성장을 동시에 해낼 수는 없다. 독소의 제조는 물질과 에너지를 요구하므로 성장은 느려지게 마련이다. 반대로 생각하면 빠르게 성장하는 식물은 독소를 만들 겨를이 거의 없다는 뜻이다.

그래서 우리가 먹는 채소의 대부분은 빠르게 성장하여 독이 없으므로 식탁에 올라오고 작고 느리게 성장하는 것은 독이 많아 먹을 수 없게 된다. 느리게 자란 작은 고추는 위장을 뚫을 정도로 매운 독을 품고 있다.

사람도 마찬가지다. 키가 큰 사람은 섭취한 물질이 성장에 집중되므로 자신을 지키는 영특함이나 고집은 약해져서 싱거운 사람이 된다. 뱀의 경우도 덩치가 큰 비단뱀은 힘으로 물어뜯기만 할 뿐 독은 없으며 척박한 환경에서 자란 작은 뱀들은 매서운 독을 품고 있다. 힘과 독소는 면역의 다른 얼굴인 것이다.

알레르기성 비염은 면역 능력의 약화로 생기는 심각한 과민 반응이 원인이다. 면역 능력 복구에는 많은 물질과 에너지를 필요로 해 그 반대편에 서 있는 성장 능력은 약화된다. 특히 어린아이의 알레르기성 비염은 선천적인 면역 이상을 동반하여 나타나기 때문에 아토피성 피부염과 천식이 같이 나타나는 경우가 많다.

최근 들어 어린 자녀를 둔 학부모들이 키가 잘 클 수 있는 처방을 해달라고 부탁하는 경우가 부쩍 많아졌다. 한약이 키에 도움 된다는 믿음이 공감대를 형성하면서 키를 크게 하는 보약을 지어 달라는 이야기가 늘어난 것이다. 앞서 언급했지만 나를 지키는 면역 능력과 나를 인식하는 정신 작용, 생식 능력은 같은 물질을 쓰는 다른 힘이므로 한쪽에 집중하면 한쪽은 줄어드는 제로섬 게임이다. 대체로 남자아이는 목소리가 변하거나 2차 성징이 나타나 남자다움을 더해 가면 성장 능력이 떨어지므로 그 이전에 대비를 해야 한다.

여자아이 또한 목소리나 월경, 가슴이 변화를 보이기 전에 대비를 해야만 성장에 도움을 줄 수 있다. 이 시기를 넘어서면 몇 배의 노력을 해도 그 효과는 미미할 수밖에 없다. 어린 시절 주변이 가하는 학업 성취에 대한 압박은 성장 물질을 줄어들게 하는 원인이 된다.

자연에 대한 적응 능력과 위험에 대한 회피 등, 살아가는 데 필요한 본능을 기르는 시기에 공부에만 집중하면 성장이 늦어질 것은 불을 보듯 명확해진다. 자녀들의 2차 성징이 나타나기 전에 정서적 안정을 꾀할 수 있도록 배려해 주고, 알레르기와 같은 질환을 치료하는 것은 자녀의 성장에 관심이 있는 부모의 바람직한 자세가 될 것이다.

알레르기성 비염 치료법

알레르기의 치료는 민간 요법보다는 깊이 있고 점진적인 치료를 통해 개선될 수 있으며 부단한 자기 노력을 통해 완치에 이를 수 있다. 무엇보다 차가운 음식물을 멀리 하고, 운동을 통해서 체력을 강화하고 스트레스를 줄이는 등 내·외적 환경의 개선을 동시에 병행해야 한다. 처방의 경우 소청룡탕이나 갈근탕, 방풍통성산 등은 체력이 실한 경우에 선택할 수 있으며 보중익기탕과 영감강미신하인탕을 합방하거나 육미지황탕, 열다한소탕(熱多寒少湯)을 고려하는 것은 체질적인 특이성이 뚜렷한 경우에 증상을 살펴 결정해야 한다. 통상적으로 통규탕이나 제습온폐탕, 패독산도 무난히 응용할 수 있다. 단 재채기만 나고 콧물이 적을 경우는 점액이 적어 민감성이 증대된 것으로 보아 맥문동탕이나 죽엽석고탕류도 고려할 수 있다. 침구 치료의 경우 조해, 복류, 교신, 합곡, 열결, 비통, 상성, 두유를 장부허실을 변증하여 가감 사용한다.

스테로이드 치료로 오해받은 소청룡탕

본래 마황은 푸른 색깔을 띠어 청룡이라 하는데, 청룡은 동양에서 전설 속의 동물로 깊은 바다 혹은 물속에 잠들어 있다가 천둥 번개 치는 날 비를 헤치고 하늘로 오른다. 청룡이 기반으로 삼는 것이 물이기 때문에 실제 인체에 사용할 때도 마른 사람에게 사용하면 심각한 부작용이 발생할 수 있다. 신체 체액량을 헤아려 투여 여부를 결정해야 하는 부담감이 따르는 처방이다. 필자도 가장 많이 응용하는 처방 중 하나이지만, 환자의 체력과 체중을 고려하고 그래도 의심스러우면 배를 만져 본다. 뱃가죽이 지나치게 얇거나 힘이 없으면 안 된다. 배는 음이 모이는 곳인데 음이란 인체의 혈액이나 체액을 가리키는 것이므로 뱃가죽이 약하면 마황을 쓸 수 없기 때문이다.

대전에서 온 13세의 환자는 체격도 크고, 눈빛도 샛별처럼 반짝이고, 인물도 훤했다. 재채기, 콧물이 쉴 새 없이 계속되고, 멀리서 힘들게 찾아왔기에 남다른 관심을 가지고 진료에 임했다. 침을 놓고 소청룡탕을 2회 정도 처방하자 증상이 많이 줄어들었다. 치료를 맡은 담당 의사로서 굉장히 반가운 마음이었는데, 소아과 의사인 환자의 어머니는 오히려 이렇게 묻는 것이었다. "혹시 스테로이드를 쓴 것 아닙니까?" 민망하고 당황스러워 뭐라고 말해야 할지 몰랐다.

서양 의학이 한의학의 가치를 이렇게도 믿지 못하는구나 하는 마음이 들었고, 한편으로는 이 처방이 이처럼 효과가 좋다는 반증이 아닌가 하는 생각도 들었다. 일주일에 한 번씩 진료를 받았는데 3회 치료 후에는 코 막힘이 나타나고 누런 코도 약간씩 생긴다고 했다.

소청룡탕은 콧물을 말리는 약이면서 코 내부의 온도를 상승시킨다. 그것은 코 내부 혈관의 작용이 좋아졌기 때문인데 이때 환자 본인은 약간 마른다는 느낌을 갖는다.

✚ 소청룡탕의 처방

마황 · 작약(芍藥) · 오미자(五味子) · 반하 제(製) 각 6그램, 세신 · 건강(乾薑) · 계지(桂枝) · 감초 자(炙) 각 4그램.

임상 사례 8

저혈압과 허약한 체질에 맞는 영감강미신하인탕

인체의 60~70퍼센트를 차지하는 수분은 세포막을 경계로 구분된다. 세포 안의 수분은 세포막에 갇혀 꼼짝 못 하지만, 세포 밖의 수분은 이리저리 이동하며 주변 조직의 열을 빼앗아 체력을 약화시킨다.

상초(上焦, 심장의 아래에서 위장의 윗부분까지)에 수분이 많으면 어지럽고 메슥거리며 재채기, 콧물, 천식 등이 올 수 있고, 중초(가로막 아래에서 배꼽의 윗부분까지)에 수분이 많으면 속이 차가워져 설사를 하고 손발이 싸늘해지며, 하초(배꼽 아래)에 수분이 많으면 소변 양이 적어지면서 부종이 생긴다.

정상적인 통로를 이탈한 물은 재앙을 불러온다. 홍수가 났을 때 사방에 물이 가득해도 정작 쓸 물이 없어서 발을 동동 구르는 상황과 같다. 영감강미신하인탕은 체내의 상초와 중초 즉, 호흡기와 소화기에서 정상 경로를 이탈한 물을 배출시키는 처방이다.

체력은 약해져 있고 열은 없지만 숨이 가쁘거나 기침을 하는 경우, 맑은 콧물이 끊이지 않음을 호소할 때 주로 쓴다. 알레르기의 대표적인 처방인 소청룡탕도 마황을 빼면 영감강미신하인탕을 골격으로 하여 구성되어 있다.

콧물, 재채기, 두통, 신체 동통(疼痛), 약간의 열감이 있는 환자에게 처방한다. 환자의 체력이 감당할 수 있는 경우라면 소청룡탕을 쓸 수 있지만, 만성으로 옮겨 가면서 허증으로 빠지면 이 처방을 고려해야 한다.

41세의 여자 환자로 체력이 약하고 신경이 예민했으며 구안와사(口眼喎斜)를 앓은 적이 있다고 했다. 저혈압 기질로 수축기 혈압이 80수은주밀리미터(mmHg)였고 확장기 혈압이 50수은주밀리미터에 불과했다. 키 160센티미터에 체중은 50킬로그램에 불과해 왜소한 느낌마저 들었다. 재채기와 콧물이 심했는데 마땅하게 적용할 처방이 떠오르지 않았다. 몸이 무겁고 저혈압이며 체력이 약한 것을 감안해 보중익기탕을 먼저 고려하고, 알레르기 증상은 영감강미신하인탕으로 해소시키는 방법을 선택했다.

이 처방을 투여하면서 일주일에 한 번씩 침구 치료도 병행했다. 3회 정도 치료 후 증상이 많이 호전되어 콧물과 재채기가 감소했다. 한의학에서는 특정한 방법으로만 한정하는 고정 처방이란 있을 수 없다. 오늘의 날씨가 어제와 다르듯, 매일 오는 환자라도 매일 다른 환자인 것이다. 따라서 매일 달라지는 증상을 바탕으로 변화를 수용할 수 있는 처방을 구사해야 한다. 특별히 잘 듣는 처방이라고 고정시키지 않으며 과감하게 바꿔 가면서 정확한 증상을 이해하는 것이 질병 치료의 본질에 다가서는 핵심이다.

✚ 영감강미신하인탕의 처방

반하 10그램, 복령(茯苓) 8그램, 행인(杏仁)·감초·건강·세신·오미자 각 4그램.

몸 전체를 고려한 이중탕패독산

알레르기성 비염은 코의 증상에만 한정되는 문제가 아니다. 알레르기란 전신의 면역 기능계가 과민 반응하는 것으로 혹자는 면역의 과잉이라고도 한다. 정확히는 내부적으로 면역력이 약화돼 치안을 담당하는 경찰 대신 특수 부대를 투입한 것으로 볼 수 있다.

먼지, 꽃가루, 온도 변화는 언제든지 느낄 수 있는 일반적인 접촉인데 그것을 적이라 간주하고 콧물, 가려움을 통해 이물질을 배제하려는 것은 심각한 과잉 반응이다. 평소 사회의 치안은 경찰이 맡는다. 경찰은 적절한 법적 기준에 맞춰 중재하고 조절할 따름이다. 그런데 재채기와 콧물, 가려움 등은 이물질을 배제하기 위해 인체가 사용할 수 있는 가장 강력한 저항이다. 코, 눈, 귀 등에 특수 부대가 투입되어 전쟁을 일으키는 상황과 흡사하다. 인체는 어느 것 하나가 모두를 지배하는 것이 아니라 모두가 협력하고 조화하여 순환하는 시스템이다. 면역은 소화기계나 생식계가 주요하게 작용한다.

처음 내원한 40세의 여자 환자는 소화계의 허약이 두드러지게 나타났다. 추위를 많이 타고 160센티미터가 넘는 키에 몸무게는 47킬로그램에 불과했다. 대변도 무른 편이어서 소화계를 데워 주는 이중탕(理中湯)과 피부 표면의 한기를 몰아내는 패독산 처방을 선택했다.

코 질환의 치료는 몸 전체도 당연히 고려해야 하지만, 핵심인 코를 우선적으로 생각하여 처방해야 하므로 합방했다. 첫해에는 세 차례 치료했고, 다음 해에 다시 두 차례 치료했는데, 차츰 콧물, 재채기, 가려움증은 감소하고 큰 괴로움은 느끼지 않았다. 그 후 다시 찾아왔는데 콧물은 별로 없으면서도 코 막힘 증상이 심하다고 했다. 몸이 허약하고, 소화 기능이 아직도 약해 보여 같은 처방을 계속 적응시켜 효과를 보았다.

✚ 이중탕의 처방

인삼(人蔘)·백출·건강 각 6그램, 감초 자(炙) 4그램.

✚ 패독산의 처방

강활(羌活)·독활·시호(柴胡)·전호(前胡)·지각(枳殼)·길경·천궁·적복령(赤茯苓)·인삼·감초 각 4그램, 생강 3조각.

임상 사례 10

비만으로 생긴 비염에 좋은 대시호탕

32세의 여자 환자로 5년 사이에 체중이 20킬로그램 이상 불어난 비만 체격의 소유자였다. 심장이 약한 관계로 가벼운 운동으로도 호흡이 가빠져 어찌할 바를 모른 채 계속 살이 찐다고 했다. 코 막힘과 콧물, 재채기가 심했고 가슴이 두근거리는 증상이 있고 맥박도 빨랐다.

맵고 짠 음식을 즐기고 변이 딱딱하기에 방풍통성산을 처방했다. 방풍통성산은 일반적인 비만에도 효과적일 뿐만 아니라, 알레르기성 비염에도 효과를 본 경우가 많았으므로 비만과 알레르기를 함께 잡는 결과를 기대했다.

처음 내원한 이후 6회에 걸쳐 침구 치료를 시행하고 약물도 투여했음에도 숨쉬기가 불편할 만큼 코 막힘이 심해졌으며 머리가 아프고, 속이 메슥

거리는 증상까지 생겨 처음 예측보다 상황이 어렵다는 판단을 하기에 이르렀다. 따라서 다시 처방을 했는데 붉어지는 얼굴과 변비, 두통을 목표로 해서 대시호탕을 선택하고 거기다 콧물을 말리는 방풍, 강활을 가했다. 얼마 후 다시 병원을 찾았는데 얼굴의 열기가 가셨고 목소리도 안정되어 있었다.

더욱 뜻깊은 점은 콧물, 재채기가 거의 없어졌다는 사실이었다. 방풍통성산은 대체로 알레르기성 비염과 만성 비염에 주효한 것으로 인식되지만, 대시호탕으로 효과를 본 경우는 거의 없었기 때문이다. 늘 사용하던 약에만 의존하는 타성에서 벗어나라는 메시지를 대시호탕은 확인시켜 준 것이었다.

임상 사례 11

잠을 못 이루는 신경성 알레르기에 온담탕

사람의 안색은 그 사람의 건강 상태를 나타내는 지표이다. 같은 흰 얼굴이라도 비단같이 윤기가 나면서 맑은 안색은 건강함의 상징이지만, 피부가 축 늘어지고 힘이 없으면서 창백하면 어딘가 신체적 결함이기가 쉽다. 처음 한의원을 개원할 때는 이런 증상을 잘 파악하지 못했는데, 30년 동안 수십만 명의 환자를 진료하면서 이런 섬세한 차이도 쉽게 잡아내게 되었다.

울산에서 온 40세의 여자 환자는 겉보기에도 얼굴이 창백하고 근심이 가득했다. 보자마자 잠도 제대로 못 잔 것을 느낄 수 있을 정도였다. 아니나 다를까 그 환자는 2년 동안 주식 투자로 많은 돈을 잃고 밤낮없이 컴퓨터에 매달리다가 신경이 날카로워져 발병하게 되었다고 했다. 아래코선반은 뽕나무의 오디 모양으로 층층이 나눠진 채 위축되어 있었고, 아침나절에는 재채기, 콧물이 심하며 눈 부위가 가려운 증상을 지니고 있었다. 몸무게는

56킬로그램으로 중등도 비만이었지만, 처음 발병한 탓인지 몹시 괴로워했다. 앞에서 알레르기에 대해 이야기하면서 '정신과 정력, 면역은 같은 우물을 쓰는 다른 기능'이라고 전제했다. 신경을 과다하게 쓰면 면역이 약해지는 일종의 제로섬 게임인 것이다. 잠을 제대로 못 이루고 신경이 예민해진 이 환자를 보면서 신경을 안정시키는 온담탕(溫膽湯)을 먼저 생각했다.

온담탕은 신경이 과민해져 심장을 운영하는 관상 동맥이 위축되었을 때 내부 찌꺼기를 청소함으로써 심장 기능을 정상으로 돌려놓을 수 있는 훌륭한 처방이다.

패독산은 콧물과 감기 증상을 없애면서 차가운 한기를 풀어 주는, 일종의 감기약이다. 주된 원인인 과민한 신경을 제압하고 콧물을 잡겠다는 목표하에 패독산으로 처방을 구성했다. 2~3회 침술 치료와 병행하는 동안 증상이 완화되었다.

✚ 온담탕의 처방

반하 · 진피(陳皮) · 백복령(白茯笭) · 지실(枳實) 각 8그램, 청죽여(靑竹茹) 4그램, 감초 2그램, 생강 5조각, 대추(棗) 2개.

임상 사례 12

베체트 병과 알레르기성 비염에 육미지황환

얼굴은 맑고 깨끗했는데 혈색이 너무 없어 보이는 60세의 여자 환자가 있었다. 진료 차례가 되자 신체 곳곳의 여러 가지 증상을 호소했다. 베체트 병, 당뇨, 천식이 있었고 기침, 콧물, 코 막힘이 주 증상이었다.

베체트 병은 터키의 피부과 의사 훌루시 베체트(Hulusi Behçet, 1889~1948년)가 처음 보고한 것으로 보통은 구강 점막에서 시작하여 피부, 외음부, 눈 순서로 궤양이 나타나며 시간이 흐를수록 자가 면역 체계에 염증이 생기는 질병이다. 정확한 치료법은 아직 없으나, 면역 억제제의 유효성이 인정되고 있다.

개인적인 소견으로 베체트 병은 입과 외음부, 눈 등의 점액 면역이 관여하는 곳에서 나타나는 것이고, 알레르기성 비염도 점액 면역의 약화로 나타나는 대표적인 면역 질환이라는 점에서 전체적인 면역 기능을 도와주는 것으로 치료 원칙을 삼았다. 한의학에서 몸을 지키는 정기는 항상 모자람만 있지 넘쳐나는 것은 없다. 그래서 정기가 간직된 콩팥에는 보(補)만 있을 뿐이지 사(瀉)는 없다. 이 환자는 당뇨병을 앓고 있었기 때문에 콩팥에 간직되어야 할 정기가 대부분 빠져나가 면역의 기초 물질이 부족한 것으로 판단되어 물질 부족을 보충하고 정기를 강화하는 대표적 처방인 육미지황환(六味地黃丸)에 과다한 점액을 말리는 형개, 방풍, 강활, 독활을 더하여 주었다.

다양한 병원을 전전했을 뿐만 아니라 미국에까지 가서 진료를 받은 경험이 있는 환자였는데 기침이 심해 잠시도 침대에 누워 있을 수가 없었다. 겨우 안정을 취한 후에야 당뇨병 증상을 완화시키는 태계, 복류, 조해를 놓고 코 주위의 인당, 영향, 합곡, 비통을 자극했다.

일주일에 두 번씩 치료하는 것을 원칙으로 10회 정도 치료했는데, 4회 정도 치료에 기침이 가라앉고 콧물도 사라지기 시작했다. 6회 정도에 이르자 구강 점막에서 두드러져 보였던 베체트 병의 염증도 점차 감소하기 시작했다. 호흡이 가쁜 증상도 많이 해소되어 누워서 침을 맞는데도 큰 불편을 느끼지 않게 되었다. 단지 불편해하는 것은 뒤로 넘어가는 콧물이 계속 흘러 인후부에 이물감이 느껴지고 잔기침이 계속되는 것이다. 10회 치료 후 알레르기성 비염은 더 이상 나타나지 않았다.

✚ 육미지황환의 처방

숙지황(熟地黃) 16그램, 산약(山藥) · 산수유(山茱萸) 각 8그램, 택사(澤瀉) · 목단피(牧丹皮) · 백복령 각 6그램.

임상 사례 13
성형 수술 후의 알레르기성 비염

성형 수술은 단순히 외부를 뜯어고치는 것에서 끝나지 않는다. 미세한 내부 혈관이 온도 조절과 습도 조절의 새로운 환경에 적응해야 하기 때문이다. 아름다워지고 싶은 마음으로 성형 수술을 시도하지만, 수술 후 부작용 또한 만만한 것은 아니다.

어느 날 부산에서 찾아온 한 여성 환자는 특이하게도 심각한 부작용을 안고 있었다. 성형 수술 후에 알레르기성 비염이 생겼고 그것을 치료하기 위해 온갖 병원을 전전했지만, 내부의 부종이 심해져 코가 부어오르는 증상이 멈추지 않았다는 것이다. 주변 한의원에서 다시 약물과 침술 치료를 받았는데 코가 더 부어올라 외출도 못 할 지경이었다. 눈물을 글썽이는 환자를 보며 필자의 가슴은 무척 안타까웠다.

그 뒤에도 부은 코를 치료하겠다며 여러 병원에서 항생제 치료를 계속했는데 전혀 차도가 없었다고 했다. 키는 168센티미터에 몸무게 54킬로그램으로 변비가 약간 있고, 비경으로 관찰한 결과 코피가 약간 묻어 있고 맑은 콧물이 흘러나왔다. 몇 개월 동안 항생제 치료를 했으니 소염 효과만 기대하는 약물 치료는 한계가 있다고 판단했다.

맑은 콧물을 발산하는 약물을 기본으로 설정하고 부은 것은 발산의 바탕 위에 염증을 해소하는 처방을 택했다. 패독산은 유행성 감기 초기에 발열을 해소하는 처방이다. 패독산은 이름에서 알 수 있듯이 인체의 독을 없애는 역할을 한다. 감기뿐만 아니라 옻나무의 독, 뱀에 물린 독, 개에 물린 독, 피부염 등에 사용하며 피부 표면에 머물러 있는 독이므로 패독산을 선택했는데 염증이 생각보다 강하게 나타났기에 금은화를 가했다. 그 후에 내원했을 때는 증상이 대부분 소실되었고 알레르기도 없어졌다. 이후에도 가끔 들렀는데 별다른 증상은 나타나지 않았다. 특별한 병일수록 평범한 처방을 섬세하게 구사하여 효과를 거두는 묘미를 알게 되었다.

어린이 코 질환, 이 점만은 주목하라

식물은 가을에 씨앗을 남기고 겨울에 접어들면 잎새와 줄기는 시들 어 죽고 만다. 씨앗은 수분이 아주 적어 한겨울 땅속에서도 동사할 염려 가 없다. 그러나 성장하여 형태를 갖추기 위해서는 결국 수분이 가장 필 요하기에 땅속에 묻혀 있다가 언 땅을 뒤집고, 혹은 비닐을 꿰뚫고 나와 물을 빨아들여 성장을 거듭하는 것이다.

여린 새싹이 이른 봄에 땅을 뒤집고 솟아오르는 것은 신비롭기 짝이 없는 자연 현상이다. 지상을 향해 뚫고 나오는 새싹의 생명력은 사람에 있어서도 마찬가지다. 남자의 정자라는 씨앗 하나가 자궁이라는 밭에 들어가 혈액을 빨아들여 형태를 펼치고 자라나는 것이다. 시골에서는 장작불로 음식을 요리한 후 사그라들지 않고 남은 불씨로 감자나 고구 마를 구워 먹는다. 고구마나 감자를 한 움큼 넣고 남은 불을 덮은 뒤에 한참 뒤에 그것들을 꺼내 보면 작은 것들은 까맣게 타 버리고 큰 것들은 설익어서 먹지 못할 때가 많다. 반면에 작은 감자나 고구마는 속 알맹이 가 작은 데 비하여 표면적이 넓어서 빨리 식는다. 어린이의 신체도 알맹이에 비해 표면적이 넓어서 빨리 더워지고 빨리 식는다. 이는 곧 바깥 온도의 변화에 민감할 수밖에 없다는 뜻으로 쉽게 감기에 걸리게 된다. 특히 새싹의 생명력과 같은 힘을 우리는 순양의 기운이라 하는데 어린이에게는 그것이 내재되어 있어 쉽게 갈증을 느끼곤 한다. 그래서 찬 음식이나 빙과류를 입에서 뗄 수가 없다. 항온 동물인 사람에게 급강하한 체온을 끌어올리는 일은 쉬운 게 아니다. 차가운 음식이나 빙과류를 계속 먹으면 내부에 잠재해 있는 열기마저 식고 쉽게 차가운 기운에 노출되어 감기를 불러오게 된다. 계속되는 감기로 저항력은 더욱 떨어지고 콧병은 만성화되어 뇌의 발육과 신체 발육이 늦어지며 그 영향은 기관지와 허파에까지 미친다.

구조적으로 보아도 호흡기계는 나이가 어릴수록 미숙한 정도가 현저하기 때문에 사소한 병적 상태에서도 심한 증상을 보이게 된다. 어린이는 직접 가스 교환을 하는 폐포의 표면적이 작기 때문에 호흡기 질환에 걸리면 이를 감당해 낼 능력이 부족하다. 또한 호흡기로의 통로가 작고 좁아 쉽게 저항이 증가한다. 특히 이러한 기도의 저항은 기도 크기의 4제곱에 반비례하므로, 심한 호흡 곤란이 생길 수밖에 없어 위급한 상황이 생길 수도 있다.

소화기계의 경우도 마찬가지여서 구강 점막은 연약하고 침샘의 발육이 부족하여 타액 분비가 적다. 담즙이나 이자샘도 덜 발달되어 음식을 지나치게 많이 먹거나, 차가운 음식을 많이 먹으면 설사, 구토, 등 소화기에 장애가 생기고 이것은 토생금의 상태로 이어져 호흡 기능의 허약을 초래한다.

『동의보감』에 유아를 건강하게 기르는 법에 대한 몇 가지 소개가 있다.

첫째, 유모의 품성과 덕행의 선악을 아이가 반드시 닮으니 잘 가려서 선택해야 한다.

둘째, 날씨가 추우면 부모가 입던 헌 옷으로 의복을 지어 아이에게 입혀야 한다. 이것은 만약 새 옷을 입어 너무 따뜻하면 근골이 연약하여 질병을 얻기 쉽기 때문이다. 많은 옷을 겹겹이 입으면 땀이 나서 피부가 모두 열리고 외부의 차가운 기운이 들어가기 쉽다. 기후가 따뜻할 때는 부모가 직접 유아를 안고 나가 햇볕을 쬐어 기혈을 강건하게 만들어야 한다. 일본 가정은 어릴 적부터 얇고 짧은 옷으로 겨울철 일상 생활을 예사롭게 한다. 강인하게 키우기 위한 육아법의 한 방편인데, 이러한 건강법은 호흡기 질환의 예방책이 된다.

셋째, 젖이나 음식을 너무 많이 먹여서는 안 된다. 방에 물건을 가득 쌓으면 사람이 움직일 수 없듯이 위장에 음식물이 가득 차 빈 공간이 없으면 활동 능력은 떨어지게 마련이다. 약간 모자란 듯하게 음식을 먹는 것이 위장의 활동을 자유롭게 하는 방편인 것이다.

5장

사라진 음기로 인해
생기는 코 질환

음기와 양기가 균형을 이룰 때 몸은 가장 건강한 상태를 유지한다. 따라서 건강의 절반을 담당하는 음기에 주목해야 하며, 음기는 우리의 몸과 코의 기능에서 꼭 챙겨야 할 핵심이다.

음기란 무엇인가

음양이라는 말의 의미는 언덕에 생기는 응달과 양달의 현상에서 시작되었다. 음기와 양기라는 말도 해가 떠올라서 언덕을 사이에 두고 생기는 응달과 양달의 세력 판도에서 일어나는 변화를 넓게 해석한 것이다. 양기는 해가 비치면 따뜻해지면서 생기는 꽃의 변화와 같다. 꽃이 햇빛을 받으면 꽃망울이 부풀어 오르듯이, 양기는 팽창하고 밖으로 나가려는 성질이 있다. 불꽃이 위로 향하듯 위로 떠오르는 힘을 가지고 있음도 물론이다. 양기는 햇살이 떠오르면 대지가 더워지듯이 인체의 체온이 높아지는 상태를 말한다. 양기가 많아지면 에너지가 많이 생기며 피로도 느끼지 않고 잔병치레도 하지 않는다. 그래서 양기가 강한 상태를 대체로 건강하다고 말하는 것이다. 우리가 먹는 건강 보조 식품도 대부분 양기를 돋우는 것이 많다.

그런데 양기가 많아지면 정말 몸이 건강하고 좋은 것일까? 그렇지는 않다. 땀이 많이 나고 열이 생기면 그만큼 체내의 에너지 소모도 많아지기 때문이다. 건강하던 사람이 갑자기 병이 걸리면 걷잡을 수 없이 약해지는 사례를 가끔 보는데, 바로 양기 과잉으로 내부 에너지를 끊임없이 소모한 탓이다. 저축 없이 신용 카드만 사용하는 것과 같은 이치다. 잔병치레를 자주 하는 사람이 골골거리면서도 여든까지 장수한다는 속설도 바로 현금만 사용하고, 저장된 에너지는 위급할 경우에만 사용하는 위험 대비에 따른 신체 적응인 것이다.

양기는 더워지는 속성이 있다. 체온이 높으면 그만큼 대가를 지불해야 한다. 미열일지라도 필히 손실을 동반한다. 열이 조금이라도 오르면 저장된 영양분을 20퍼센트나 빨리 쓰게 된다. 저장된 영양분은 자동차에 비유하면 기름 같은 것으로 한의학에서는 '음액(陰液)'이라고 말한다. 자동차가 빨리 달리면 기름을 급하게 소모하듯이, 급격한 활동으로 인체의 기름인 음액이 말라 가는 상태를 음기가 약해졌다고 한다.

음기는 응달이 생기는 저녁이면 꽃이 오므라들며 내부로 향하는 변화와 같다. 한의학의 고전 『황제팔십일난경(黃帝八十一難經)』에는 음기가 안으로 움츠러들며 가라앉는 성질이 있다고 기록되어 있다. 음기의 상징은 역시 물로, 물이 낮은 곳으로 향하며 더위를 식히는 것과 같다. 음기는 우리 몸을 촉촉하게 적셔 주고 과열되지 않도록 식혀 주며 에너지를 축적시킨다.

우리 몸은 음기와 양기가 태극기의 빨강과 파랑처럼 서로 균형을 이루고 있을 때 가장 건강한 상태를 유지하게 된다. 그러나 양기가 강해지면 음기가 약해지며 상대적으로 열이 발생한다. 태극기의 태극을 마치 태양처럼 빨강이 뒤덮은 상태로, 지속적으로 열이 나는 것이다. 비유하자면 주전자의 물이 말랐을 때와 같다. 주전자 안 물이 마를수록 같은 세기의 불로 가열해도 더 빨리 끓으며 주전자가 달아오르는 상태로 바

뛰는 것이다. 이것을 음기가 부족해서 상대적으로 열이 발생한다고 정의하며, 물이 줄어든 것을 음허(陰虛), 온도가 평소보다 높게 발생하는 신체열을 열(熱)이라 하여 합성어인 '음허열'이라고 한다.

음허열이 생기면 몸과 마음 모두에서 변화가 일어나는데 태양열이 가장 강한 오후 늦게 나타나는 특징이 있다. 오후가 되면 몸이 나른해지며 얼굴에 붉은 기운이 올라오고 머리가 아파진다. 그뿐만 아니라 마음에도 열이 난다. 가슴이 답답해지고 벌렁거리며 사소한 일에도 신경질과 짜증이 잘 난다. 음기는 단순한 물이 아니다. 기름이 든 물인 만큼 몸과 마음 모두에 건조감이 생긴다. 열과 함께 음액이 마르면서 나타나는 것이 바로 건조감이다.

눈은 건조하고 빡빡해서 오후면 눈이 피로하고 붉어지며 눈뜨기조차 어려워진다. 입은 침이 마르고 건조하며 부스럼이 생기고 냄새도 잘 난다. 밥을 먹어도 위장에 윤기가 없어 모래를 씹는 듯한 느낌을 지울 수 없다. 코도 당연히 마른다. 코가 마르면서 코딱지도 생기고, 말단 신경이 자극을 받으면서 간질간질하고 재채기가 나면서 염증이 잘 생긴다. 하기도인 기관지와 허파도 무사할 수 없다. 목에 이물감이 생기거나 기침이 나고 감기도 잘 걸리는 불쾌감이 지속된다. 대장도 건조해지면서 대변이 딱딱해지고 매끄럽게 나오지 않고 불쾌감이 이어진다. 자궁에도 예외는 없다. 쉽게 세균과 바이러스의 침입을 받아 냉대하가 생기며 피폐해진다.

이처럼 건강 기능의 또 다른 핵심이며 인체를 지키는 보호력의 훌륭한 파트너인 음기를 그동안 우리는 너무 잊고 지내 왔다. 잊어버린 건강의 절반인 음기, 그것에 우리가 주목해야 하는 이유이다.

시대에 따라 변화하는 질병

30년 전 처음 고치기 시작한 코 질환과 지금의 코 질환에는 많은 차이가 있다. 당시만 해도 코 질환이라고 하면 누런 코가 나오고, 코가 막히며 코 가래를 뱉어 내는 것이 일반적인 증상이었다. 오래전 초등학교 입학식 때 누런 코를 질질 흘리는 아이들과 그 코를 닦기 위해 왼쪽 가슴에 흰 손수건을 단 채 가족사진을 찍던 모습은 요즘에는 거짓말처럼 사라진 풍경 중 하나다.

사라진 풍경만큼이나 코 질환의 양상도 달라지고 다양화되었다. 사람들은 일상 생활 속에서 늘 코가 답답해 쿵쿵거리기 시작했으며 개중에는 호흡 곤란 증상까지 보이는 사람들이 늘어나기 시작했다. 그렇다면 예전에는 이름조차 생소하던 알레르기성 질환이 이렇듯 갑작스럽게 유행하는 원인은 무엇일까. 연구 결과에 따르면 자동차의 코팅 처리처럼 점막을 보호해 주는 코 내부의 점액이 증발한 탓이라고 한다. 여기서 점액이란 쉽게 말해 콧물 중에서도 기름기를 함유한 콧물을 말한다. 이런 점액의 상태를 정확히 표현한 옛말로 "좋은 개를 사려면 코가 촉촉한 개를 사고, 좋은 소를 사려면 코가 촉촉한 소를 사라."는 말이 있다. 이처럼 건강한 점액의 상태는 곧 코의 건강과 일맥상통한다고 할 수 있겠다. 그렇다면 대체 코의 윤활유 역할을 하는 점액은 왜 사라진 것일까.

여기에는 여러 가지 원인이 존재한다. 공기 중에 부유하는 많은 석유 화합물, 휘발성 물질, 새집이나 새 건물의 건축 자재나 벽지 등에서 나오는 유해 물질, 건조한 공기 등이 한몫을 한다. 또한 조명의 발달로 가능해진 야간 생활도 문제다. 점액선의 선(腺)은 샘이다. 음액은 주로 야간에 분비되며, 수면 부족이나 올빼미 생활은 음액 분비를 저하한다. 특히 커피는 수면 부족과 교감 신경을 흥분시켜 점액 분비를 줄이는 주범 중하나다. 그러나 무엇보다 중요한 원인으로 스트레스를 꼽는다. 지나친 긴장과 과로가 점액 분비 능력을 떨어뜨리고 교감 신경의 흥분이 내부적으로 화를 끌어올리면서 코는 말라 건조해진다.

이처럼 다양하고 복합적인 시대적 원인들이 인간의 질병 자체를 변화시키고 있다. 사회가 복잡해지고 문명이 발달할수록 인간의 질병은 더욱 다양하게 변화될 것이 자명하다. 식탁의 메뉴는 그대로 질병의 목록에 꼭 들어맞고, 의복, 양식, 난방과 조명 등의 주거 생활방식이 한 시대 질병의 역사를 새롭게 만들 것이며 결국 인간의 문명과 사회는 각각 특유한 질병의 구조와 형태로 변화해 나갈 것이다.

점액은 음기와 같다

1920년대 초, 페니실린(penicillin)의 발견자인 영국의 미생물학자 알렉산더 플레밍(Alexander Fleming, 1881~1955년)은 세균을 배양 중인 페트리 접시에 콧물을 떨어뜨렸다. 2~3일 후 접시를 살피던 그는 분비물 근처의 세균이 갑자기 사라져 버린 것을 보고 깜짝 놀랐다. 이때 발견된 것이 분비액, 즉 점액 속에 든 리소자임(lysozyme)이라는 살균 성분이다.

우리 몸은 침범하는 모든 이물질을 상대로 방어하는 작용을 한다. 그중에서도 몸의 외부 최전선에서 먼지나 미생물 같은 이물질을 저지하는 것은 점액의 역할이며 이것을 자연 면역 시스템이라고 한다. 같은 환경 속에서도 감기에 약한 사람과 강한 사람이 있듯이 "저항력이 있다.", "면역 기능이 강하다."라는 말은 대체로 자연 면역의 기능, 즉 점액의 분비 기능과 깊은 관련이 있다. 면역력을 강화시켜 바이러스 침입을 예방하는 것도 이런 의미의 연장선에 있다. 점액은 우리 신체 대부분에 걸쳐 분포한다. 눈물, 콧물, 침, 소화액, 기관과 생식기에 이르는 모든 부분은 물론 피부에서도 개구리처럼 매끈한 액이 일부 분비되고 있다.

또한 점액에는 대장균(*Escherichia coli*), 살모넬라균(*Salmonella*), 백일해균(*Bordetella pertussis*), 뮤탄스균(*Streptococcus mutans*, 충치의 원인균) 등의 다양한 세균과 인플루엔자 바이러스(influenza virus), 헤르페스 바이러스(herpes simplex virus), 폴리오바이러스(poliovirus, 소아마비의 원인) 등 엄청난 종류의 외계 분자에 대한 항체가 포함되어 있다. 서로가 연결되어 같은 항체를 만들어 내고 같은 면역학적 시스템에 편성된 몸 안의 점액은 자연 면역의 최전선에서 신체의 외부를 감싸고 방어한다. 마치 손이 더러우면 물로 씻어 내듯 쉴 새 없이 새로운 점액으로 교체되며 흐르는 것이다. 이들은 미생물이나 해로운 화학 물질을 씻어 냄으로써 그들의 접착 또는 침입을 방지한다. 따라서 점액을 물의 한 성분으로만 보면 곤란하다. 점액은 기본 점액과 반응성 점액으로 나뉘며 기본 점액은 기름의 성질을 띤 물로 점액 중에도 핵심 역할을 담당한다.

　이것을 두고 한의학에서는 "인체의 모든 물은 콩팥이 관리하며 간·심·비·폐·신의 오장은 각 기관에 따라 눈물·땀·침·콧물·소변을 분비한다."라고 정의한다. 한의학에서 콩팥은 겨울, 씨앗을 뜻하는데 모든 씨앗은 반드시 기름을 포함하며 기름이 든 물은 콩팥에서 주관한다. 이 물이 한의학에서는 음양 중에서 음기의 상징이다. 음기는 태극에서 붉은색과 푸른색의 조화 중 푸른색에 해당한다. 붉은 양기가 온도를 높여 부글부글 끓인다면 음기는 내부를 적시면서 청소하고, 피막처럼 이물질을 자연스럽게 방어하는 역할을 한다.

역사 속에서 양기는 상한으로, 음기는 온병으로 변화

　한의학과 현대 의학은 각각 서로 다른 문화적 전통 위에서 발전해 왔다. 현대 의학은 보이면 쏜다는 수렵 전통을 바탕으로 세균이나 바이러스를 찾아내 죽이거나 상처를 입힘으로써 신체를 위기에서 구출한다. 한의학은 농경 문화를 바탕으로 밭을 가는 것처럼 자신의 신체를 갈고 일구면서 바이러스나 세균이 달라붙지 못하게 대비해 왔다. 예를 들면 감기가 왔을 경우 자신의 체온을 높이는 매운 약이나 땀을 내는 발한제, 이뇨제, 배설제 등을 이용해 감기를 씻어 내거나 몰아냈다. 이런 사유적 바탕은 전염병에도 똑같이 적용된다. 중국의 의서 『상한론(傷寒論)』이 바로 그러한 점을 잘 보여 주는데 상한(像寒)은 인체가 차가운 기운으로 체온 조절 기능에 손상을 입었다는 전제를 치료의 중점에 둔다. 고추처럼 맵고 따뜻한 약이나 계피처럼 달고 매운 약 등을 사용하여 체온을 보존하거나 높이는 문제에 중점을 두고 치료한다. 이런 대전제는 필연적으로 습도, 즉 점액의 조절 문제를 간과했다는 결론에 봉착하게 되며 청나라 대에 와서 수정된다.

바로 한의학의 전염병 치료 학문인 '온병학(溫病學)'의 출현이다. 온병학의 시조는 청나라의 명의 오국통(吳鞠通, 1758~1836년)이다. 상한론의 시조였던 장중경(張仲景, 150~219년)이 가족의 죽음 앞에서 절실한 마음으로 연구에 매진했듯, 오국통도 사촌의 죽음을 지켜보며 새로운 전염병 치료에 착수했다. 대전제는 상한과 온병의 차이를 명확히 제시하는 일로부터 시작되었다. "온병 치료에는 땀을 내는 방법을 사용하지 말아야 한다. 땀을 내거나 체온을 높이면 또 다른 큰 병이 생기기 때문이다."라는 그의 주장은 점액 분비 능력이 떨어진 사람으로 하여금 땀을 내거나 체온을 높이게 하면 더욱 건조해지면서 방어 능력에 더 큰 결함이 생김을 지적한 것이었다. 온병의 관점에서 보면 나이 드신 어른보다 젊은 사람이 전염병에 쉽게 감염되는 것도 바로 이런 이유 때문이다. 젊은 사람들은 체온이 높아지면 신경이 과민해지고 밤잠을 설치면서 코나 입이 바싹 건조해지는 경우가 많다. 아파트 생활은 코를 더욱 건조하게 만들어 전염병에 노출되거나 감염되는 상황을 용이하게끔 했다.

한의학적 예방법의 당위성

한의학은 자신의 신체를 갈고 일구는 농경 의학인 만큼 세균이나 바이러스의 접착을 방지하는 예방적 측면에 그 본류가 있다. "명의는 병이 나기 전에 치료하고 평범한 의사는 병이 나야 고친다."는 『황제내경』의 말은 분명한 예방 의학적 메시지다. 점액의 생산과 분비 기능을 어떻게 강화할 것인가는 현재 시점에서 되짚어야 할 중요한 이슈다. 여기에는 구체적 설명이 필요하다. 점액은 당연히 위장에서 생산된다. 위장의 역할은 부숙수곡(腐熟水穀)이다. 부(腐)는 '썩힌다.'라는 뜻으로 더 정확히 표현하면 삭히는 것이고 숙(熟)은 '찐다.'라는 뜻이다. 술 먹고 구토했을 때 멀건 반죽과 국물 같은 것이 뒤섞여 나옴을 알 것이다. 소화 작용은 이렇게 진행된다. 몸은 음식을 위장에서 위액과 골고루 섞어 삭히고 찌면서 맑은 것은 짜서 전신의 점액 성분을 보충하고 탁한 것은 대장을 통해 배출한다.

이런 점에서 보면 습기가 있는 밥이 가루 성분이면서 건조한 빵보다는 유리하다. (실제로 일본에서는 빵을 많이 먹는 젊은 층에서 침의 분비가 줄어 구내염이나 구강 건조증이 생긴다는 보고도 있다.) 한의학에서는 점액을 진액 혹은 정기로 표현하는데 정(精)에는 쌀 미(米) 자와 채소를 뜻하는 푸를 청(靑)자가 포함되어 있다. 바로 따뜻한 밥과 채소가 정기의 근원임을 암시한 것이다. 생활 속에서 점액을 보충하려면 더덕이나 황기(黃耆) 등을 차로 마시거나 새콤한 오미자, 매실을 섭취하면 된다. 기름이 든 물은 앞에서 전제했듯 기본 점액이다. 겨울과 차가움을 상징하며 흑색이다. 검으면서 씨앗인 것은 검은 깨와 검은 콩이다. 하지만 생활에서 식품으로 보충하는 것보다 더욱 중요한일은 체내의 음기를 자연스럽게 생산하는 것이다. 음기의 원천은 깊은 숙면이다. 잠을 자지 못한 사람이 푸석해 보이는 것은 점액의 분비가 줄어들었다는 확실한 증거다. 바이러스는 대부분 호흡기를 통해 침입하는데 이때 코가 바로 바이러스 방역의 관문 역할을 한다. 코를 촉촉하고 매끈하게 만들어야 이 일차 관문에서 바이러스를 걸러 낼 수 있다. 참기름, 꿀, 젤리나 알로에 액으로 코를 촉촉하게 만드는 것도 간단하지만 큰 효과를 거둘 수 있는 예방법임을 잊지 말자.

여성의 알레르기성 비염 치료, 가미소요산

『장자(莊子)』 내편 1장인 '소요유(逍遙遊)'에서 '소요'란 "목적 없이 이리저리 슬슬 거닐며 돌아다닌다."라는 뜻이다. 한의학에서는 이 단어가 약간 다른 의미를 갖고 있다. 즉 마음이 왔다 갔다 해서 종잡을 수 없는 불안정함을 포함한다. 갱년기에 이런 질환이 잘 생기는 것은 여성 특유의 호르몬 분비와 관련이 크다.

남성은 사춘기에 성호르몬의 분비가 높아지고 그 이후 노년까지는 호르몬 분비가 안정된다. 그러나 여성은 남성에 비해 생리, 임신, 분만, 수유 그리고 폐경기에 이르는 다양한 과정이 있어, 이에 따라 생체 리듬이 변해 가고 호르몬 분비가 불안정해진다.

여성 갱년기가 되면 자궁은 더 이상 생식을 위해 혈액을 받아들일 필요가 없어지면서 남은 혈액의 양이 이전보다 많이 상승한다. 상승한 혈액을 따라 기도 올라가므로 심장에는 필요 이상의 혈액이 차오르고 심장의 혈액 펌프 능력은 부담을 받는다. 심장이 받은 부하는 열로 변해 상승함으로써 얼굴은 붉어지고 가슴은 답답해지며 건조해진다. 목단피(牧丹皮)는 매운맛과 차가운 기운으로 상승한 혈액을 뚫어서 움직이게 하고 차가운 기운으로 열을 내린다. 코 내부의 혈관도 혈액이 과도하게 집중되어 비후해지면 운동성이 떨어진다. 발작적인 재채기와 함께 과도한 콧물은 십대 내지 이십대의 여성에게서 훨씬 자주 나타나며 이는 코 혈관 운동의 불안정 상태를 의미한다. 알레르기성 비염과의 차이는 결막이 정상인 점이다. 갱년기 여성도 호르몬의 변화로 신체 혈관의 운동성이 달라져 아래코선반에 흐르는 혈액은 외부적 온도 변화에 적절히 반응할 수 없게 된다. 이러한 혈관 운동성의 변화가 혈관 운동성 비염을 유발한다. 임상에서는 알레르기성 비염과 구분하기 어렵다.

여성의 알레르기성 비염을 완화시키는 요령

호흡법

깊고 천천히 호흡을 하는 것은 자율 신경의 작용을 조정하며 흥분을 가라앉히는 효과가 있다. 취침 전이나 일상 중에 복식 호흡을 함으로써 자율 신경의 안정을 꾀하는 것이 좋다. 누워서는 배꼽에 손을 대고 배를 불룩하게 하면서 숨을 크게 들이마신 다음 천천히 숨을 내뱉는다. 앉을 때는 책상다리를 하고 양손으로 발을 가볍게 잡는다. 배를 불룩하게 하면서 숨을 천천히 들이마신 다음 배꼽을 들여다본다는 생각으로 몸을 둥글게 하면서 숨을 천천히 내뱉는다.

지압, 마사지

쉽게 긴장되고 경직되는 목, 어깨, 등을 가볍게 마사지해 주는 것도 도움이 된다.

한약

자율 신경 실조증처럼 신체의 여러 가지 증상이 나타나는 상태에 환

자의 증상과 체질에 맞는 한약을 선택하여 복용하면 도움이 된다. 가미
소요산, 당귀작약산(當歸芍藥散), 반하후박탕(半夏厚朴湯), 소시호탕(小柴
胡湯), 황련해독탕(黃連解毒湯), 진무탕(眞武湯), 계지가용골모려탕(桂枝加
龍骨牡蠣湯) 등의 처방이 이용된다.

남자의 음기 보충, 갈근해기탕

남자와 여자는 다르다. 음기라는 측면에도 남자가 보충하는 음기와 여자가 보충해야 하는 음기는 차이가 있다. 남자의 음기를 훼손하는 대표 주자는 술이다. 술을 마시면 우리 몸은 열이 나고 붉어진다. 음기가 차갑고 서늘한 밤을 닮은 기운이라는 점을 감안하면 술은 확실히 양기를 끌어올려서 음기를 훼손한다. 진료를 할 때도 술을 자주 마시는 환자들은 공통적인 양상을 나타낸다. 코가 건조하고 입이 마르면서 설사가 잦은 편이다. 얼굴과 위장에 그 후유증이 나타난다.

칡은 땅속 깊이 뿌리박고 나무의 가장 높은 곳에까지 덩굴을 뻗는다. 칡이 뒤덮은 나무는 햇빛을 보지 못하고 끝내 말라 죽고 만다. 햇볕이 드는 곳은 양적인 부위다. 인체에서 양적인 부위 중 가장 깊은 곳은 바로 위장이다. 그리고 가장 높은 곳은 얼굴과 목 뒷덜미다. 그래서 칡은 위장의 음기인 영양액을 끌어올려 얼굴을 촉촉하게 적셔 준다. 이런 작용은 옛날부터 음식에도 이용되었다

갈분(칡가루)을 묽게 쑤어 생강즙과 꿀을 탄 '갈분의이(葛粉薏苡)'라는

음식이 있다. 여기서 '의이'는 율무를 가리키며 습기를 천천히 말리는 약으로 사용되었다. 갈분의이는 술이 깬 뒤에 먹는 음식으로 유명한데 옛날 애주가의 아내들이 만든 것으로 알려져 있다. 칡꽃은 갈화(葛花)라 하며 주독을 풀고 하혈을 멈추는 효능이 있다. 하여 '갈화해성탕(葛花解醒湯)'이라는 술 깨는 처방으로 잘 알려진 구성 약물이다.

갈근(葛根, 칡뿌리)의 이런 작용을 돕기 위해 함께 처방되는 약이 석고다. 석고는 매운 성분과 무거운 질감, 차가운 기운이 특징이다. 차갑고 무거운 특징은 떠오르는 열을 진압하고, 맵고 매끄러운 질감은 아래위로 끊긴 진액의 도로를 이어 주고 열어 주는 특징을 갖고 있다. 석고는 색이 흰색이라 백호라는 별명으로 부르기도 한다. 지상의 왕자인 호랑이처럼 위장에 생긴 병의 원인들을 물어뜯어 죽인다고 할 만큼 무서운 약효를 갖고 있다.

시호와 황금은 스트레스를 풀어 준다. 시호는 봄날의 햇살처럼 작용하며 모든 사물이 겨울의 억눌린 상태에서 깨어나 만 가지 변화를 일으키도록 만든다. 스트레스는 사물을 움직이는 동력인 기가 왜곡되어 열로 변한 것이다. 황금은 열을 들어 올려 날려 보냄으로써 음기 손상을 방지하는 작용을 한다.

음주와 스트레스로 손상된 음기는 여자와 달리 위장에서 끌어올린 음액에 의존해야 한다. 위장의 음액을 나무뿌리가 수액을 끌어올리듯이 보태 주는 방법은 바로 갈근에서 출발하며 특히 남자의 음액을 보태 주는 것은 바로 갈근해기탕이 중심이 된다.

6장

조선 왕들의
코 치료법

약은 약이고 음식은 음식이라는 현대 의학의 개념이 아니라 음식을 약에
가깝게 응용하여 생활 속 실천으로 질환의 본질을 제거하는 것이 왕실 진
료의 본질이다. 왕실 진료의 기록들은 치료할수록 오히려 만성화되는 코
질환을 항생제나 해열제로 치료하는 것에 부담감을 느끼는 현대인에게 또
다른 해결책이 될 것이다.

조선 시대 왕의 진료는 침·뜸·약을 단순히 처방하기 위한 절차가 아니라 음식, 생활의 개선부터 실천 가능한 약차 요법(tea therapy)까지 다양한 진료를 통한 종합적인 방법을 검토하였다. 질병의 제거가 아니라 전체적인 건강 회복을 목표로 전방위적 치료를 통해 예방과 관리에 만전을 기울였다. 예를 들면 명종(明宗, 1534~1567년, 재위 1545~1567년) 이환(李峘)은 본래 몸이 약해서 다양한 진료를 받았다. 그러나 병약한 몸에다 심약했던 그는 정쟁의 와중에서 계속된 어의들의 처방으로 지쳐 갔다. 정승들로 이루어진 제조들의 건의는 의학의 근본이 어디에 있는지 되새긴다. "의가의 방술은 병의 뿌리를 살피는 것이 근본이 되고 약만을 제조하는 것은 말단입니다."

비염은 우리 주변에서 가장 흔하게 볼 수 있는 질환이다. 많은 사람이 단순한 질환으로 인식하고 치료하지만, 근본 치료는 어렵다. 가장 흔한 또 하나의 질환인 감기 이후에 재발하거나, 치료할 때 좋아졌다가 약물 복용을 끊으면 바로 콧물과 재채기가 나오는 등 원점으로 쉽게 회귀하는 질병이다.

『승정원일기』의 비염 관련 질환들은 각 증상에 대한 발생과 경과, 대처법, 치료 결과 등이 상세하게 기록된 귀중한 자료다. 또한 증상에 대한 치료법이나 처방이 얼마나 임상적 효용성이 있었는지에 대한 평가를 할 수 있는 내용들이다.

왕들의 진료 중 가장 흥미로운 것은 코가 만성화되어서 나타나는 코뒤흐름 증상이다. 코뒤흐름은 코가 목으로 넘어가면서 목에 이물감을 느끼거나 가래가 걸리면서 기침이나 불쾌감을 호소하는데 유사한 증상을 보이는 질병이 많아서 다른 질환과 감별을 요구한다. 선조처럼 코가 목으로 넘어가는 코뒤흐름도 있었지만, 매핵기(梅核氣)로 이물감을 호소하는 경우도 있었다. 특히 왕비 중에는 왕실의 정치적 긴장감과 왕자를 출산하여야 한다는 압박감에 매핵기로 괴로워한 이가 유독 많았다. 숙종(肅宗, 1661~1720년, 재위 1674~1720년) 이순(李焞)의 둘째 왕비 인원왕후 김 씨(仁元王后 金氏, 1687~1757년)는 불임과 불안감으로 인한 매핵기로 힘들어했다. 숙종은 야식으로 인한 역류성 식도염에 목의 불쾌감과 소화 불량 증상으로 구담(口淡)이라는 질병을 호소했다.

코가 건조해서 과민한 증상을 치료하는 처방과 생활 요법도 곳곳에 나타난다. 시대는 다르지만 영조는 재채기와 콧물이 심해지자 코의 점액을 보충하는 처방 생맥산(生脈散)으로 효험을 보았다. 생맥산에는 맥문동이라는 약재가 촉촉하고 매끈한 자윤력을 발휘하는 최고의 처방이다. 현종(顯宗, 1641~1674년, 재위 1659~1674년) 이연(李棩)은 그보다 건조감이 심했는지 웅담(熊膽)을 개어서 바르는 외용제로 치료했다. 고사성어 '와신상담(臥薪嘗膽)'에서 쓸개를 뜻하는 담이 바로 웅담인 것을 감안하면 현종의 불안감과 고민은 『승정원일기』가 아니면 엿볼 수 없는 비밀스런 기록이다.

생활 속에서 감기를 예방하고 차 종류로 치료하는 것을 다음(茶飲)이라고 한다. 한약의 쓴맛에 질린 왕들이 한두 가지 약물로 가볍게 보조 치료제로 사용하는 것이다. 영조는 이런 보조 치료제를 적재적소에 사용했다. 대표적인 약재는 금은화였다. 금은화의 해열 작용과 꽃이 주는 단맛은 조선 왕들의 열감기 필수 처방으로 지금의 아스피린 구실을 했다.

약은 약이고 음식은 음식이라는 현대 의학의 개념이 아니라 음식을 약에 가깝게 응용하여 생활 속 실천으로 질환의 본질을 제거하는 것이 왕실 진료의 본질이다. 왕실 진료의 기록들은 치료할수록 오히려 만성화되는 코 질환을 항생제나 해열제로 치료하는 것에 부담감을 느끼는 현대인에게 또 다른 해결책이 될 것이다.

왕실의 의초 쑥

쑥은 계절성으로 찾아오는 알레르기성 비염 증상에 매우 유용하다. 특히 미세 먼지, 찬바람 등에 노출돼 갑작스럽게 시작되는 콧물, 재채기 같은 알레르기 증상 치료에 특효다. 쑥을 주전자에 넣고 증기를 마시면 점막이 튼튼해지면서 코가 뻥 뚫리는 느낌이 온다. 쑥은 코의 본질인 온도 조절 기능을 강화하는 효능이 뛰어나다. (물론 쑥 알레르기가 있는 분은 예외다.)

쑥에는 양적(陽的)인 기운이 넘쳐흐른다. 조상들이 삼월 삼짇날이나 단오 등 양기가 가장 성한 날을 골라 쑥을 뜯어 말린 것도 그 양적 본성을 더욱 북돋우기 위해서다. 양기가 성한 만큼 쑥은 인체를 따뜻하게 데워 준다. 그래서 양기가 부족한 여성에게 특히 좋다. 불임, 임신 중 하혈, 냉대하 등에 쑥을 오랫동안 고아 엿처럼 달인 고를 복용하거나 탕으로 달여 먹어도 효과가 크다. 쑥뜸을 뜻하는 한자는 '구(灸)'인데, 바로 차게 식은 몸을 오랫동안(久) 불로(火) 달군다는 의미다. 쑥은 오랜 병으로 지친 인체를 따뜻한 양기로 북돋우는 보일러 같은 존재다. 그만큼 양적인 기운이 강하다. 뜸을 뜨는 재료로 쑥을 쓰는 이유도 바로 그 때문이다. 『본초강목(本草綱目)』에서는 "쑥은 속을 따뜻하게 하고 냉기를 없애며 습기를 말려 준다. 기혈을 다스리고 자궁을 따뜻하게 하며 모든 출혈을 멎게 한다. 배를 따뜻하게 하고 경락을 고르게 하며 태아를 편하게 한다."라고 설명한다.

요즘 말로 하면 '건강 염려증'이 있었던 영조는 쑥으로 복대를 만들어 배를 감싸고 다니기도 했다. 영조 37년(1761년)『승정원일기(承政院日記)』의 기록을 보자. 소화 불량과 어지럼증에 자주 시달리던 영조에게 의관들은 쑥 복대(艾帶)를 권한다. 영조의 증상을 몸이 차가워져 생긴 것으로 판단하고 처방한 것이다. 쑥의 뜨거운 기운으로 찬 배를 따뜻하게 데울 심산이었다. 쑥 복대를 찬 후 영조는 "음식 맛도 좋아지고 어지럼증도 회복되었다."라며 좋아한다. 왕실에서는 쑥떡의 일종인 '청애단자(靑艾團子)'를 만들어 약식(藥食)으로 먹기도 했다. 이런 연유로 쑥은 조선 시대뿐 아니라 근래에 이르기까지 산촌에선 배앓이와 설사를 치료하는 가정 상비약으로 쓰였다.

사실 쑥은 한민족의 생존에 도움을 준 대표적 구황 음식이기도 하다. 예를 들어 세종(世宗, 1397~1450년, 재위 1418~1450년) 이도(李祹)의 재위 29년(1447년) 평안도 상원군에서 굶어 죽는 사람이 17명에 이르자 의관들은 "쑥 잎과 그 열매를 따 쌀, 소금과 함께 물에 끓여 죽을 쑤어 먹이면 흉년 구제에 크게 도움될 것."이라고 진언한다. 영조 때 재야 지식인이었던 성호 이익(李瀷, 1681~1764년)은 저서『성호사설(星湖僿說)』에서 쑥을 "향긋한 별미의 음식이고 많은 병을 낫게 하는 풀"이라고 소개하면서 "조선사의 명맥을 잇게 한 일등 공신"이라고까지 했다.

하지만 이렇게 몸에 좋은 쑥도 오랫동안 복용하거나 많은 양을 복용할 때는 독으로 작용할 수 있어 특히 주의해야 한다. 『본초강목』은 "부인의 불임증에는 대부분 쑥을 복용시키지만 그 성질이 아주 뜨거워 기가 상승한다. 세상 사람들은 몸이 따뜻해지는 것을 보고 기뻐하지만 오래 복용하면 중독을 유발한다."라고 경고한다.

세종도 흉년 구제에 쑥을 쓰자는 의관들의 제안을 듣고 황보인(皇甫仁, 1387~1453년)에게 내린 유지에서 "쑥을 혹시 탕으로 만들어 마시면 허약한 사람을 매우 보(補)하지만, 또한 독이 발생하면 열기(熱氣)가 위로 쳐 올라온다."라고 경계했다. 쑥은 이처럼 잘 쓰면 명약이고 못 쓰면 화를 부른다고 해서 예로부터 '의초(醫草)'라고 불렸다.

알레르기성 비염에는 금은화

알레르기성 비염도 음양의 구분이 있다. 주 증상이 콧물이 대세인 경우와 재채기, 가려움증이 대세인 경우로 나눌 수 있다. 콧물이 나는 비염은 음증이고 재채기, 가려움증이 심한 비염은 양증이다. 양증의 경우에 사용하는 약물이 바로 금은화다. 물론 증상이 함께 나타날 때도 있지만, 눈과 코 인후부의 가려움에는 금은화가 특히 효험이 크다. 코가 건조하면서 가렵고 기침이 나고 열이 날 때를 한의학에서는 온병(溫病)이라고 한다.

숙종의 재위 44년(1718년) 고령의 임금은 자주 감기에 걸렸다. 그해 가을(9월 27일), 맑은 콧물이 흐르고 기침이 나면서 열이 심해지자 어의들은 한약 대신 차처럼 마시는 다음(茶飮)을 권했다. 어의들이 권한 감기의 비방은 바로 금은화였다.

인조(仁祖, 1595~1649년, 재위 1623~1649년) 이종(李倧)도 재위 26년 8월 16일 감기에 걸리자 금은화차 2첩을 끓여 먹은 다음 "감기 증세는 꽤 풀린 듯하다."라고 말했다. 이렇듯 『승정원일기』에 쓰인 임금의 감기 처방은 금은화차가 대세다.

금은화는 일반인에게 낯선 약재이지만, 많은 왕들이 이 약초의 효능에 매료됐다. 개혁 군주 정조(正祖, 1752~1800년, 재위 1776~1800년) 이산(李祘)도 『홍제전서(弘濟全書)』 「일득록(日得錄)」에서 자신의 체질과 치료 처방에 대해 자세히 설명하면서 금은화를 이렇게 평했다. "나는 젊었을 때부터 몸에 열이 많아 음식을 겨우 먹었으므로 날마다 우황(牛黃)과 금은화를 먹는 일이 다반사였다."

정조가 죽음을 맞이하게 된 가장 결정적인 원인은 종기였다. 종기는 조선 시대 임금들을 괴롭힌 가장 무서운 질환 중 하나다. 정조가 금은화를 무시로 복용한 이유는 종기를 삭이는 항염증 작용이 가장 뛰어난 약재가 바로 금은화였기 때문이다. 『동의보감』은 종기를 예방하는 단방(單方)을 소개하면서 금은화의 줄기인 인동덩굴을 모아 찧어서 떡처럼 만든 인동병을 최고의 약재로 소개할 정도다.

필자의 아들도 금은화의 효험을 톡톡히 본 적이 있다. 초등학교 3학년 때 항문 주위에 염증성 종기가 심하게 부풀어 입원했는데 외과 전문의는 수술을 난감해했다. 혹시나 종기 제거 수술을 하면서 항문 주위 근육을 다치게 할 우려가 크다는 이유에서였다. 그래서 수술을 포기하고 아들에게 금은화를 진하게 달여 먹였는데 정말 감쪽같이 종기가 사라졌다.

금은화는 추운 겨울도 견뎌 내는 인동(인동초)의 꽃으로, 인동은 전국의 산과 들에서 흔히 자라는 덩굴나무다. 인동은 각 마디에서 두 송이씩 꽃을 피우는데 흰색으로 먼저 피어난 꽃이 나중에는 노란색으로 변하고 뒤이어 갓 피어난 꽃은 흰색이어서 금색과 은색이 혼재된 모습의

금은화가 된다. 5~6월에 피는 이 꽃은 맛이 달콤해서 옛날 어린이들이 즐겨 따먹는 간식거리였다. 특히 향기가 매혹적인데 멀리서도 은은하게 코를 자극한다.

예로부터 감기를 치료하는 민간약으로 애용되어 온 금은화는 최근의 임상 연구에서도 독감 등 바이러스성 감염 질환의 치료에 도움이 되는 것으로 밝혀졌다. 정지용(鄭芝溶, 1902~1950년) 시인의 「인동차」에도 감기 치료약으로 쓰인 인동(금은화) 처방의 모습이 생생히 묘사되어 있다.

노주인(老主人)의 장벽(腸壁)에 무시(無時)로 인동(忍冬) 삼긴 물이 나린다.

밤낮의 기온차가 섭씨 10도 이상 나는 날이 늘어나는 가을에는 알레르기성 비염으로 고생하는 분들이 많다. 콧물과 재채기, 코 막힘도 큰일이지만 눈과 코, 목 천장의 가려움은 참기 힘든 고통이다. 금은화는 해열과 가려움 증상 해소에 효험이 크고, 콧물과 기침 등 감기 증상 치료에도 좋다. 여름에 꽃을 준비하지 못했다면 인동 덩굴 40그램 정도를 구해서 진하게 달여 먹으면 좋다. 2018년 5월 북한이 풍계리 핵 실험장 폭파 현장 취재진을 위해 준비한 만찬에도 금은화차가 올라간 것으로 알려졌다.

배를 따뜻하게 하면 코가 따뜻해진다

오행 사상에서 토의 본질은 만물의 본체다. 나머지 목화금수(木火金水)가 모두 토에 의해 존재가 드러나고 화신으로 변해 현상으로 생기고 자라난다. 토가 인간을 포함한 천지 만물을 심고 거두는 것이다. 시간으로 보자면 봄은 태양이 토에 발생, 성장의 힘으로 나타나고 여름의 화(火)기는 무성하고 번성하는 것이며 가을은 수렴하고 거두는 것이며 겨울의 수(水)기는 저장하고 침묵하는 시간이다. 시간은 태양이 토 위에서 나타나는 현상일 뿐인 것이다. 토는 생명을 굴리는 수레바퀴로 작용한다.

위장을 우리가 알고 있는 소화기가 아니라 토의 기능을 수행하는 경맥으로 이해하기 위해서는 신화를 이해해야 한다. 장자의 설화에는 중앙(土)의 임금 혼돈(混沌)에 대한 이야기가 있다.

남해의 임금을 숙(儵)이라 하고 북해의 임금을 홀(忽)이라 하며 중앙의 임금은 혼돈이라고 했다. 숙과 홀은 혼돈의 땅에 서로 만났는데 혼돈은 그

219

들에게 아주 융숭한 대접을 했다. 그래서 숙과 흘은 서로 의논하여 혼돈의 덕을 갚으려 했다. "사람들은 모두 7개의 구멍을 가지고 보고, 듣고, 먹고, 숨쉬고 있는데 혼돈만은 이것을 가지고 있지 않소. 그에게도 구멍을 뚫어 봅시다." 이렇게 하여 하루 한 구멍씩 뚫어 7일째가 되니 혼돈은 죽고 말았다.

한의학적으로 해석하자면 혼돈은 소화기를 담은 몸통이고 일곱 구멍은 두뇌를 상징한 것이다. 이 점을 두고 한의학은 소화기의 대행자로서 두뇌의 탄생 설화라고 본다.

예를 들면 진화론적 가설과 같다. 생물학자 라이얼 왓슨(Lyall Watson, 1939~2008년)의 말이다.

하등 동물 히드라(Hydra oligactis)는 온몸이 소화관이라고 해도 좋을 만큼 단순한 구조를 갖고 있지만, 입과 항문을 겸하는 위쪽의 구멍 주위는 신경 세포가 둘러싸고 있다. 동물의 신경 세포는 뇌와 관련이 있으므로 히드라의 신경 세포 같은 것이 위쪽으로 뻗어 뇌가 형성되었을 것이다.

물이나 뻘 속에 사는 원시 동물에게 미각과 후각은 거의 구분되지 않는다. 진흙 속에서 접촉함으로써 감각이 일어났고 그 후 입을 벌린 채 진흙을 토해 내며 미각이 좀 더 효율적으로 멀리 떨어진 곳의 영양 물질을 맛볼 수 있게 하기 위해 후각이 생겼다. 그 후 청각과 시각이 발달한 것은 물론이다.

이런 추론은 뇌가 먹이를 구하는 위장 기능의 촉수에서 생겼다는 것을 증명한다. 한의학은 신화에서처럼 머리가 몸통 속 혼돈의 대행자이므로 얼굴이 위장의 영향 아래 있다고 보고『동의보감』에서도 위장 기능을 보강하는 데 주력한다.

면역의 힘도 마찬가지다. 소화관의 면역계는 관으로서의 인간이 가지는 특질을 잘 보여 준다. 외부와 소통하며 살아가는 인간이 이물질과 가장 많이 맞닥뜨리는 장소는 바로 소화관이다. 소화관은 몸속에 있으면서 동시에 외부 세계를 담는 또 하나의 모형으로 가능한다. 인간에게 음식물은 기본적으로 모두 이물질로서 자기화되는 과정을 거쳐야 한다. 이물질을 적절하게 관용하고 자기화시키는 주체가 바로 소화기이다. 만약 이물질을 적이라 규정하고 모두 배제의 원칙에 따라서 공격한다면 인체는 매일 전쟁터가 될 것이고 생존 자체도 힘들 것이다. 면역학자들에 따르면 외부 이물질에 대응하기 위한 관용과 배제의 훈련 장소는 위장이라는 것이 정설이다. 이물질에 대한 관용과 배제의 원칙이 위장에서 적용되는 것이다. 최근에 알레르기성 물질에 시달리는 환자에게 먹어서 공존하기 위한 면역 관용성을 증가하는 치료법이 생기는 것도 바로 이런 원칙에 근거한 것이다.

한의학은 이런 점을 감안해서 면역을 높이는 효과적인 방법으로 소화기의 건강을 끌어올리는 방식을 적극적으로 활용했다. 영조의 경우는 쑥으로 만든 복대를 착용하여 위장 기능을 보호하고 감기 예방에도 활용했다. 중국의 서태후(西太后, 1835~1908년, 재위 1861~1908년)도 보원고본고(保元固本膏)라는 환약을 만들어 배꼽에 붙여서 장수의 비법으로 삼았다.

지인 중 한 분은 교도소에서 약식으로 이 방법을 사용하여 큰 효험을 보았다. 페트병에 뜨거운 물을 부어서 수건으로 감싼 다음 배꼽에 올려놓는 것이다. 매일 이렇게 배꼽에 온기를 더한 이후에 한 번도 감기에 걸리지 않고 무사히 수형 생활을 마칠 수 있었다고 한다. 일부에서는 이런 생각의 연장선상에서 장 건강을 도와주기 위해 요구르트나 유제품으로 변비를 없애고 장내 세균총을 유익한 균으로 바꾸는 것이 면역력 증진에 영향력이 큰 것으로 본다.

실제 치료에서도 코가 막히는 환자의 배에 핫팩을 올려놓는 것만으로도 코가 뚫리는 경우가 많다. 위장으로부터 소장, 대장에 이르는 긴 관을 온기로 따뜻하게 해 주는 것은 면역 기능의 보강을 위해 가장 중요한 일이다.

선조의 코뒤흐름과 기침, 허준의 처방은?

　『동의보감』에 기록된 코 질환의 종류는 여럿이다. 코가 막히는 비구 (鼻鼽), 콧물이 흐르는 비체(鼻涕), 지금의 코곁굴염으로 누런 코가 생기 거나 목으로 가래가 넘어오는 비연(鼻淵), 재채기가 나는 비체(鼻嚏), 코 피가 나는 비뉵(鼻衄) 등이 있다. 선조(宣祖, 1552~1608년, 재위 1567~1608 년) 이연(李昖)은 비연을 앓았다. 지금으로 치자면 코곁굴염으로 축농증 이다.

　비연은 코가 연못에 고인다는 뜻이다. 해부학적으로 보자면 이 말은 상당히 일리가 있는 말이다. 코의 공기 주머니인 코곁굴은 뇌의 바닥 쪽 에서 머리를 식혀 주는 환기구 역할을 할 뿐만 아니라 코를 촉촉하게 자 윤(滋潤)하기 위해 점액을 공급하는 저수지의 역할도 하기 때문이다. 코 곁굴염이 생기는 원인은 대체적으로 코곁굴에서 외부로 열린 구멍이 부풀어 오르면서 막히고 내부의 점액이 고인 물이 되어 염증으로 변하 는 데 있다. 코가 뒤로 넘어가는 코뒤흐름은 대부분 코곁굴염의 후유증 으로 생긴다. 목의 이물감과 기침이 계속되면서 캑캑거리고 목이 막히

223

는 듯한 불쾌감이 이어진다.

선조는 기침으로 고생하였다. 선조 32년에 백사 이항복(李恒福, 1556~1618년)은 허파와 위장이 약한 선조를 위하여 여러 가지 처방을 권하였지만 잘 낫지 않자 뽕나무 껍질을 꿀로 구워서 매화차와 겸복하여 마시게 했고 증상이 호전되었다. 그러나 감기 때마다 기침이 재발하곤 했다. 가장 문제가 된 것은 가래가 목에 걸려서 호흡이 곤란해지고 가슴이 답답해지면서 곤욕을 치른 것이다. 가래를 없애는 거담제 계통의 약물을 복용하였지만 증세는 말끔하게 낫지 않았다. 감기만 걸리면 반복되는 기침과 가래의 원인을 당시 어의인 허준은 정확하게 지적했다.

선조 34년(1601년) 약방이 아뢰기를, "신들이 의관과 상의해 보건대, 성후는 풍사에 감기가 되어 콧물이 나오는 증세가 아직 쾌차하지 못하셨으니, 하교하신 대로 그대로 청금강화탕(淸芩降火湯)을 복용하시는 것이 합당합니다."

청금강화탕은 콧물을 치료하는 약물이 아니라 기침을 치료하는 처방이다. 가래가 목에 걸려서 잘 떨어지지 않아서 얼굴이 붉게 달아오르면서 기침하는 증상을 다스린다. 콧물의 증상도 비연으로 기록되어 있다. 콧물이 아니라 목으로 가래가 넘어가는 코뒤흐름 증상을 의미한다. 허준은 코로 인해서 넘어오는 가래임을 정확히 진단한 것이다. 이튿날 처방도 살구씨와 뽕나무 껍질이 들어간 가래를 없애는 이진탕 처방인 점은 이것이 단순히 콧물이 아닌 코뒤흐름이었음을 반증한다.

이어서 선조가 복용하는 처방들도 흥미롭다. 가래와 기침을 다스리는 반과환(半瓜丸)이다. 반하와 과루인(瓜蔞仁)으로 구성된 약물로 가래와 기침을 잠재운다. 처방을 지속적으로 복용해 선조가 진저리가 난다고 말할 정도로 치료하였다.

코가 목으로 넘어가는 코뒤흐름은 가래가 목구멍으로 넘어가기 때문에 인후염과 귀인두관의 막힘, 목소리가 쉬는 경우가 잦다. 선조는 계속해서 인후증과 목소리가 쉬는 실음증을 치료하였다. 귀가 마비되거나 막히는 증상을 치료한 기록들도 잦다. 결국 3년이 지나서야 완치되었다. 치료 기간 동안 신하들은 다른 여러 의원을 추천하였지만 선조는 허준에 대한 신뢰를 한번도 버리지 않았다.

"허준은 고금의 의서에 통달하고 치료하는 것이 노련하다." 선조 임금의 말이다. 전란과 당파 싸움으로 면역력이 떨어진 선조는 허준이란 명의가 있어 질병의 고통을 덜고 (조선 왕으로는 장수인) 57세까지 생존할 수 있지 않았을까?

왕후의 코피

인조의 계비인 장렬왕후 조 씨(莊烈王后 趙氏, 1624~1688년)는 인조 16년(1638년) 15세의 나이에 왕후로 책봉됐다. 인조와 나이 차는 무려 29살, 하지만 인조는 후궁이었던 소용 조 씨(昭容 趙氏, 1617~1651년)만을 총애했다. 그 때문일까. 그녀는 인조와 22세 때 별거한 후 독수공방하며 한 많은 삶을 마쳤다.

인조 23년(1645년) 실록에는 "후궁 조 씨의 이간질 때문에 딴 방에 별거하고 있다는 말이 떠돌았으나, 비밀스런 궁중의 일이어서 아는 자가 없었다."라고 쓰여 있다. 하지만 결국 '떠돈 말'은 현실이 돼 왕후는 경덕궁으로 거처를 옮긴다.

별거의 시발점은 왕후의 지병인 '풍간(風癎)' 때문이었다. 현대적 병명으로는 뇌전증(간질)이다. 의관들은 청심온담탕(淸心溫膽湯)과 용뇌안신환(龍腦安神丸)을 처방하고 각 혈에 뜸을 뜨는 등 치료 경과를 일일이 임금께 보고했다. 그런데 인조는 갑자기 사헌부와 사간원을 불러 놓고 마치 왕비의 지병을 의관들이 자신에게 숨겨 왔다는 듯 이렇게 하명한다.

"중궁의 병은 하루아침에 갑자기 발생한 것이 아니라 어린아이 때 걸린 것이 작년에 와서 재발해 근일에는 더욱 심해진 것이다. 어의인 최득룡(崔得龍)이 왕비의 병을 알리지 않았으니 추고(推考)하라."

실록은 인조의 이런 이상한 언행을 이렇게 해석했다. "임금의 의도가 죄를 다스리는 데에 있지 않고 그 병의 증상을 궁 밖으로 알리려는 데 있었다…." 이 전교가 내려지자 실록은 "모두가 서로 쳐다보며 어이없어 하였다." 별거의 이유를 '후궁 조 씨의 이간질'이 아닌 자신이 몰랐던 왕비의 지병 탓으로 돌린 것이다.

별거 후 1년, 장렬왕후는 코피를 쏟고 피를 토한다. 한의학은 이런 경우를 '칠정동혈(七情動血)', 즉 정신적 충격으로 인한 비출혈(鼻出血) 증상으로 진단한다. 극심한 스트레스로 혈관이 지속적으로 팽창하면서 코피를 흘리게 되었다는 뜻이다. 과연 조선 시대에 뇌전증을 앓았다는 사실을 속이고 왕후로 간택된다는 게 가능하기나 한 일이었을까. 히스테리성 발작을 과대 포장하여 별거할 구실을 만든 게 아니었을까? 피를 토하는 왕후의 증상은 후궁에게 밀려난 분노와 억울함, 슬픔이 얼마나 컸는지를 말해 준다.

현종 때 남인과 서인을 오가며 각종 사화에 연루된 청성부원군 김석주(金錫冑, 1634~1684년)도 멈추지 않는 코피로 고생했다. 실록은 "평소 담열(痰熱)이 많았는데, 갑자기 화열이 위로 상승해 코피를 몇 종지나 흘리는 날이 많아 벼슬을 그만두고 쉬고 싶다고 간청했다."라고 기록했다.

사실 비출혈 증상은 중병을 앓은 후 또는 극심한 노동 이후 발생하는 체력 저하가 원인일 때가 많다. 현대 의학의 관점으로 보면 고혈압, 동맥 경화, 간 질환으로 인한 비출혈이 중병에 속한다. 알레르기성 비염이나 급성·만성 비염으로 인한 증상도 많은데, 많은 콧물로 인해 콧속 혈관이 충혈 되거나 코를 풀다 터지는 경우다.

코에서 코피가 나면 먼저 얼음이나 차가운 수건으로 코 날개 부분을 덮어 혈관을 수축시키는 게 급선무다. 콧날개에서 코사이막을 향해 두 엄지손가락으로 압박하면 혈관 부위가 압박되면서 지혈된다. 코피가 잦을 때는 술, 담배, 카페인, 매운 요리처럼 혈관을 흥분시키는 음식은 피하는 게 좋고 무거운 짐을 드는 등 코 혈관에 압력이 가해지는 행동도 피해야 한다.

어의들이 장렬왕후에게 처방한 지혈제는 연근즙과 포황(蒲黃, 부들의 꽃가루)였다. 연뿌리는 체내의 수분을 위로 끌어올려 코가 건조해지거나 얼굴에 열이 오르는 증상을 치료한다. 비출혈이나 코 건조증 치료에 쓰이는 명약이다. 심신 허약 때문에 나는 코피에는 밤이 좋다. 구워 먹거나 속껍질 다린 물을 자주 먹으면 된다.

매핵기

조선 17대 왕 효종(孝宗, 1619~1659년, 재위 1649~1659년) 이호(李淏)는 형인 소현세자(昭顯世子, 1612~1645년)의 죽음 이후 형의 아들이자 왕위 계승자인 원손 경선군 이석철(慶善君 李石鐵, 1636~1648년)을 제치고 임금 자리에 올랐다. 종법을 어긴 변칙 왕위 계승은 격렬한 논쟁과 반발을 불러일으켰다. 그래서일까. 효종의 왕비 인선왕후 장 씨(仁宣王后 張氏, 1619~1674년)는 남편이 왕이 되고 난 후부터 일종의 스트레스성 질환인 '매핵기'에 시달렸다. 매핵기는 콧물이 뒤로 넘어가면서 인후부에 불쾌 감을 주는, 코뒤흐름 증상과 감별을 해야 하는 중요한 질병이다.

매핵기는 매실 열매(梅核) 같은 물질이 목구멍을 막은 듯 인후두(人 喉頭)에 이물감을 호소하는 질환으로 권태감, 두통, 어지러움, 메스꺼움 식욕 부진 등의 증상도 동반한다. 한의학은 화를 자주 내거나 초조해하 는 증상이 있으면 실증(實症)으로, 위 팽만감, 메스꺼움. 식욕 부진이 나 타나면 허증(虛症)으로 나누어 진단한다. 현대 의학도 위 처짐, 철분 결 핍성 빈혈, 역류성 식도염 같은 소화기 관련 질환뿐만 아니라 자율 신경 장애, 갱년기 장애, 각종 공포증 등 스트레스로 인한 신경병증 때문에 도 이런 증상이 나타난다고 파악한다.

『승정원일기』에는 "중전이 앓고 있는 매핵기는 칠정(七情, 기쁨(喜)·노여움(怒)·슬픔(哀)·즐거움(樂)·사랑(愛)·미움(惡)·욕심(欲), 또는 기쁨(喜)·노여움(怒)·근심(憂)·생각(思)·슬픔(悲)·놀람(驚)·두려움(恐))이 넘쳐 과하면 나타난다. 이전에도 갑작스럽게 구토하면서 실신해 다시 깨어나곤 했다."라고 적었다. 정통성 논란에 휩싸인 효종의 왕후가 얼마나 스트레스를 받았는지 알 수 있는 대목이다. 중전의 매핵기 치료에는 향부자(香附子, 교감단)라는 약초가 쓰였는데,『승정원일기』의 설명이다.

> 향부자는 생각으로 무성해진 머리의 기운을 아래로 내리고 아래에 정체 된 기를 위로 풀어헤쳐 교류해 기울(氣鬱)로 인한 매핵기를 치료한다. 기울 은 기가 몰려서 풀리지 않는 증세다. 일이 뜻대로 되지 않아 억울함이 생 기거나 고민하다 보면 칠정이 과하게 된다. 그러면 음식을 먹고 싶지 않고 얼굴이 누렇게 뜨면서 몸이 여위고 가슴 속이 답답해진다.

효종과 인선왕후의 아들인 현종도 같은 증상에 시달렸는데, 어의들 은 즉위 후 7년 동안 스트레스를 줄이는 가감양격산(加減涼膈散) 처방을 63회나 남발했다. 그런데 이 처방은 소현세자의 셋째 아들로 현종의 라이벌이었던 경안군 이석견(慶安君 李石堅, 1644~1665년)이 죽자 바로 중지됐다. 숙종의 두 번째 계비로 정통성이 약한 영조의 즉위를 도운 인원왕후도 매핵기에 걸려 여러 차례 치료한 기록이 있다. 인원왕후는 자식을 낳지 못한 스트레스를 이기지 못하고 침을 삼킬 때마다 이물감으로 고통스러워했다고 한다.

조선의 왕비 중에는 매핵기 때문에 괴로워한 이가 유독 많았다. 한번 들어오면 나갈 수 없는 구중궁궐에 갇혀 살면서 자식을 낳을 수 있을지, 정변이 일어나면 어떻게 할지, 행동거지 하나하나가 친정에 어떤 영향을 미칠지, 온갖 걱정과 불안감으로 가슴 졸였던 삶은 그들의 정신 건강에 깊은 상처를 냈다. 광해군(光海君, 1575~1641년, 재위 1608~1623년) 이혼(李琿)의 왕비 유 씨는 궁중에 불상을 모셔 놓고 다음 세상에는 왕궁의 여자로 태어나지 않게 해 달라고 빌었다는 기록도 남아 있다. 유독 왕비 중에 스트레스 질환인 매핵기에 걸린 이가 많은 이유가 바로 여기에 있다.

마음의 병은 몸으로 치료하고 몸의 병은 마음으로 다잡는 것이 원칙이다. 과민한 신경 상태나 스트레스성 긴장을 의술로만 해소한다는 게 말처럼 쉬운 일은 아니다. 이럴 때 필요한 게 운동으로 스트레스성 질환을 치료하는 감감작(減感作) 요법이다. 운동은 신체를 긴장하게 하지만 마치면 바로 이완시킨다. 운동 후 느끼는 큰 이완감은 긴장한 마음까지 풀어헤치는 작용을 한다. 목구멍의 이물감을 유발하는 매핵기 치료 또한 운동을 통해 도움을 받을 수 있다. 이처럼 운동 요법은 그 어떤 약물보다 좋은 스트레스 해소법이지만, 조선 왕들은 절대 알 수 없었고 알았다 해도 실천할 수 없었다. 몸을 놀리는 행위를 천대했던 성리학적 사회 풍조 때문이었다.

현종의 위축성 비염에 쓰인 웅담

조선 기록상의 현종은 그야말로 걸어다니는 종합 병원이었다. 가장 많이 처방된 탕제는 화병(火病)으로 가슴이 답답한 증상을 해소하는 가감양격산이다. 현종은 즉위 후 7년 동안 이 탕제를 63회나 먹었다. 그런데 신기하게도 현종은 소현세자의 셋째 아들 경안군 이석견이 현종 6년(1665년)에 죽자 약 복용을 바로 중지한다. 현종의 할아버지는 인조로, 그의 첫째 아들인 소현세자가 갑작스럽게 죽자 둘째 아들인 효종이 즉위하였고 현종은 그의 아들로서 보위를 물려받았다. 문제는 첫째 아들인 소현세자의 아들 이석견이 살아 있었다는 사실로, 이석견은 장자인 소현의 아들로 왕위 계승의 정통성을 갖춘 적자인 셈이었다. 현종이 복용한 양격산(涼隔散)은 예송 논쟁과 정통성 시비가 그에게 심적으로 얼마나 큰 부담을 줬는지 잘 보여 주는 대목이다.

즉위 초기 그를 괴롭힌 질환은 코가 건조하여 생긴 위축성 비염이었다. 주로 처방된 약물은 청폐산, 세폐산, 황금탕으로 폐를 깨끗이 청소하거나 서늘한 기운으로 열을 내리는 약물, 촉촉하게 하는 약물이 대부분이었다. 한의학에서 코는 호흡기의 말단으로 중심부인 허파가 코의 기능을 조절한다고 본다. 또한 허파는 심장 위에 놓여 있으므로 스트레스를 받으면 심장이 뜨거워지고 그 열이 허파에 전달되어 건조해지면서 기침이나 호흡 곤란이 생긴다는 것이 한의학적 사유의 핵심이다. 현종의 위축성 비염은 이석견에 대한 스트레스로 생긴 후유증이었다.

코의 건강은 코가 촉촉해지는 것과 깊은 관련을 맺고 있다. 코의 촉촉한 점액은 외부의 먼지나 이물질을 씻어 내며 면역력을 높인다. 사실 코는 하루에 1.2리터나 될 정도로 엄청난 양의 점액을 분비한다. 최근 급증하는 알레르기성 비염도 코의 점막이 마르면서 면역이 지나치게 과민해져 콧물과 재채기, 가려움으로 방어를 하는 과정에서 생긴다는 것을 미루어 보면 면역에서 점액의 중요성은 아무리 강조해도 지나치지 않다.

코의 열을 내리면서 촉촉하게 하기 위해 현종에게 처방된 약물은 웅담과 우황, 행인유(杏仁油)다. 쓸개는 쓰다. 쓴 만큼 마음의 열을 진정시킨다. 웅담은 곰의 쓸개이고 우황은 소의 쓸개가 병과 저항하기 위해서 쓸개즙을 농축한 일종의 돌(담석)이다. 월나라 왕 구천(句踐, ?~기원전 464년)의 와신상담 고사는 쓸개의 약효가 쓴맛으로 열을 내리고 진정시키는 데 있음을 증명한다. 비염에서 염(炎)은 불 화(火)가 겹친 글자다. 위축성 비염은 비염 중에서도 열이 더해지면서 점막이 바짝 마른 상태여서 의관들은 행인유까지 외용약으로 사용하였다. 행인유는 살구씨 기름으로 쓴맛과 매끄러운 본질로 부어오른 점막을 내리고 코를 촉촉하게 만들어 준다.

봄이 되면서 코는 봄바람에 시달리면서 건조하고 마른다. 점막은 딱지가 생기고 막히면서 뒤로 코가래가 넘어가는 불쾌감이 많아지는 계절이다. 현종에게 처방된 우황이나 웅담처럼 비싼 약이 아니어도 비염 치료에 좋은 약물은 많다. 쉽게 구할 수 있는 수세미나 알로에도 좋다. 수세미는 성질이 서늘하고 매끄러워서 오래전부터 위축성 비염에 사용해 온 민간 요법이며, 알로에도 사막 지방에서 수분을 간직하는 능력을 바탕으로 열이 많고 건조한 사람의 변비나 피부 질환에 좋은 효험을 나타내는 건강 식품이다.

현종의 콧물 비법 신이화

현종은 약골이었다. 아버지였던 효종이 종기로 승하하기 직전에도 아들 현종의 학질을 걱정해서 병문안을 갔을 정도다. 즉위 시에도 와병 중이었다는 것은 그의 건강이 얼마나 나빴는지를 잘 보여 준다. 현종의 재위 시 병증에 대한 기록은 3,033건이다. 감기(201건), 인후(96건), 발열(245건), 기침(150건) 등 감기 증후군에 해당하는 병증이 가장 많다.

감기는 옛날에는 고뿔로 불렸다. 고가 옛말로 코이고 뿔이 불이라는 말이라는 점을 감안하면 코에 불이 난다는 뜻으로 비염과 통한다. 감기와 비염은 다를 게 없다는 한의학의 해석이다. 현종은 세자 시절 자주 코감기에 걸렸다. 효종 9년(1658년) 맑은 콧물이 흐르며 답답해지자 형개연교탕이라는 처방을 복용하였다. 효과가 없자 신이화를 원료로 한 신이산(辛夷散)을 복용한 후에 호전되었다.

한의학에서 약재의 효능은 그 약재가 계절과 장소에 맞추어서 살아가는 힘인 생기를 이용한다. 생명을 활짝 꽃피우는 모습이 바로 약효다. 목련의 꽃눈은 꽃이 지는 여름부터 다음 해 봄까지 날마다 자라면서 반드시 사계절이 지나야 이른 봄 꽃봉오리가 벌어져 나온다. 겨울을 막 벗어나 웬만한 나무는 잎조차 틔우지 못할 때 홀로 추위를 뚫고 앙상한 가지 끝에서만 꽃망울을 터뜨린다. 그것도 작고 앙증맞은 꽃이 아니라 연꽃처럼 크고 탐스럽게 피어 만개한다. 약에는 오랫동안 열리는 힘을 축적하여 막 피려는 꽃봉오리를 사용한다.

한의학은 이런 겨울에서 봄을 여는 특성을 이용해서 코 막힘을 뚫는 가장 좋은 약으로 목련 꽃봉오리를 사용한다. 코 막힘은 바로 코의 온도 조절 기능이 떨어진 탓이다. 코를 뚫는 좋은 방법은 맵고 따뜻한 기운이다. 목련 꽃봉오리의 한약명은 신이화다. 신은 맵다는 뜻으로, 코 막힘을 뚫어 주는 강력한 효능을 이름으로 증명한다. 비염이나 축농증 치료에도 좋은 효험이 있다는 것은 잘 알려져 있다. 비염이나 축농증에 걸리면 병명 때문에 치료법으로 항생제나 소염제를 생각하지만, 현대 의학의 교과서에도 치료 목표는 '환기 및 배설'이다. 환기는 창문을 열어 환기시키듯이 코가 외부의 자연과 소통하도록 만들어 주는 것이다. 자연과 열리면 인체도 자연의 질서에 동화되어 건강을 회복한다는 점이 치료 목표라 할 수 있다. 신이화 15~20그램을 물 1리터에 넣어 끓여서 차처럼 음용하는 것이 도움이 된다.

비염이 만성화되면 콧물이 뒤로 넘어가는 코뒤흐름 증상이 생긴다. 목에 가래가 걸리거나 컥컥거리면서 불쾌해지고 기침을 동반하거나 기관지염이 생길 수도 있다. 콧물이 넘어가는 길에 귀인두관이 있기 때문에 귀가 먹먹해지고 자기 목소리가 들리는 자성강청을 겪기도 한다. 자신도 괴롭지만 옆에 있는 사람이 더 답답해 불쾌해지는 증상이다.

인조는 코뒤흐름으로 고생했다. 인조 21년(1643년) 목구멍에 끈적하게 가래가 걸리면서 이물감으로 불편해지자 어의들은 침으로 두 차례 치료했다. 가래가 걸리는 증상에는 뽕나무 껍질인 상백피(桑白皮)가 자주 처방되었다. 효종, 현종 등의 임금들이 다용하던 처방이다.

뽕나무 껍질 20그램 정도를 꿀에 살짝 볶은 다음 물 1리터에 달여 먹는 것이 좋다. 수세미나 유근피(楡根皮, 느릅나무 껍질)도 코 내부를 촉촉하게 하고 빗자루처럼 쓸어 내는 섬모 운동을 강화하여 이물질을 배설해서 코뒤흐름을 없애는 좋은 약물이다.

역류성 식도염을 앓은 숙종

역류성 식도염 증세는 콧물과 가래가 목 뒤로 넘어가 불쾌감을 유발하는 코뒤흐름 증상과 유사하다. 기침과 목의 가래, 가슴이 답답한 증상으로 다른 질환과 감별이 필요할 때가 많다. 숙종의 역류성 식도염 증세는 현대인의 식습관에서 오는 소화 장애와 유사하다.

임금의 식욕 부진은 구담(口淡)이라고 한다. 『승정원일기』에 숙종의 구담 증상은 무려 3,197회에 걸쳐 언급된다. 숙종은 어머니인 명성왕후(明聖王后, 1642~1684년)의 극성스러운 돌봄을 받았다. 그녀는 음식에 독이 들어갔을까 임금인 아들의 수라(水刺)를 직접 챙겼다. '집밥'을 먹은 덕택인지 숙종은 46년간 왕좌를 지킬 수 있었다. 하지만 집권 후반기로 갈수록 숙종의 소화기는 무너지기 시작했다. 업무에 쫓긴 나머지 때를 놓쳐 낮 식사는 하는 둥 마는 둥 급하게 마치고 밤 식사는 풍성하게 너무 많이 먹는 습관이 화근이었다.

야식을 먹고 바로 잠들면 위 속의 음식은 완전히 소화되지 못한 채 남아 문제를 일으키게 된다. 아무리 신선한 음식도 위 속에 오래 정체하면 발효돼 가스가 생기고 사람의 심장을 압박하거나 허리를 굵게 하고 위장 점막을 약화시킨다. 그런데 숙종은 2경, 즉 밤 11시쯤에도 만두를 야참으로 즐겨 먹었다고 한다.

근육 운동의 효과를 극대화하기 위해선 준비 운동이 필수다. 하물며 밥을 먹고 소화를 시키는 일에도 준비 운동은 꼭 필요하다. 위장, 대장 등 소화기에는 팔다리 근육보다 훨씬 섬세한 근육과 신경이 저마다의 운동을 통해 소화 효소를 분비하고 음식물을 흔들어 삭이는 작용(연동 운동)을 한다. 식사 전의 기도나 전채 요리를 먹는 관습도 결국은 소화력을 높이기 위한 일종의 준비 운동이다. 위액 분비와 연동 운동은 직접 먹지 않아도 시각 효과나 상상만으로도 이뤄지기 때문이다.

하지만 텔레비전을 보면서 식사를 하거나 업무를 보면서 식사를 하는 행동은 소화에 전혀 도움이 안 된다. 소화기의 근육과 신경으로 혈액과 영양분이 집중되어야 하는데 식사와 일을 동시에 하면 이들이 다른 장기로 분산되면서 소화력 자체가 떨어진다. 위액 분비력도 떨어지고 위장관의 운동력도 떨어질 수밖에 없다. 이런 일이 반복되면 식욕 부진, 체증, 속 더부룩함, 더 나아가 위통, 오심, 구토, 어지럼증 같은 증상까지 생길 수 있다. 업무에 쫓겨 허겁지겁 밥을 먹거나, 때를 놓쳐 폭식을 하는 경우도 소화 리듬을 잃어 비슷한 증상이 생긴다.

숙종이 딱 그랬다. 숙종은 성격이 급해 식사 시간을 건너뛰거나 제때 식사를 하지 않는 것으로 유명했다. "임금이 식욕을 잃고 수라를 들지 못하자 이이명(李頤命, 1658~1722년)이 건강 회복을 위한 차자(箚子, 간단한 보고서)를 올리며 '임금께서 반드시 문서를 모두 본 후에 수라를 들겠다.' 하셨으니, 이 때문에 끼니때를 거른 적이 많았습니다. 무리하심이

이와 같으니 병이 깊어졌습니다.'라고 진언했다." (숙종 36년)

이런 지적은 재위 29년(1703년)에도 제기된 적이 있었다. "사람이 자고 먹는 일을 제때에 하여야 하는데 나는(숙종은) 그렇지 못하였다. 성질이 너그럽고 느슨하지 못하여 일이 있으면 내던져 두지를 못하고 출납(出納)하는 문서를 꼭 두세 번씩 훑어보고, 듣고 결단하는 것도 지체함이 없었다. 그러자니 오후에야 비로소 밥을 먹게 되고 밤중에도 잠을 자지 못하였다. 내가 병의 원인이 있는 곳을 모르는 바 아니지만 또한 어쩔 도리가 없었다."

숙종의 식욕 부진과 위 무력증의 악순환은 기침과 가래 가슴이 답답한 역류성 식도염 증세로 이어졌다. 가슴과 가로막 사이의 기가 막혀 음식을 삼키자마자 토하는 병증인 격기(膈氣)에 걸린 것이다. 『의림승묵(醫林繩墨)』에 따르면 음식을 삼키자마자 토하며 토해 낸 음식물에 가래가 덮여 있는 것을 격기라고 한다. 대부분 스트레스가 원인이지만 숙종의 경우는 음식을 급하게 먹고 야식을 즐기다 보니 생긴 질병이었다.

건강의 비법은 어렵고 심오한 데 있는 게 아니다. 식사 시간을 지키고 될 수 있으면 야식을 피하는 것, 그것만 지켜도 천수를 누릴 수 있다.

영조의 알레르기를 치료한 생맥산

영조는 솔직한 면이 많은 임금이었다. 영조 22년(1746년) 자신의 콧물이 코에서 석 자(90센티미터)나 쭉 늘어져 있는데 그것도 모른 채 서 있었다고 가감 없이 추한 모습을 표현하였다. 심지어 밥 먹다가 입에서 회충을 잡아 올렸다는 이야기도 스스럼없이 기록하고 있다. 영조가 타고난 '국민 약골'이라는 이야기는 잘 알려져 있다. 잦은 감기치레는 어찌 보면 당연한 일이었다.

재위 11년(1735년) 4월 꽃가루가 날리는 봄날 영조는 심하게 재채기를 하고 콧물이 저절로 흘러 곤욕을 치렀다. 그는 심하지는 않지만 오래 감기가 계속되었다고 의관에게 답변했다. 아마 지금의 알레르기와 비슷한 증상이 계속되었지 않았을까? 결국 어의들은 생맥산을 처방하였다.

미세 먼지나 봄철 황사 꽃가루가 뿌옇게 나부낄 때면 미세 입자들은 인체의 호흡기로 흡입된다. 이렇게 많은 먼지들이 흡입되면 인체는 어떤 식으로 방어할까? 호흡기의 최전선이라 할 코에는 코털과 점액이 방어의 첨병을 맡고 있다. 그중에서 코털은 방풍림과 같은 역할을 한다. 바

241

다에서 불어오는 강한 모래바람을 육지의 소나무 숲이 막아 주듯 코털은 외부의 이물질로부터 우리 인체를 방어한다.

코털은 비교적 큰 입자, 0.5마이크로미터 이상의 크기를 막지만 그것보다 작은 입자는 점액이 막는다. 점액의 역할은 옛날 중국집 천장에 달려 있는 파리 끈끈이주걱과 같다. 모든 작은 미세 먼지와 바이러스들을 흡착포처럼 머금어 파괴하거나 씻어 내린다.

점액의 성분으로 봐도 그 방어적 역할은 충분히 이해된다. 면역 세포인 비만 세포, 백혈구의 일종인 호산구, 면역 글로불린, 수명이 다 지난 생체 분자를 분해하는 효소인 리소좀을 담고 있다. 점액을 단순히 콧물이라고 생각하지만, 콧물에도 종류가 있어 품질에 상당히 차이가 난다. 콧물은 크게 기본 콧물과 반응성 콧물로 나뉜다. 쉽게 말하면 기본 콧물은 뮤친이라는 찐득한 성분이 든 기름기 섞인 콧물을 뜻하고 반응성 콧물은 재채기나 감기 이후 쏟아지는 맑은 콧물을 떠 올리면 된다. 기본 콧물이 분비되는 양만 해도 하루에 1리터가 넘을 정도로 엄청나다.

면역이라는 거창한 이름을 붙이지만, 인체 방어의 대부분은 점액이 담당하는 영역이다. 눈에는 눈물이 나와 외부의 이물질을 방어하고, 입에는 침이 나와 소화 기관을 감싸면서 보호할 수 있다. 귀에도 동양인은 마른 귀지이지만 그 원형은 귀를 보호하는 점액이다. 피부에도 눈으로 보이지는 않지만 개구리의 피부처럼 진액이 낮은 울타리를 치고 방어하고 있다.

점액의 보충에는 생맥산이 좋다. 처방은 맥문동, 오미자, 인삼 세 가지 약물로 구성되어 차의 형태로 복용해도 좋다. 한의학은 섬세하게 구성 성분을 규정하고 있다. 기름이 든 콧물인 기본 콧물의 분비는 콩팥이 책임지고, 반응성 콧물인 맑은 콧물은 허파가 책임진다. 기본 점액의 분비를 도와주는 것은 오미자다. 오미자를 쪼개 보면 돼지 콩팥같이 생겼는데 실제 콩팥 기능에 도움을 줌을 의미한다. 오미자는 다섯 가지 맛을 고루 갖추고 있는데, 그중 대표적인 맛은 신맛이다. 신맛은 침을 고이게 하고 진액을 만들어 준다. 각종 유기산과 영양 물질이 포함되어 세포 면역 기능 촉진 작용이 있는 것은 덤이다.

맥문동은 보리처럼 겨울에도 푸르다고 해서 붙여진 이름이다. 사철 푸른 식물은 소나무처럼 양기가 강하다. 형태는 찐득하고 촉촉한 자윤형 약물이다. 그래서 양적인 곳에서 자윤한다. 얼굴에 자리한 오관은 모두 양적인 곳이므로 코를 촉촉하게 해 주는 기능이 있음은 당연하다. 성분을 분석해도 다량의 포도당과 점액질을 함유하고 있어 진액을 보충하는 작용을 한다. 인삼도 크게 진액을 생산 하는 생진지갈(生津止渴, 진액을 만들고 갈증을 없앤다.)의 약효를 명시하고 있다.

면역은 점액의 자윤 기능이 핵심이다. 미세 먼지를 피할 수 없다면, 생맥산으로 점액을 보충하여 미세 먼지를 포착하여야 호흡기 건강을 유지할 수 있다. 맥문동, 인삼, 오미자의 약량은 2 대 1 대 1이다. 설사가 잦거나 찬 음료에 민감한 사람은 복용이 어렵다.

『승정원일기』에 따르면, 생맥산을 진이 빠지는 여러 가지 상황에 맞춰 왕들에게 처방했다. 침구 치료로 피곤해지거나, 더위에 지쳐 진이 빠질 때나, 호흡기가 건조해졌을 때 871번이나 처방되었던 조선 왕실의 베스트 처방이다.

영조의 코를 데웠던 생강

영조 임금은 찬 곳에 앉거나 찬 음식을 먹으면 배탈이 나거나 설사를 하였던 약골 체질의 왕으로 유명하다. 영조 24년(1748년) 11월 윤감(輪感)이 유행했다. 윤감은 지금으로 말하면 독감으로, 콧물이 쏟아지고 기침이 심하게 나는 것이 주된 증상이었다. 어의들은 윤감의 대응책으로 강소차(姜蘇茶)를 임금에게 복용시켰다. 생강과 소엽(蘇葉)으로 끓인 차를 복용하니 콧물과 기침이 진정되었다.

조선 시대 왕의 이상형은 내성외왕(內聖外王)이다. 안으로 성현 같은 인격을 완성하고 밖으로 왕다운 왕 노릇을 하는 것이다. 성현은 당연히 공자(孔子, 기원전 551~479년)와 주자(朱熹, 1130~1200년)가 롤 모델이다. 공자는 『논어(論語)』「향당편(鄕黨篇)」에서 자신의 식생활 습관을 밝히면서 "생강을 끊지 않고 먹었다."라고 밝혔다. 생강은 정신을 소통하고 내부의 탁한 악기를 없앤다고 주석을 달았다. 1580년경에 명나라의 이천(李梴)이 쓴 『의학입문(醫學入門)』에는 생강이 심폐를 통하게 하는데 심기를 통하면 온몸의 기운이 바르게 되어 더럽고 나쁜 것을 없애며 신명을 통하게 한다고 설명한다. 의미로 보면 생강이 몸의 태양인 심장의 기운을 보강, 태양 같은 밝은 빛을 더하여 자신의 마음을 밝게 한다는 뜻이다.

인종(仁宗, 1515~1545, 재위 1544~1545년) 이호(李峼)는 생강을 가장 사랑한 왕으로, 세자 시절 세자시강원(世子侍講院)의 궁료들에게 특별히 생강을 하사할 정도였다. 매운 생강을 선물하며 극단적인 공자 따라잡기를 한 것이다. 그러나 인종은 재위 8개월 만에 세상을 떠났다. 건강은 균형이다. 극단적인 도덕성도 건강을 해친다는 평범한 진리를 역사가 확인해 준 것이다.

생강은 언제 우리나라에 전래되었을까? 1,300년 전 중국에 사신으로 갔던 고려의 신만석(申萬石)이 중국 봉성현(鳳城顯)에서 생강을 구해 우리나라에 시험 재배하였다. 재배지인 봉성현의 봉(鳳)자를 따서 나주 봉황과 황해도 봉산에 시험 재배를 시도했으나 실패하고 전북 완주군 봉상 근방 봉동에 심어 성공했다. 이후 봉동은 생강 생산의 중심지가 되었고, 조선 시대 3대 명주로 유명한 이강주도 이런 질 좋은 생강을 바탕으로 만들어졌다. 현종은 가래와 기침을 치료하기 위해『수세보원(壽世保元)』에 있는 이강즙을 복용하였다. 생강즙에 배즙, 박하즙과 꿀을 섞어서 만든 처방이었다.

생강은 감기와 콧물을 치료하는 중요 약물이다. 맵고 따뜻한 성질로 체온을 올리면서 혈액 순환을 돕기 때문에 오래전부터 땀을 내거나 해열약으로 각광 받았고 오한기나 코 막힘 같은 초기 감기 증상을 잘 해소하였다. 왕들도 감기에 걸리면 즐겨 마셨던 '신의 한 수' 처방이다. 선조 임금의 경우 기침이 오랫동안 계속되자 증상을 진정하기 위해 생강과 귤 껍질을 달여서 만든 강귤차를 함께 마셨다.

임진왜란 당시 의병장이었으며 광해군의 오른팔이었던 정인홍(鄭仁弘, 1535~1623년)이 기침과 가래가 아주 심하자 특별히 왕에게 부탁하여 내의원에서 받았을 정도로 생강은 귀한 약재였다. 한약을 달일 때 가장 중요한 법칙이 강삼조이(薑三棗二)다. 반드시 생강을 동전만 하게 잘라 3쪽을 넣고 대추를 2개 넣는다는 것인데, 생강의 효험이 얼마나 큰지 알 수 있는 대목이다.

환절기에 재채기, 콧물과 가려움으로 고생할 때는 생강과 대추, 파 뿌리를 끓여 틈틈이 마시면 효험이 크다. 계절성 알레르기는 코의 본질인 온도 조절과 관련이 깊다. 0.25초 만에 섭씨 36.5도로 외부 공기를 데워야 하는데 찬 음료와 냉방 시설 때문에 약해진 코가 보일러 역할을 제대로 못 한다. 결국 온도 변화를 적으로 받아들여 재채기, 콧물, 가려움으로 방출에 의한 방어를 하는 것이 알레르기의 본질이다. 생강은 진저롤(gingerol) 성분의 매운맛으로 코의 온도를 높이고 대추는 촉촉한 본질로 점액을 보태 면역을 도와 건강한 환절기를 보내게 돕는다.

효종의 후각 장애

효종은 즉위년부터 소갈병을 앓아 황금탕, 양혈청화탕(養血淸火湯), 청심연자음(淸心蓮子飮)을 복용하였는데 모두『동의보감』「소갈편」에 있는 처방이다. 특히 양혈청화탕은 48회나 처방되었다. 소갈은 현대 의학의 관점에서 당뇨병을 말한다. 이 병의 원인 중 하나였던 효종의 식탐은 영보 송시열(宋時烈, 1607~1689년)의 상소에 의해서 밝혀졌다. 실록 8년 훈척(勳戚, 임금의 친척)을 통해 울산 전복을 왕이 급히 요구하였는데 진실이 어떤 것인지 밝히라고 압박하였다.

재위 10년째가 되면서 효종의 건강은 급격히 악화되었다. 특히 다리가 가늘어지고 힘이 없어지면서 하지에 당뇨성 신경병증이 생겼다. 갈증으로 새벽에 깨서 물을 찾는 경우도 잦아지면서 옷과 이불이 땀으로 흠뻑 젖는 도한(盜汗) 증상도 나타났다. 침을 맞고는 진물이 흘러 나오면서 침구멍이 막히지 않아 곤욕을 치르기도 하였다. 침을 맞고 종기를 사혈하다 피가 멎지 않아 승하했을 때 왕의 나이는 41세였다.

재위 10년째 되던 해 1월부터 시작된 감기는 오한과 발열로 시작했지만 곧 땀이 그치지 않으면서 체력이 고갈되는 증후를 보였다. 이후 기침과 천식으로 이어져 쉽게 회복되지 않았다. 3월이 되자 코가 막히고 냄새를 가리지 못하며 맛을 구별할 수 없는 증상으로 변하였다. 이 증상은 3월 9일 시작해서 3월 28일 진정된다. 『승정원일기』에는 "감기는 풀렸으나 기침이 남아 있고 폐경이 허약하여 목소리가 잠기고 코가 막힌다." "내의원이 거의 두달간 약물과 침요법으로 치료하여 후각 기능이 돌아왔다."라고 기록되어 있다.

후각 기능이 떨어지는 증상은 크게 두 가지로 나눈다. 호흡성 후각 장애와 신경성 후각 장애다. 호흡성 후각 장애는 알레르기성 비염이나 만성 코곁굴염, 물혹 등의 질환으로 냄새 입자가 후부에 도달하지 못하는 상태다. 보통은 5~7퍼센트, 킁킁할 때는 20퍼센트 정도의 공기가 코로 들어가야 하는데 코 막힘으로 공기 유입도 막히면서 냄새 입자가 제대로 도달하지 못하는 증상이다. 신경성 후각 장애는 말초성과 중추성으로 나누어지며, 신경 계통 자체에 이상이 생겨 후각이 감퇴되는 경우다.

감기 후유증으로 생긴 후각 장애를 한의학에선 불문향취(不問香臭)라고 한다. 콧물이 막아서 냄새를 맡지 못하는 증상에는 맵고 따뜻한 약물을 사용하여 코를 뚫어 주고 내부의 콧물을 말리는 작용의 여택통기탕을 사용한다. '여택'은 "벗끼리 함께 공부하고 수양하여 학문을 증진한다."라는 주역의 말씀이지만, 여기서는 청도(淸道)로 공기가 통하는 숨길을 뜻한다. '통기'라는 말은 공기를 소통한다는 의미로 숨길을 뚫는다는 의미다. 입에 맛을 느끼려면 타액이 있어야 하듯, 코 내부의 점액이 마르면서 냄새 입자를 포착하지 못해 냄새를 맡지 못할 때는 보중익기탕에 맥문동이라는 약물로 치료한다.

효종은 독자적인 처방을 구사하였다. 바로 팔물탕(八物湯)으로 기혈이 모두 쇠진한 사람이 코가 마르는 질환을 치료하는 처방이였다. 효종이 팔물탕 복용 후에 냄새 감각이 돌아왔다는 것은 역설적으로 본인의 기혈이 완전 고갈하여 당뇨와 소갈증이 심해져 있었다는 반증이다. 효종은 후각 장애 치료후 2개월 뒤에 종기의 사혈 치료로 피가 멎지 않아 세상을 떠났다. 세간에서는 의료 사고라고 하지만, 죽음은 예고되어 있었던 것이다.

『승정원일기』에 수록된 조선 왕들의 코 처방

	증상	처방	구성
인조 24년 1월 8일	세자가 코가 막히고 다리를 굽히고 펼 때 아프다.	삼소음	인삼, 자소엽, 전호, 반하, 갈근, 적복령, 길경, 지각 감초
인조 24년 1월 10일	세자가 코가 막히고 입맛이 없다.	삼소음	
인조 24년 11월 30일	세자가 코가 막히고 목소리가 잠긴다. 땀을 내면 편안하다.	인삼패독산	강활, 독활, 시호, 전호, 지각, 길경, 천궁, 적복령, 인삼, 감초
인조 25년 1월 14일	왕세자가 코가 막히고 목소리가 잠기며 헛땀이 그치지 않고 가래가 있다.	인삼패독산	
인조 27년 5월 1일	맑은 콧물이 난다.	인삼강활산	강활, 독활, 시호, 전호, 지각, 길경, 인삼, 적복령, 천궁, 감초, 천마, 지골피
효종 4년 5월 27일	감기는 좋아졌으나 낮에 아직 불편하고 코가 막히며 얼굴에 붓기가 있다.	가감양격산	연교, 감초, 치자, 황금, 길경, 박하, 죽엽
효종 9년 9월 13일	맑은 콧물이 난다.	형개연교탕	형개, 시호, 천궁, 당귀, 생지황, 적작약, 백지, 방풍, 박하, 산치자, 황금, 길경, 연교, 감초

효종 10년 윤 3월 4일	이명과 비연증(축농증)이 있다.	황련통성산	활석, 감초, 석고, 황금, 길경, 방풍, 천궁, 당귀, 적작약, 대황, 마황, 박하, 연교, 망초, 형개, 백출, 치자
효종 10년 윤 3월 9일	코가 막히고 냄새를 가리지 못하며 맛을 구별할 수 없다.	팔진탕	인삼, 백출, 백복령, 감초, 숙지황, 백작약, 천궁, 당귀
효종 10년 3월 28일	감기는 풀렸으나 기침이 남아 있고 폐경이 허약하여 목소리가 잠기고 코가 막힌다.	이모청순탕	지모, 천패모, 천문동, 맥문동, 당귀, 황금, 치자, 천화분, 현삼 , 길경, 박하, 인삼,감초
현종 1년 1월 5일	원기가 부족하여 감기가 잦고 기침, 천식, 코 막힘, 맑은 콧물의 증상이 있다.	육미지황원/ 육군자탕	숙지황, 산약, 산수유, 복령, 택사, 목단피 / 인삼, 백출, 복령, 반하, 진피,감초
현종 1년 9월 2일	코가 헌다.	황금탕	황금, 치자, 길경, 적작약, 상백피, 맥문동, 형개, 박하, 연교, 감초
현종 1년 10월 26일	머리가 아프고, 코가 헌다.	승마황련탕	승마, 갈근, 백지, 백작약, 감초, 황련, 서각, 천궁, 형개, 박하
현종 1년 12월 2일	코가 헌 것이 다 낫지 않았다.	세폐산	황금, 오미자, 천문동, 맥문동, 반하, 행인, 감초
현종 5년 2월 3일	대변이 묽어지며 잦고, 목이 잠기고 코가 막힌다.	창름산	강활, 독활, 시호, 전호, 지각, 길경, 천궁, 적복령, 인삼, 감초, 황련, 석연육, 진창미

현종 6년 10월 16일	맑은 콧물과 기침.	청화화담탕	반하, 진피, 적복령, 길 경, 지각, 과루인, 황련, 황금, 치자, 패모, 소자, 상백피, 행인, 망초, 목 향, 감초
숙종 2년 8월 4일	열이 나고 코가 막히며 기침을 한다.	시호쌍해탕	시호, 황금, 인삼, 반하, 작약, 진피, 생강, 감초, 대조
숙종 3년 6월 6일	수일 전부터 맑은 콧물이 때때로 나고 답답하고 열이 난다.	황련향유산	향유, 후박, 황련
숙종 3년 6월 9일	머리가 아프고 맑은 콧물이 아직 나고 오후에 때때로 열이 나며 간 간히 기침을 한다.	소시호탕	시호, 황금, 인삼, 반하, 생강, 감초, 대조
숙종 4년 8월 27일	코가 막히고 머리가 아프다.	인삼패독산	
숙종 5년 8월 6일	아침부터 머리가 아프고 열이 오 르며 콧물, 재채기가 있다.	인삼패독산	
숙종 16년 2월 9일	맑은 콧물이 나고 기침이 잦다.	삼소음	
숙종 17년 1월 24일	세자의 안색은 아직 좋지 않고 피 부과 손바닥에 열이 있고 콧물이 때때로 난다.	인삼강활산	
숙종 25년 10월 4일	추웠다 더웠다 하는 증후는 아직 그치지 않고 기침이 자주 나며 또 맑은 콧물이 난다.	소시호탕	
숙종 45년 5월 2일	가벼운 감기 증후로 코가 막히고 목소리가 잠기며 미열이 있다.	갈근 금은화차	
영조 6년 11월 3일	기침과 콧물이 다 낫지 않았다.	삼소음	

영조 30년 2월 29일	목소리가 탁하고 코가 막힌다.	이중탕	인삼, 백출, 건강, 감초
영조 36년 11월 12일	기침뿐만 아니라 코 막힘이 심하 여 고통스럽다.	삼소음	

흐르는 것은 자연스럽다: 식염수 세척 치료

물은 삼라만상 모든 것을 씻어 준다. 가톨릭에서 세례는 물과 하느님의 이름으로 원죄를 모두 사(赦)하고 성신에 의한 영적 은혜를 받기 위해 흐르는 물로 몸을 씻음으로써 새롭게 다시 태어나는 것이다. 인도인들도 힌두교 숭배의 대상인 갠지스 강에서 몸을 씻음으로써 자신이 지은 죄를 깨끗이 한다. 범죄인들의 과거 단절은 "손을 씻는다."라는 표현으로 미화되며, 조상을 모시는 제사를 지낼 때도 맑은 물로 씻는 목욕재계를 기본으로 하고 있다.

물질 중에선 스스로 수분을 조절하는 것이 바로 소금이다. 소금으로 절인 생선은 오랫동안 썩지 않으며 비단 위에 소금을 두면 옷감이 상해 버린다. 소금은 자신이 중심이 되어 수분을 조절하기 때문이다. 수분이 많은 곳은 수분을 흩어 썩지 않게 하고 수분이 적은 곳에서는 수분을 모아 썩게 한다.

수분이 많은 곳에서 수분을 흩어 버리고 썩지 않게 하는 것은 콧속의 염증을 없애는 작용이 된다. 수분이 적은 곳에서 수분을 모으는 것은 한의학에서는 연견산결(軟堅散結)이라고 하는데, 딱딱한 것을 무르게 하고 뭉친 것을 부드럽게 한다는 의미이다. 즉 코에 쌓인 노폐물의 찌꺼기를 녹이는 것이다.

생리 식염수 이상으로 소금 농도가 짙은 물은 코 점막의 점액을 끌고 나가 코를 건조하게 하여 위축성 비염을 만들 수 있으며, 소금 농도가 옅은 물은 수분을 저류시켜 코 점막을 더욱 붓게 할 수 있다. 코 세척은 100여 년 전 영국의 왕립 병원까지 거슬러 올라갈 정도로 오랜 역사를 가진 치료의 한 방법이다. 현재 코 세척액으로 많이 사용되는 것은 생리 식염수인데, 분무기를 이용하는 방법이 상품화되어 한때 인기를 모은 바가 있다. 이외에도 식염수를 코로 마시거나, 주사기로 뿜어 넣어서 씻는 방법도 있다. 매스컴을 통해 인기를 끌던 한의사 한 분이 차가운 물로 코를 씻으면 감기에 효과가 있다고 해 논란의 대상이 된 적이 있다. 논란의 대상은 다음 두 가지로 요약된다.

첫째, 차가운 물을 사용하는 것은 혈관의 위축을 가져와 과민성을 더욱 증가시키므로 재채기, 콧물이 더욱 심해지고 부어오를 수 있다.

둘째, 순수한 물의 경우 인체 내 삼투압의 차이로 인하여, 코 점막으로 수분이 축적되어 더욱 심한 부종을 일으킬 수 있다.

적절한 코 세척액을 제시한다면 생리 식염수와 같은 농도이며, 체온과 비슷하거나 약간 따뜻할 때 가장 좋은 효과가 있을 것으로 생각된다.

7장

코 치료를 위한
처방들

코 치료 처방에서 가장 중요하게 다뤄지는 약과 처방을 소개한다.

코 치료에 주로 처방되는 약

곽향정기산, 자연 질서로의 회귀

한의학에서 평범하지만 위대한 처방을 꼽으라면 바로 곽향정기산이다. 처방만 보면 뭐 하나 그럴듯한 약재가 없어 보인다. 곽향(藿香), 소엽, 백지, 대복피(大腹皮), 백복령, 후박(厚朴), 백출(白朮), 진피, 반하, 길경 등 모두가 지극히 평범한 것들이다. 반하, 진피, 백복령은 수분 대사가 제대로 되지 못해 생긴 가래 같은 담(痰)을 배출하는 약물이고 후박과 백출은 소화 기능을 보호하면서 몸을 따뜻이 데워 준다. 길경은 상부의 인후 부위를 열어 주며 염증을 없애 주는 역할을 한다. 그런데 이들을 모으면 바로 만병통치 효과를 거두는 곽향정기산 처방이 된다.

곽향은 만물이 성장할 즈음부터 가지를 드리우고 잎을 펼치며 무성해지는데 잎 부근에서 흙냄새를 풍긴다. 봄에 싹이 나서 여름에 무성하게 잎을 키워 꽃을 피우며 가을에 이삭이 나니 천지의 바른 질서를 다 갖추고 있는 셈이다. 세상의 모든 만물을 품 안에 품고 발생과 성장의 변화를 이루는 흙이 한의학에서는 소화기계인 비위를 가리킨다. 곽향의 곽(藿)은 보호한다는 것이고 거기서 풍기는 흙냄새는 비위 기능을 뜻하므로 곽향은 비위 기능을 보호하고 발생과 성장의 변화를 이끌어내 천지의 바른 질서로 회귀하게끔 하는 약재다.

우리 몸에는 외부의 온도에 시달리고 내부의 스트레스에도 시달리는 비위를 통해 매일같이 엄청난 음식물이 들어온다. 특히 냉장고가 보편화된 시대이다 보니 찬 음식과 찬 음료수를 많이 먹고 마시게 된다. 이때 찬 음료의 영향으로 위를 이루고 있는 세포는 짧은 순간이지만 동상을 입고, 점막 세포는 활동은 고사하고 생존에조차 부적합한 온도를 반복적으로 체험하게 된다. 위나 소장의 점막 세포는 인체 세포 중에서도 탈락과 재생이 가장 활발한 세포지만 모든 것에는 한도가 있다. 계속되는 여러 자극에 위장의 활동은 탄력을 잃고 생체의 신진 대사 기능 또한 저하되어 점액은 활동성을 잃고 면역 능력마저 감소된다.

곽향정기산의 치료 목표는 체액에 활동 능력을 부여해 차가운 음식물과 항생제, 감기, 스트레스 등으로 인해 저하된 비위 기능에 활동 능력을 부여하는 데 있다. 또한 갑작스러운 복통, 설사, 구토의 증상에도 다양하게 응용되는 등 급성 질병의 증상 완화에도 크게 도움이 된다.

코 치료의 영역에서는 어린이들이 차가운 음료수나 빙과류를 많이 먹어서 생기는 병과 항생제를 장기간 복용한 뒤에 생긴 위장 장애의 치료라는 두 가지 목표를 갖고 접근할 수 있다.

빙과류와 현대인의 스트레스 등 가장 평범한 질병적 요소를 제거하고 신체적 조화를 이뤄 자연 질서로 회귀하는 그 중심에 곽향정기산이라는 처방이 서 있는 것이다.

방풍통성산, 영양 과잉 시대의 성스러운 처방

지구상에 사는 동물 대부분은 내일의 준비를 위해 음식을 저장하는 일이 거의 없고 다만 오늘의 생존을 위해서 먹을 뿐이다. 인간은 지금까지의 진화와 생존 과정을 통해 에너지를 방출하는 시스템보다는 에너지를 축적하여 아끼는 유전자 시스템을 선택해 오고 있다.

풍요의 시대에 인류가 누리는 특권 중 한 가지인 먹는 즐거움은 당질을 비롯한 여러 성분을 인체에 지속적으로 축적시킨다. 3일이면 종주할 수 있는 등산길에 열흘 분량의 음식을 챙겨 가 스스로를 혹사시킨다면 그것처럼 어리석은 일은 없을 것이다.

마찬가지로 과잉 섭취한 영양분은 인체의 어딘가에 불필요한 부담이 되고 부담을 받는 부분은 빨리 쇠약해져 인체의 균형이 무너지기 쉽다. 지금까지 인류가 겪어 왔던 환경과는 다른 풍요가 인류를 새로운 질병으로 몰아넣고 있는데 그것을 조절하는 처방 중의 하나가 방풍통성산이다.

본래는 소화기계에 열이 축적되고 가슴이 답답하여 변비가 있는 사람을 목표로 하는 승기탕(承氣湯)이라는 처방이 기본이 되었고, 그 후 이것이 가슴 윗부분의 질환인 편도염이나 이비인후과의 급성 질환을 목표로 하는 양격산으로 가감되었다.

그리고 또다시 응용되면서 몇 가지의 약물이 추가되어 지금의 방풍통성산이 되었는데 이 처방은 풍요의 질환이라고도 하는 당뇨병, 고혈압, 비만, 피부 질환을 개선시킨다.

한편으로 양격산이 기본 처방이 되었으므로 상부의 염증을 개선시키는 데도 중요한 역할을 하는데 만성 비염, 알레르기성 비염의 치료와 편도염, 인후염, 가운데귀염 등의 이비인후과 질환에도 널리 사용된다.

이 처방에서 가장 많은 양이 사용되는 약물은 활석이다. 활석은 매끄러움을 바탕으로 체내에 있는 노폐물과 함께 소변을 통해 배출되는데 활석의 매끄러움은 차가워지는 곳에서는 나타나지 않는다. 반드시 흡수되는 소화기계의 열을 이용하여 자신을 녹이는데, 자신을 녹인 소화기계의 습열(濕熱)과 함께 합해져 소변과 함께 동귀어진(同歸於盡)한다.

여기서 주목할 약물은 마황과 석고이다. 마황은 푸른 색깔로 청룡이라고 불리고, 석고는 흰 색깔로 백호(白虎)로 불린다. 청룡은 하늘에 있고, 백호는 땅의 제왕이다. 청룡은 피부의 땀을 통해 열을 배출하고, 백호는 내부의 열을 인체의 땅인 소화기계에서 물어 죽인다. 그래서 이 처방은 용호(龍虎)가 함께 뛰는 훌륭한 처방이 되는 것이다.

하지만 이런 치료에도 꺼지지 않는 열은 대황과 망초를 통해 하부의 항문을 뚫어 열을 내보낸다. 날계란을 먹을 때도 한쪽만 뚫는 게 아니라 반대쪽 부분에도 구멍을 뚫어야 쉽게 마실 수 있고, 환기를 시킬 때도 앞뒤 창문을 동시에 열어 놓아야 안팎의 공기가 서로 잘 유통되어 방 안이 빨리 시원해지듯 하부의 구멍인 항문을 뚫어 상하 모두를 환기시켜 상부의 열을 제거하는 응용의 묘를 대황과 망초가 보여 주는 것이다.

이렇듯 상부와 하부의 창문을 모두 열어 신체 노폐물을 배출시키고 불필요한 부담이 되는 요소들을 청소하는 것이 바로 방풍통성산이다. 외부의 적은 내부의 단결을 도모해 주지만, 적이 사라진 후의 풍요는 몸에 혼란과 반역의 그림자를 드리우게 된다. 영양 과잉으로 신체 균형이 깨지고 면역 기능이 과민해져서 오는 알레르기성 비염은 방풍통성산 처방의 일차적 치료 대상이다.

맑은 콧물이 주요 증상이 될 경우 방풍통성산에 들어가는 마황의 양은 그대로 가거나 증량시켜 치료해야 한다. 대부분의 경우 열성·염증성 질환이 대상이므로 마황을 빼고 사용하나 알레르기성 비염의 맑은 콧물 증상에서 마황은 이것 없이는 해결이 불가능할 만큼 중요한 약재가 된다. 풍요의 시대에 난무하는 각종 질병의 치료에 방풍통성산은 덜어 내 줌으로써 균형을 맞추는 해결사인 셈이다.

보중익기탕과 옥병풍산, 기운의 솟구침과 성벽 쌓기

"절실한 의문이 있어야 진실한 배움이 있다."라는 이제마(李濟馬, 1837~1900년) 선생의 교훈처럼 깊은 고민과 슬픔이 한의학 발전의 계기로 이어진 사례가 많다. '고방(古方)'의 창시자 장중경 선생이 전염병으로 가족 대부분이 병사하는 비통함 속에서도 궁구(窮究)하여 깨달은 이론을 확립하고 치료 방법을 제시한 것이 한의학의 성전(聖典)이라 할 수 있는 『상한론』이다.

'후세방(後世方)'의 창시자이며 보중익기탕(補中益氣湯)을 만든 이동원(李東垣, 1180~1251년) 선생 또한 어머니가 병으로 죽어 가는 슬픔이 그를 의학의 길로 들어서게 했다. 그는 여러 의사를 불러들였으나 결국 어머니의 병이 무엇인지도 알지 못한 채 떠나보낸 것이 한이 되어 장원소(張元素, 1151~1234년)를 모시고 의학 이론을 배워 한의사의 길로 들어서게 되었다.

당시 의사가 신분이 낮은 계층에 속한 탓에 부유한 선비의 후손인 그는 실제 진료는 거의 하지 않았고 일반인들은 그를 의사로 부르지도 못했다. 그는 금원(金元) 교체기의 끊임없는 전쟁 속에서 피곤과 근심, 음식 섭취의 부조화가 병의 원인이라 생각하여 비위내상(脾胃內傷) 학설을 만들었는데 그 대표적인 처방이 보중익기탕이다.

보중익기탕은 처방 중의 왕, 의왕탕(醫王湯)이라는 이름으로 불릴 정도로 한의학에서 중요한 처방이다. 구성 약물은 황기, 당귀, 인삼, 백출, 진피, 시호, 승마(升麻)의 일곱 가지 약물에 불과하지만, 임상 활용에 있어서는 다른 처방과의 합방 내지 가감을 통해 다양한 질병에 활용된다.

황기는 인체 표면에 작용해서 보호 기능과 면역 기능을 수행하는 중요한 약물이다. 『중약대사전(中藥大辭典)』에 보면 흰 쥐에 황기를 투여했을 때 체액 면역과 알레르기 질환 방어의 중요 요소인 B 세포가 생산하는 면역 글로불린 M(IgM)과 고리형 아데노신 일인산(Cathelicidin Antimicrobial Peptide, CAMP)의 양이 현저하게 증가하는 것으로 보고되어 있다.

전통적인 해석에서도 황기는 허파의 기능을 보호하고 피부 표면을 튼튼히 하는 대표적인 약물이며, 이 연장선상에서 땀을 내거나 그치게 하고 피부에 난 종기와 염증을 없애는 작용을 하는 것으로 알려져 있다.

사람의 피부에서 땀이 나는 것은 건강한 피부 호흡의 표현이지만, 낮에 운동이나 일을 하지 않아도 저절로 땀이 나는 '자한(自汗)'과 밤에 잠든 사이에 땀이 나는 '도한'은 허약한 사람의 병적인 증상이다.

두 증상 모두 피부 표면의 말초 혈관에서 능동적인 물질 교환이 이루어지지 못해 수분이 고립되어 나타나는 것이다. 고립된 수분은 체온 유지에 방해가 되므로 수분을 방출하는 자가 보호 방법이 자한, 도한의 증상으로 나타나는 것이다.

황기는 말초 혈관에 능동적인 힘을 부여함으로써 수분의 재흡수를 도와 자한과 도한을 치료한다. 피부 표면과 말초 혈관에 활동성을 부여하는 황기의 능력은 당귀와 합해져 당귀보혈탕(當歸補血湯)이라는 처방에 이용되는데 주요 작용은 양생음장(陽生陰長)으로 종기와 피부병에 적용되어 각종 처방에 쓰인다.

탁리소독음, 투농산(透膿散), 천금내탁산, 자신보원탕(滋腎保元湯) 등은 이름만 들어도 친숙한 종기의 대표 처방인데, 그 내면에는 황기와 당귀가 가지는 말초 혈관의 신선한 혈액 공급과 노폐물의 재흡수 기능이 전제되어 있는 것이다.

황기가 들어가는 처방 중에서 특히 주목할 것은 옥병풍산인데 구슬처럼 단단하게 바람이나 외부 온도 변화를 막아 주는 역할을 한다고 해서 붙여진 이름이다. 구성 약물은 황기, 백출, 방풍의 세 종류이다. 급성·만성 비염이나 알레르기성 비염, 과민성 비염은 온도의 변화에 인체가 능동적으로 적응하지 못할 때 발생하는 질환이다. 코의 내부 혈관들은 더우면 수축하고 차가우면 부풀어 올라 외부와 내부의 온도를 적절히 조절한다. 피부는 추우면 수축해서 내부의 온도를 지키고, 더우면 열을 방출함으로써 인체 내부의 온도를 일정하게 유지시켜야 하는데 이러한 항상성의 확보가 어려워지면 쉽게 감기에 걸리거나 비염의 악화로 나타난다.

어린아이는 신체적으로 작고 연약한 탓에 온도 변화에 적응하기 더욱 어렵다. 이럴 때 만성적인 호흡기 질환을 튼튼히 하는 옥병풍산이 사용된다. 황기, 인삼, 백출은 하나의 뿌리, 하나의 줄기로 자라는데 뿌리는 솟구치고 줄기는 내린다. 식물은 이산화탄소와 물을 흡수하고 햇빛의 자극을 받아 포도당과 산소를 만든다. 즉 식물은 인체와는 정반대의 작용을 하는 것이다.

인간은 다른 식물과 동물 들을 통해 포도당을 공급받고 산소를 흡입하여 이산화탄소와 물을 대사 산물로 내놓는다. 식물은 물을 뿌리에서 흡입하여 위로 끌어올려 발산하지만, 사람은 음식물과 공기를 위에서 흡입하여 아래로 배설한다. 그래서 대체로 뿌리는 인체에서 솟구치는 작용을 한다고 추정하는데 황기, 인삼, 백출은 뿌리가 하나로 똑바로 내리므로 인체에서는 똑바로 솟구치는 작용을 한다.

보중익기탕은 소화기에서 흡수한 영양 물질을 허파에 바로 전달함으로써 호흡기를 윤택하게 한다. 이와 같은 기능을 바탕으로 피가 머리에 잘 올라가지 못하는 어지러움증, 자궁이 밑으로 내려오는 질환, 항문이 내려앉는 질환 등에도 기능의 하강이 추정될 경우 상승시키는 작용을 바탕으로 응용하는 좋은 처방이 되는 것이다.

옥병풍산은 보중익기탕이 밑에서 위로 솟구치는 것에 비해 내부에서 외부로 골고루 펴는 작용을 한다. 황기, 백출은 보중익기탕과 같은 반면 옥병풍산에는 방풍이 더 들어가는데 방풍은 피부 표면에 작용해 황기, 백출이 끌어올린 힘을 골고루 펴 주는 역할을 하게 된다. 그래서 옥병풍산은 자한과 도한을 치료하는 대표적 처방이며, 이 역할은 확대되어서 어린아이의 만성 호흡기 질환을 예방하는 훌륭한 처방이 된다.

생맥산, 자윤의 미학

소화계는 호흡 기능계의 어머니이다. 어머니가 아이를 기르듯 소화기계는 음식물을 흡수해서 즙을 만들어 내고 이 즙은 호흡 기능계를 촉촉하게 자윤한다. 그 자윤을 통해서 호흡 기능계는 산소를 받아들이고 순환기계의 혈액을 통해 조직에 공급한다.

이것을 한의학에서는 "지극한 음과 떨어질 수 없다."라고 정의한다. 그 적셔 주는 작용의 중심에 '맥문동'이라는 약이 있다. 맥문동은 우리 주변에서 흔히 볼 수 있는 약재이다. 아파트의 베란다나 정원에 관상용으로 심어 놓은 곳도 많아 쉽게 만날 수 있다. 소나무, 대나무가 그렇듯 사시사철 푸른색을 유지하는 식물은 대개 서늘한 작용을 가지고 있어 그 숲 속을 지날 때면 상쾌함과 서늘함을 느끼게 된다.

사철 변하지 않는 이들의 속성은 이익을 탐하지 않고 의리를 추구하는 군자의 본성을 닮았다. 맹자(孟子, 기원전 372~289년)가 부강책을 설명하라는 양혜왕(梁惠王, 기원전 ?~319년, 재위 기원전 369~319년)의 요구에 "왜 바름을 이야기하지 이익을 이야기합니까?"라고 반문했듯이 바른 진리를 통해 변하지 않으며 쉽게 뜨거워지지도, 흥분하지도, 차가워지지도 않는 본질이 그곳에 있다.

맥문동은 운동이나 감정의 자극을 받아 지나치게 흥분하는 호흡 기능계를 자윤시켜 줌으로써 평안을 찾게 한다. 여름의 뜨거운 태양은 갈증을 불러일으키고 신체 기능을 떨어뜨린다. 이때 몸 안의 심장과 허파는 증발된 수분을 보충할 것을 요구하는데, 맥문동이 갑갑함과 열이 나는 상태에 습기를 적셔 줌으로써 생기를 얻게 하는 것이다. 마치 더운 여름날 냉수 한 컵이 신체로 하여금 생기가 돌게 하는 것과 마찬가지이다.

'청심연자음'이라는 처방은 이 사실을 더욱 명확하게 증명해 준다. 연꽃이 세상의 더러움을 정화하는 것처럼 청심연자음은 연자육의 정화 기능을 이용해 스트레스나 불필요한 감정의 찌꺼기를 청소하고, 맥문동을 통해 심장을 자유함으로써 열을 낮춰 주는 특징을 갖고 있다.

한의학은 튼튼한 사람에게는 차가운 약재를 써서 심장의 활동을 직접 낮추게 한다. 그러나 약한 사람은 허약한 신체를 보충하면서 열을 식혀야 하는데 청심연자음의 바탕에는 허약을 보충하는 보중익기탕이 깔려 있다. 보중익기탕은 내부적인 저항력과 힘을 솟구치게 하는데 여기에 맥문동과 연자육(蓮子肉)을 씀으로써 심장의 작용을 윤활하게 하고 정화시키기도 하는 연착륙 작전을 동시에 진행한다. 그것이 바로 청심연자음인 것이다.

여름날의 더위를 이기게 하는 데는 맥문동과 함께 인삼과 오미자가 들어가는데 그것이 생맥산이다. 외부 더위를 견디기 위해 피부로 열이 몰려 나가게 되면 내부는 반대로 차가워진다. 껍데기와 속은 표리라 하는데 음양은 항상 반대편에 서서 서로를 지탱한다. 호두의 껍데기는 단단하게 생겼지만 속 알맹이는 부드럽고, 거북이 또한 두꺼운 껍데기 안에 연한 속살을 가지고 있다. 사람이나 동물의 머리도 단단하고 두꺼운 뼈가 부드러운 뇌수를 보호하고 있다. 이런 추론의 연장선상에서 보면 여름의 소화계 내부는 겉과 반대로 차가워져 있다. 인삼은 내부의 온기를 도와주어서 소화계 기능을 유지시킨다. 여름날에 덥다고 해서 찬 것을 많이 먹으면 오히려 입맛이 딱 떨어지고 온몸이 노곤해진다.

그러한 상태를 개선시키고 위장의 활동을 활발하게 하는 것이 오미자다. 오미자는 다섯 가지 맛을 두루 갖추고 있는데 그중 대표적인 맛은 신맛이다. 신맛은 침을 고이게 하고 만들어 준다. 물의 종류에 표층수가 있고 지하수가 있듯이, 우리 신체에서 나오는 진액도 품질이 다르다. 오미자는 콩팥에 보존된 깊은 진액의 물길을 열어 줌으로써 허파와 심장의 열을 식혀 주고 표층수를 정화하여 다시 콩팥으로 데려가는 일을 하는 중요한 약재이다. 이러한 생맥산의 작용은 이비인후과에서 가장 많이 활용된다.

코는 말라 있으면 기를 흡입할 수 없다. 또한 점액이 가지는 본연의 성질인 보호와 완충이라는 작용 또한 사라진다. 외부적으로 꿀과 참기름을 통해 건조함을 보충할 수도 있지만, 내부에서 생산되는 점액 같은 품질은 될 수 없다. 생맥산은 인체에서 그 무엇도 흉내 낼 수 없는 고품질의 점액을 분비토록 도와 줌으로써 자윤의 미학을 보여 주는 것이다.

소청룡탕, 알레르기를 잠재우는 특급 투수

알레르기성 비염에 가장 많이 언급되는 약은 소청룡탕으로 마황, 작약, 반하, 계지, 세신, 건강, 오미자, 감초로 구성된다. 그 구체적인 구성을 보면 피부 표면의 차가움을 밀어내는 마황과 내부를 따뜻하게 데워 주어서 계속적인 열의 근원을 공급하는 계지, 반하, 세신, 건강으로 이루어진다.

또 한 가지 주목할 점은 작약과 감초와 오미자인데 이 세 가지 약재는 마황에서 배출된 진액을 모이게 한다. 발산한다고 해서 발산에만 주력하는 일방적인 생각이 아니라 발산하고 난 뒤의 진액 부족을 보충해 주는 균형 잡힌 사고는 그야말로 한의학의 정수라고 할 수 있다.

작약은 혈액을 수렴시켜 조직의 기능을 활달하게 하는 성질을 갖는다. 대체로 배가 급하게 아프고, 다리가 당기고, 경련을 일으킬 때나 성관계 후에 나타나는 피로감 등에 사용한다. 이러한 증상은 근육을 지나치게 많이 사용했거나 본래 혈액이 모자라서 근육이 경직된다는 공통점이 있다.

작약은 계절 중 봄의 특성과 일치한다고 말할 수 있다. 봄에 식물과 나무가 땅에서 물을 끌어올려서 성장을 시작하는 것처럼, 체내에서 혈액을 모아 윤택하게 적셔 주어 인체가 활동성을 갖게 하는 것이다. 감초는 '약방의 감초'라는 말처럼 광물성 약재 72종과 목초의 약재 1,200여 가지를 두루 안정되고 조화롭게 한다. 백약(白藥)의 독을 완화시키며 속을 데워 급하거나 초조함, 치밀어 오르는 증상을 치료하는데 이는 인체 내 수분의 저류(수분의 축적)를 통해 안정화하는 감초의 특성에서 기인한다.

물은 모든 물질의 중심에서 양쪽의 특성을 완화시키고, 상충되는 것들을 적당히 조화시키는데 감초의 작용은 본질에서 나오는 단맛뿐만 아니라 수분의 저류에서 나오는 물의 특성이 더욱 강하게 나타난다.

고대의 처방에서는 많은 양의 감초를 사용했으나 후세로 오면서 다량의 처방은 거의 사라지는 것을 볼 수 있다. 그것은 아마 감초가 지닌 수분 저류의 특성이 몸을 살찌게 하고 순환기 장애를 일으키는 부작용을 인식한 때문이다. 무슨 약이든 적정량을 사용했을 때 약이 되는 것이지 그 양이 초과되거나 잘못 사용되면 독이 되는 것이다. 적절한 치료와 처방은 약과 독의 구분만큼이나 가까우면서도 멀다.

마황과 계지는 발산의 효능을 지닌 약재이다. 차가운 기운에 닿은 피부의 혈액이 엉기고 피부가 수축되면 신체 외부를 보호하는 위기가 활동성을 잃게 된다. 계지는 피부 표면에 분포되어 있는 작은 혈관을 따뜻하게 하여 외부 체액의 온도를 높이고 발한 환경을 조성한다.

마황은 계지의 이런 능력을 바탕으로 피부 끝까지 열을 전달하고 땀을 내게 하는 강력한 효능을 보여 준다. 마황의 작용은 체내의 호흡기계를 따라 코나 인후부 및 기관지에까지 미쳐 콧물, 알레르기성 천식으로 인한 기관지의 분비액도 모두 마르도록 한다. 표면에 열이 전달되어 체액이 중화되는 것이다.

마황과 계지가 발산과 중화를 통해 표면에 있는 사나운 한기를 제거하고 말린다면 더 깊고 섬세한 곳의 사나운 한기와 수분을 말리는 작용은 반하와 세신의 몫이다. 반하는 여름이면 잎이 반으로 줄어드는 특성을 지닌 약재이다. 농촌에서 보리를 베고 난 후 밭을 갈아엎을 때 나오는 동글동글한 모양의 풀로 그 성질이 정말로 매섭다. 인체 내에서 병리적인 수액 대사의 산물인 가래나 분비액들을 배제하여 말려 준다. 그런데 반하는 독성이 아주 강해 반드시 생강즙으로 버무려 독성을 제거하고 사용해야 한다.

세신은 필자의 한의사 개업 초기에 시골에서 이것을 팔러 왔기에 맛을 보았다가 하루 종일 목이 따가워 곤욕을 치른 경험이 있을 정도로 약성이 강하다. 세신은 물을 말리는 작용을 한다. 약재의 이름인 가늘 세(細)와 매울 신(辛) 자는 작은 곳에 매운맛이 도달하여 작용하는 특성이 있음을 의미한다. 코에서 콧물이 나올 때 말려 주고 가슴의 작은 세기관지에 붙은 물기도 말려 주어서 기침이 치밀어 오르는 것을 해소시킨다. 건강은 생강을 말린 것으로 위에서 말한 약물의 열원이 되는데, 특히 소화계를 도와줌으로써 호흡기계의 활동력을 높여 준다. 이것을 한의학에서는 토생금이라 한다.

오미자는 다섯 가지 맛을 가지고 있지만 주요한 맛은 새콤함이다. 조조(曹操, 기원전 155~220년)가 부하들이 목말라 있을 때 산을 넘으면 살구밭이 있다는 말로 침샘을 자극함으로써 갈증의 위기를 넘겼듯이 오미자는 우리 몸에서 진액을 만들어 낸다.

소청룡탕에서 오미자는 마황의 작용으로 빠져나가는 수분을 내부적으로 다시 고이게 한다. 수분을 밀어내고 다시 보충하는 것, 해열 작용과 온기의 축적, 그 아득하고 미묘한 균형과 조화를 통해서 소청룡탕은 알레르기 치료의 중심에 있다.

마황의 의미

마황의 색깔은 푸른색이다. 그래서 소청룡탕의 '청룡'은 마황을 지칭하는 것이다. 용은 거대하고 무서운 힘을 상징하는 상상의 동물이다. 청룡은 마황의 극렬한 약성과 힘을 내부적으로 암시하는 것이다.

한의학의 약물을 보는 시각은 약초가 자라는 환경과 모습에 주된 근거를 둔다. 필자는 마황이 자라는 모습을 보기 위해 여러 방면으로 시도를 하던 중 우연히 그것과 마주치게 되었다. 제주도의 식물원인 한림공원에서 마황을 만난 것이다. 간절히 그리워하면 언젠가는 만난다고 했던가? 우연치고는 너무 뜻밖이라 요리조리 뜯어 가며 살펴보았는데 맛을 봐야겠다는 생각에 주위를 두리번거리며 솔잎처럼 가는 잎새 하나를 뜯어 입에 넣고는 우물거려 보았다. 약간 씁쓸하고 매운맛이 느껴졌다. 잎새 사이로 붉은 관이 있다고 했는데 그것은 주위 사람을 의식하느라 잘 보지 못했다. 주요 산지는 중국의 하북, 하서, 길림, 내몽고 지역인데 살고 있는 환경은 춥고 건조한 모래땅이라고 한다. 특히 추위를 잘 견뎌 마황 근처에는 눈이 쌓이지 않을 정도라고 하니 내면의 더운 성질을 짐작할 만하다.

마황은 피부 표면을 침범한 차가운 기운을 땀을 내서 밀어내는 작용을 하는데 그 뜻이 매우 깊다. 대개의 진액은 맥(脈) 속에 들어와서는 혈이 되고 맥의 바깥에서는 땀이 된다. 마황으로 땀을 많이 내게 되면 땀의 원료로 사용되는 혈액 역시 소모되어 심장의 혈액은 공백이 생기고 허혈 상태로 박동을 계속하여 가슴이 두근거리고 잠이 오지 않으며 손이 떨리는 증상을 일으키게 된다.

피부 표면의 차가운 기운을 몰아내는 약재로는 마황과 함께 갈근이 꼽힌다. 갈근은 땅속 깊이 뿌리박고 위로 많은 줄기와 잎을 내며 덩굴은 다른 나뭇가지들을 디딤돌 삼아 나뭇가지의 끝까지 오른다. 식물의 본질은 햇빛을 향한 투쟁의 모습에서 찾아볼 수 있다. 그러한 투쟁에서 갈근은 그 무엇보다 경쟁력이 강하다. 깊은 땅속의 뿌리는 신체 깊은 곳에서 수분을 끌어올리는 작용으로 추론할 수 있다.

신체에서 깊은 곳이란 소화기계인 비·위장이고 한의학적으로 족양명위경이다. 양명경은 얼굴 부위에 집중되어 있는데 이곳에 수분을 뿌려 줌으로써 열을 식힌다. 얼굴은 우리 몸의 양경이 모두 모여 있기 때문에 겨울에도 맨얼굴로 다닐 수 있을 정도로 뜨거운 곳이기도 하다. 그러나 이것도 과다해 얼굴에 수분이 쌓이면 부황(浮黃)이라는 병이 된다.

옛날 선조들이 먹을 것이 없을 때 지나치게 칡뿌리와 풀뿌리를 많이 캐어 먹음으로써 누렇게 부은 채 죽어 갔던 바로 그 병인 것이다. 칡은 온 산을 다 덮는다. 나무 꼭대기까지 올라가서 디딤돌이 되는 나무의 햇볕을 모두 막아 버리며 태양 가장 가까운 곳까지 커 간다. 그래서 칡은 하늘과 가까운 족태양방광경(足太陽膀胱經)이라는 경락을 따라 목과 등 뒷머리 쪽으로 올라가 목이 뻐근한 증상을 잘 치료해 준다.

머리는 많은 생각과 고민, 긴장 탓에 혈액이 집중되는 곳이다. 뒷목과 어깨가 그런 이유로 긴장되고 굳어져 있을 때 갈근은 소화기계에서 뽑아 올린 물로 이를 적셔 주어 집중된 혈액을 풀어 준다.

마황은 인체 표면에 굳어진 차가운 기운을 몰아내는 데는 능수능란하지만, 그 작용은 청룡의 움직임처럼 과격하고 격렬하다. 마황이 외부의 차가움을 밀어내는 원료는 맥 외의 진액이지만, 그 진액의 공급원은 혈액이다.

진액이 많이 들어 있어 피부가 두꺼운 사람은 진액을 어느 정도 뽑아서 사용해도 그 영향이 혈액에까지 미치지 않지만, 피부가 연하고 얇은 사람이 피부 표면의 진액을 사용하게 되면 심장의 허혈 증상을 유발하고 불면증과 심계(心悸, 가슴 두근거림), 손 떨림 증상까지 나타나게 된다.

마황을 사용할 때는 섬세한 진단이 필요한데 개인적으로는 체중을 물어 보는 편이다. 표준 체중에 미달하는 환자에게는 사용에 신중을 기해야 한다. 또한 피부를 만져 보기도 하는데, 피부가 두꺼운 느낌을 주고 탄력이 있어야 한다. 이러한 느낌을 주는 사람이 아니면 한 첩만 먹고도 꼬박 밤을 새우는 경우가 많기 때문이다. 불면이나 얕은 잠을 자는 사람도 마황의 사용을 주의해야 한다. 배를 만지는 복진도 중요한 근거가 되는데, 배는 간과 콩팥이 위치하며 혈액이 고이는 곳이다. 뱃가죽이 너무 연하거나 얇고 딱딱한 사람은 내부의 혈액량이 부족할 때가 많다. 그럼에도 마황을 쓰는 이유는 마황만큼 훌륭한 효과를 내는 약을 발견하기가 참으로 힘들기 때문이다.

소변은 심장에서 내려오는 혈액을 공급 원료로 삼는다. 마황으로 땀을 내고 나면 혈액을 공급원으로 삼는 콩팥에 원료가 적어지므로 소변의 양이 줄어들어 배뇨 장애를 일으키며, 월경이 곤란한 여성 또한 전체적인 혈액이 땀의 원료로 쓰여 빠져나가 버리므로 자궁에 집중되는 혈액의 양이 줄어든다. 이럴 경우 월경 양이 줄거나 장애가 생기게 된다.

마황은 심장에도 직접적인 영향을 미치는데 고혈압 환자의 경우 수축압의 상승이 이완기 혈압보다 현저히 높아져 증상이 악화될 가능성이 높다. 고혈압 약인 디기탈리스(digitalis)와 함께 사용한 경우에는 심장 박동에 혼란을 유발한다.

부작용의 가능성은 갑상샘 기능 항진증 환자에게도 엄존한다. 이 질환의 환자들은 가만히 있어도 운동한 것과 같은 증상을 보이는 것이 특징이다. 가슴이 두근거리고, 땀이 흐르고, 밥맛이 당기고, 살은 찌지 않는다. 거기에 땀을 내는 마황을 더한다면 불타는 화로에다 기름을 끼얹는 듯한 이상이 초래된다.

위장이 허약한 사람의 경우에도 조심해야 한다. 위장이 허약한 사람은 대부분 침이 잘 나오지 않고 입안이 깔깔한 경우가 많은데 이것은 위장의 점액이 잘 나오지 않기 때문이기 쉽다. 마황은 인체의 체표에 작용해서 땀을 냄으로써 수분을 말리는 작용을 한다. 체표란 코로부터 장에 이르는 부위로 모두 인체의 내부인 동시에 외부인 곳이다. 그래서 이

곳에 마황이 작용하면 코나 기관지에처럼 표면의 점액이 말라 버린다. 위장은 사막처럼 변해 더 이상 아무런 변화가 일어날 수 없는 곳이 되며 식욕 부진과 불쾌감, 오심, 구토 등의 증상이 나타나게 된다.

마황을 다른 약과 함께 사용할 때는 더욱 신중을 기해야 하는데 에페드린이 함유된 천식 약 등은 동일 성분의 과다 섭취가 될 염려가 있으므로 자세히 살펴보아야 한다. 모노아민(monoamine)류의 산화 효소 저해제들은 마황이 허파의 호흡 기능을 운동 상태로 이끌기 때문에 산소 부족 상태를 더욱 심화시킬 우려가 있어 중지해야 하고 갑상샘 제재는 물론 앞에서 지적한 바와 같이 사용해선 안 된다. 또한 카테콜아민(catecholamine)제 등도 교감 신경을 지극시켜 더욱 흥분 상태에 빠지게 되므로 복용해선 안 된다.

임상을 하다 보면 마황 사용의 필연성에 앞서 고민을 해야 할 경우가 많다. 그럴 때는 산조인(酸棗仁)과 숙지황, 구기자(枸杞子) 등의 보음시키는 약재로 마황으로 발산시킨 뒤 줄어드는 진액을 보충할 길을 생각해야 한다. 산조인의 경우 불면과 심장의 안정에 직접적으로 기여하므로 부작용을 보완하는 훌륭한 가감법이 된다.

코에 유용한 민간 처방

녹차

다성(茶聖)인 육우(陸羽, ?~804년)가 지은 『다경(茶經)』에는 "차는 사람에게 매우 좋은 음료이다. 차는 갈증을 없애고, 음식을 소화시키고, 담을 제거하고, 잠을 쫓고, 소변에 이롭고, 눈을 밝게 하고, 머리가 좋아지고, 걱정을 씻어 주며 비만을 막아 준다."라고 기록되어 있다.

이렇게 좋은 역할을 하는 차는 다섯 가지 맛을 낸다고 하는데, 그중에도 쓴맛이 제일 강하다. 쓴맛은 열을 내려 마음의 번뇌나 스트레스를 씻어 내린다. 염증성 질환에서 쓴맛은 소염 효과를 강하게 나타낸다.

만성 비염으로 누런 코가 계속되어 고통스러울 때 진하게 우려낸 녹차를 시원한 상태로 식히고 소금을 조금 넣은 후 그 물로 콧속을 두세 차례 반복해 씻어 주면 코가 편안해진다. 아니면 녹차를 탈지면에 적셔 콧구멍에 넣어만 두어도 효과를 볼 수 있다. 심지어는 따뜻하게 우려낸 차를 몇 잔씩 마시기만 해도 효과가 있다. 따뜻하게 마시면 차의 서늘한 기운이 상승하여 코의 염증성 질환을 씻어 내고 인후부에 있는 가래나 불순물을 없애기 때문에 이비인후과 질환이나 감기에 도움이 된다. 외용약으로 쓸 때는 갈아서 가루로 낸 후 개어서 환부에 바른다.

느릅나무 껍질

위장병은 위의 점액 분비에 이상이 생겨 산(酸)이 점막에 닿아 염증을 일으키는 것이 대부분이다. 나무껍질은 대개 땅속에서 액을 끌어올려 매끈한 성질을 가지는데 느릅나무 껍질은 특히 그렇다. 위장에 들어가면 그 매끈함이 점막을 덮어 위의 점액을 대신하여 위장을 보호하게 된다. 위암으로 발전된 후의 역할에는 한계가 있지만, 위장이 마르고 건조해져 위 점액이 잘 분비되지 않는 환자의 치료에는 이 방법이 나름 의미가 있다.

몇 해 전부터 이것을 코나무라고 선전한 한의사 분도 있었다. 코 내부의 점액이 마르고 농이 많은 질환에 느릅나무 환약은 점액 역할을 해 일정한 효과를 얻게 된다. 그러나 알레르기성 질환에는 가뜩이나 많은 콧물에 점액을 더해 오히려 낭패를 볼 수도 있으며, 급성 비염이나 맑은 콧물이 흐르는 증상에도 악영향을 끼칠 수 있다.

느릅나무 껍질을 두고 『주관(周官)』에는 구멍을 매끄럽게 한다고 하고, 『명의별록(名醫別錄)』에는 장위에 있는 나쁜 열기를 치료한다고 기재되어 있다. 이들은 모두 점액의 역할이다. 느릅나무의 매끄러움으로 대변이나 소변의 통로를 윤활하게 함으로써 그것들을 쉽게 나오게 하고, 코가 막혀서 농이 걸려 껄끄러운 증상도 매끄럽게 함으로써 잘 빠져나오게 한다.

느릅나무는 천지의 음기를 받아 자라는 나무여서 뿌리나 껍질을 채취한 후 그늘에서 말려야 약효가 더욱 좋다. 뿌리 껍질을 진하게 달인 물과 죽염을 3 대 1 비율로 섞은 다음 그 물을 탈지면에 묻혀 잠자기 전 콧속에 넣는다. 처음에는 따갑고 아프지만, 1~2개월 정도 계속하게 되면 증상이 호전된다. 내복 시에는 6~12그램을 달여서 먹고 외용으로는 달인 물로 씻거나 가루를 내어 갠 후 환부에 바른다. 단, 속이 차가워 설사를 잘하는 사람은 복용에 신중을 기해야 한다.

목련 꽃봉오리

목련꽃은 잎에서 피지 않고 가지 끝에서만 나온다. 여름부터 다음해 봄에 걸쳐 조금씩 계속 자라는데 꽃봉오리는 껍질에 싸인 채 반드시 사계절 동안 자란 뒤에야 봉오리가 벌어진다. 약재로 사용하기 위해 채취하는 것은 벌어지기 직전의 꽃봉오리다. 목련 꽃봉오리를 신이화라 하는데 호흡기의 시작이자 끝인 코에서 오랫동안 막힌 것을 막 열어 주려는 기운, 확 틔워 주는 성질을 가지고 있다. 또한 매운맛과 따뜻한 기운을 가지고 있어 그러한 기능에 더욱 힘을 실어 주게 된다. 달여서 마시거나, 가루를 내어 코에 넣거나, 증류액을 만들어 코에 떨어뜨리기도 한다. 외용약으로 쓸 때는 털과 심을 없애야 하는데, 털이 인두 부위나 기관지에 쉽게 달라붙어서 기침을 유발하기 때문이다. 고약을 만들어 쓰게 되면 피부를 열어 병의 근원을 없애 주기 때문에 기미 제거에도 사용한다.

약리적으로 볼 때 신이화에는 수렴 작용이 있어 점막 표면을 보호하고 모세 혈관을 확장시킨다. 코를 둘러싼 국소의 혈액 순환을 개선해 분비물의 흡수를 촉진시키므로 염증이 가라앉고, 호흡이 원활해지며 증상이 완화된다.

무

배추, 그리고 무는 만청 또는 무청이라고 하며 따로 구별하지 않고 동일 명칭으로 기록되다가 진나라에 이르러 나복이란 이름으로 불리게 되면서 무가 독립했다고 『본초강목』의 저자 이시진(李時珍, 1518~1593년)은 고증하고 있다.

무는 생것과 삶은 것의 성격이 서로 다른데 생것은 매운맛이 강하고 서늘하여 호흡 기능에 도움을 주고, 삶은 것은 장에 작용하여 배에 찬 가스를 쉽게 빠져나오게 한다.

한국 전쟁 당시 피난민들이 동굴에 들어가 피신했는데, 그 사실을 알아챈 적군이 쫓아와 동굴 앞에 불을 지르고 연기를 피우게 되었다. 이 연기를 벗어나기 위해 무를 씹어 무즙을 입안에 물고서 그 어려운 고비를 모면했다는 일화가 남아 있다. 매캐한 연기가 독이 되지 않게 무즙이 중화 역할을 한 것으로 연탄 가스 중독 시에 생무즙을 복용하는 것도 이러한 효과의 연장선으로 볼 수 있다.

한약 복용 시에 여러 차례 강조하는 것은 생지황(生地黃)과 생무를 함께 복용하지 말라는 것이다. 생지황은 피를 만드는 약재인데 반해 생무는 기를 깨뜨리는 약재이기 때문이다. 무는 생지황의 작용을 방해하여 혈의 생산에 지장을 초래한다. 생지황과 생무를 같이 먹으면 머리카락이 하얗게 세게 된다. 『본초구진(本草求眞)』에서는 만약 둘을 같이 먹었을 경우에는 생강을 달여 복용함으로써 그 효과를 희석시킬 것을 권하고 있다.

고름 같은 콧물이 나고 코가 막혀 냄새를 잘 맡지 못하는 코 질환에도 무를 치료제로 사용한다. 심한 코 막힘으로 숨쉬기가 힘들 때는 무즙을 거즈에 적셔 콧속에 채워 둔다. 2~3회 되풀이하면 매운맛으로 콧속이 뚫려 시원해진다. 이때는 무의 꼬리 쪽, 매운 부분의 치료 효과가 더 크다. 코피가 멎지 않을 때도 무즙을 술을 조금 넣고 데워 복용하거나 생즙을 코에 넣으면 좋은 효과를 얻을 수 있다.

밤

많은 씨앗은 그 속에 독을 지니고 있다. 씨앗 속에는 후손을 위한 번식 방법이 숨겨져 있어 자기 방어가 필요하기 때문이다. 딱딱한 과일은 그 껍질로 자신을 보호하고, 밤은 뾰족한 침으로 내부를 더욱 안전하게 보호한다. 바깥의 침과 딱딱함이 그들의 방어 전략이기 때문에 속 알맹이에는 정작 독소가 없다. 그래서 우리 인간이나 많은 동물에게 유익함을 준다. 이류보류(以類補類, 같은 것을 취해 같은 것을 이롭게 한다.)이기 때문에 씨는 들어와서 씨를 만들어 준다. 밤은 씨를 만드는 효능이 있기 때문에 생식 능력이 약해진 사람의 콩팥 기능을 보충해 준다.

『본초강목』에 의하면 콩팥의 허약으로 허리와 다리에 힘이 없는 이에게 주머니에 매달아 말린 밤을 10개씩 먹이고, 다시 돼지 콩팥과 함

게 쑨 죽을 먹였더니 지병이 나았고, 또한 몸속이 차가워져 설사를 일으
키는 데 구운 밤 20~30개를 먹자 금방 치유되었다고 한다.

밤은 그 맛이 떫고도 달다. 코 질환에 밤을 쓰는 사례는 몸이 허약하
여 코피를 흘릴 때나 콧물이 지나치게 맑게 나올 때이다. 밤의 떫은맛은
수분이 내부에서 과다했을 때 수렴시켜 빨아들이는 작용을 한다. 떫고
도 부드러운 육질로 수분을 흡수함으로써 위액이나 분비물의 농도를
일정하게 유지시켜 주변 조직이 정상 기능을 수행하도록 해 준다.

그러므로 허약하더라도 마르고 건조한 사람들은 적응증이 되기 힘
들다. 이와 같은 증세로 고생하는 환자는 밤죽을 먹는 것이 도움이 된
다. 주로 물살이 많다는 태음인의 질환에도 도움이 된다. 특히 몸이 허
약한 어린아이들이 코피를 자주 흘릴 때는 밤을 구워서 먹이거나 밤의
속껍질을 삶아 그 물을 마시게끔 하면 좋은 결과를 얻을 수 있다. 그러
나 이는 어디까지나 허약한 어린이들에게만 적용되는 부분이다.

살구씨

과일은 향기롭고 맛이 좋다. 그 이유는 과일을 먹는 동물의 마음을
끌어 그 속에 든 씨가 고스란히 버려지거나 장을 통과하여 후손이 잘
살아갈 수 있도록 하기 위한, 일종의 유인책이라 볼 수 있다. 그런데 향
기롭고 맛있는 과일의 씨일수록 유난히 독이 많다. 씨까지 먹혀 버리면
식물의 번식 전략이 위협받을 수 있기 때문에, 또 하나의 생존 수단일지
도 모른다.

살구씨 속에는 아미그달린(amygdalin)이란 성분이 들어 있다. 아미그

달린은 체내에서 분해되면서 '청산'이라는 이름으로 더 유명한 맹독 시안화수소산(hydrocyanic acid)을 생성한다. 그래서 살구씨 중독에 관한 보고가 의외로 많다. 주요 증상은 호흡 곤란, 경련, 혼수 상태, 일정치 않은 심장 박동, 사지가 차가워지는 것 등이 있는데 즉시 구급 처치를 해야 한다.

살구씨는 소량씩 복용하면 체내에서 천천히 분해되어 청산 생성이 중독되지 않을 정도로 이루어지고 오히려 호흡 중추의 작용을 진정시킨다. 그 때문에 호흡 운동을 점차 안정시키며 기침을 멎게 하는 약리적인 효능이 있다.

살구씨는 한의학에서 보았을 때는 기운이 따뜻하고 맛이 쓰다. 쓴맛은 기운을 아래로 끌어내리고 따뜻한 기운은 멈춰 있는 이물질을 움직이게 해 준다. 코 질환에 쓰일 때는 기름을 짜서 바른다. 윤택한 기름이 콧속을 적셔 주면서 부어오른 부위를 가라앉게 한다. 가장 일반적인 외용약으로 쓸 수 있는 것은 살구씨의 기름이다.

수세미

수세미는 수세미의 열매인 사과(絲瓜), 늙고 마른 열매를 말린 사과락(絲瓜絡), 줄기를 사용하는 사과등(絲瓜藤), 뿌리 부분을 사용하는 사과근(絲瓜根) 등으로 나뉜다.

수세미의 성질은 대체로 차고 서늘하며 매끄러워서 종기나 피부염, 유선염 치료에 사용하는데 많은 양을 한꺼번에 먹게 되면 설사를 일으킨다. 옛날에는 연한 수세미를 삶아서 생강과 식초를 섞어 반찬으로 먹기도 하고 마른 것은 속을 내어서 그릇을 씻는 수세미로 사용했다. 일정한 크기에 이르면 따서 말려야 하며 지나치게 오래 두면 속이 썩어 사용할 수 없게 된다.

『의학정전(醫學正傳)』에서는 코에서 냄새가 나고, 누런 농이 나오고, 머리까지 아플 때 수세미의 뿌리로부터 10~15센티미터 되는 부분을 약성이 남을 정도로 태워 분말을 만든 후 술에 타서 복용할 것을 권하고 있다.

중국의 임상 보고에서도 코가 마르는 위축성 비염에 수세미 줄기를 12그램씩 1일 1회 복용하거나 40그램을 돼지 살코기와 함께 달여 복용함으로써 좋은 결과를 얻었다고 한다. 필자 개인적으로는 수세미의 뿌리 가까운 부분을 자른 후 솟아오르는 즙을 받아 사용한다. 줄기를 하나 자르게 되면 2~3리터까지 얻을 수 있다. 이것은 여성들의 세안용으로 많이 사용되는데, 코에 바르거나 씻어 내게 되면 위축성 비염에도 효과가 있다.

알로에

알로에는 수만 년 이상을 건조하고 무더운 사막 지방에서 살아온 식물로 작렬하는 태양에 물기와 영양분을 빼앗기지 않기 위해 두꺼운 껍질로 내부의 습기를 보호하고 있다. 무덥고 건조한 환경에 적응하는 과정에서 자신의 에너지를 최소한으로 소모하고 내부에 수분을 가두어 두는 능력을 발전시켜 왔으므로 그 성질은 차갑고 축축하다.

알로에는 본래 저장 능력이 뛰어나고 습기를 많이 지니고 있어 뚱뚱

하고 찬 사람이 먹게 되면 몸은 더욱 붓고 차가워져 증상을 악화시킨다. 대신 열이 많고 건조한 사람의 변비, 눈병, 피부 질환 등에 좋은 효과를 보일 수 있다. 콧병 중에서도 건조하거나 위축된 비염에 효과가 있는데 누런 콧물이 계속 나오는 염증성 질환에도 좋다.

치료 방법은 잠들기 전에 알로에 잎을 5센티미터가량 세로로 쪼개서 속살을 콧등과 그 주변에 대고 반창고로 고정시켜 준다. 저녁에 붙이면 아침까지 그대로 놔둔다. 코딱지가 많이 생기거나 건조한 비염의 경우에는 즙을 만들어 하루 1~2회씩 바르거나 가루를 만들어 사용하기도 한다.

복용을 할 경우 열이 많고 건조한 사람의 열성 비염에는 효과를 볼 수 있는데 2~6그램 정도가 적당하다. 단 임산부는 복용을 금한다.

연뿌리

붉은 연꽃과 푸른 연잎은 모두 뿌리가 끌어올린 수분과 영양에 의존한다. 연뿌리는 물을 끌어올려 위로 적셔 줌으로써 무성한 열기를 식혀 주는 역할을 하게 된다. 연못물이 넘쳐서 연이 물에 잠기게 되면 안팎의 수분이 넘쳐나 뿌리, 줄기, 잎이 모두 죽는다. 하지만 연못물이 고갈되면 가지와 잎은 말라 버리는데 연뿌리는 수분을 간직하고 있어 잘 죽지 않는다.

이러한 연의 속성을 인체에 적용하면 상부에 열이 많은 증상이 있을 때 수분을 끌어올려 적셔 줌으로써 잘 치료할 수 있다. 그러므로 연뿌리는 열이 상부에 떠올라 코가 건조해지거나 농성의 콧물이 혈관을 자극하여 생긴 코피에 잘 듣는다. 알레르기성의 콧물이 많은 질환이나 맑은 콧물로 인해 자극된 코피에는 오히려 증상을 악화시킬 수 있다. 코피가 날 때는 연뿌리를 생즙을 내어 먹거나 삶아서 먹는다.

연근즙을 마시면 위궤양, 자궁 출혈에도 효과가 있는데 그것은 어디까지나 열이 생겨서 건조해진 사람의 경우이다. 몸이 차고 부은 듯한 사람의 코피에는 연의 복용이 해로울 수 있다.

참외 꼭지

참외 덩굴은 아주 길게 자라고 끝부분이 뿌리보다 무성하다. 뿌리 가까이 열리는 참외의 크기는 작고 줄기 끝으로 갈수록 점점 더 굵게 자란다. 참외는 진액을 잘 빨아들이는 열매로, 빨아들이는 중심점은 꼭지다.

꼭지는 아래에 있는 물질들을 솟아오르게 하여 그것을 배출시키는 약재로 쓰인다. 참외의 열매는 단맛을 지니지만, 그 꼭지는 쓴맛을 낸다. 쓴맛은 열을 내리게 하고 건조하게 하는 성질이 있다.

참외 꼭지는 두 가지 목적으로 쓰인다. 하나는 중풍으로 가래가 목을 막아 호흡을 쉽게 하지 못하는 증상에 쓰이고, 다른 하나는 음식이 목에 걸려 토하고자 해도 토해지지 않는 증상에 쓰인다.

옛사람들의 치료 방법 가운데는 합리적인 방법이 많다. 몸의 표면에 있는 병은 땀을 내어 밖으로 배출시키고, 몸 안에 있는 병은 위에 있으면 토하게 하며 아래에 있으면 항문을 통해 배출시켰다. 몸 안의 폐기물이나 바이러스, 세균들을 몸 바깥으로 배출시킬 때 콩팥이나 간장이 떠안아야 할 부담을 최소화하는 것이다.

참외 꼭지는 옛날부터 가슴 윗부분에 걸려 신진 대사에 영향을 주는 가래나 노폐물을 배출시키거나 콧속의 농을 없애는 작용에 사용되어 왔다.

민간 요법에서는 코가 자주 막히고 냄새를 맡지 못해 숨쉬기가 어려울 때 참외 꼭지를 말려 가루를 내어 콩알 모양으로 뭉친 다음 약솜에 싸서 콧속에 넣어 주었다. 그러면 콧물이 흘러나와 코가 곧 시원해진다. 코에 군살이 돋을 때도 위와 같이 하면 농이 빠져나오면서 군살이 줄어들거나 탈락되는 것을 볼 수 있다.

그러나 모든 약은 적정하게 사용해야 하고 적절한 방법을 통해서만 효과를 거둘 수 있다. 참외 꼭지는 열을 내리는 기능뿐만 아니라 빨아내는 작용도 많이 하므로 건조한 코는 더욱 건조해져 코피를 쏟게 되고 점액이 보호 작용을 할 수 없게 되는 경우도 있어 이차 감염의 우려가 있다. 또한 맑은 콧물이 흘러나오는 알레르기성 비염일 경우에는 코의 점막을 자극하여 증상을 더욱 악화시킨다.

참외 꼭지를 갈아 흡입할 때는 엎드리거나 모로 눕거나 앉는 것이 좋다. 누워서 흡입하게 되면 상기도의 점액이 자극되어 발열하는 경우도 있다. 민간 요법으로 코를 고치기 위해 환자가 잠자는 동안에 불어넣었다가 생명을 잃게 된 사례도 있다. 허약하거나 대량의 출혈이 있던 사람에게는 부작용이 우려되므로 사용을 금지해야 한다.

파

파는 잘 죽지 않으며 바람과 햇빛으로 심하게 마른 뿌리도 조금만 흙에 닿게 되면 다시 자라난다. 살아나는 기운은 양기이다. 파는 견고하게 안으로 층층이 싸여 있으며 줄기와 잎이 모두 갖추어져 있다. 파가 자라 나오면 잎이 되고 성질이 따뜻하다. 파 줄기는 속이 비어 있고 바깥은 잎 과 끈적한 진액으로 막혀 있다.

비워진 양기가 갇혀 밖으로 나가지 못한 상태이므로 파의 흰 뿌리는 양기를 대표한다. 감기에 걸리면 파의 흰 뿌리가 차가운 기운을 밖으로 밀어내는 작용을 하므로 대추, 생강을 먼저 달인 후 마지막으로 파의 흰 뿌리를 넣고 끓인다. 콧물이 코를 막아 냄새를 맡지 못할 때도 파의 흰 뿌리를 두세 뿌리 달인 후 그 물을 하루 2~3회 복용하면 효과를 얻 을 수 있다. 흰 뿌리를 자른 후 솜에 묻혀 콧속에 넣어 두어도 효과가 있 다. 코피가 날 때는 파즙을 사용한다.

사람의 몸은 피가 머리로 모여 아래로 움직이지 않고 고여 있으면 코 피가 나고, 아래에서 위로 올라가지 않으면 소변을 통해 출혈하게 된다. 파즙은 상하로 피를 움직이게 해 고인 상태를 개선시켜 주므로 코피를 멈추게 한다. 파의 흰 뿌리 한 줌을 찧어 즙을 내고 그 즙에 꿀을 섞어 콧구멍에 두세 방울 떨어뜨리면 코피가 곧 멎는다.

성적 스트레스는 이렇게 잡는다: 공부와 코

몇 해 전 여름, 창백한 얼굴을 한 청년을 진료하게 되었다. 외무고시를 준비하던 학생인데 코의 질병 때문에 공부가 여의치 못하다면서 공부에 지장이 없도록 해 달라며 부탁했다.

병을 고치는 문제가 필자 마음대로 되는 것은 아니지만 최선을 다했다. 7번 정도 치료하고 약을 복용할 결과 병세가 호전되어 다시 서울로 올라갔다. 5개월 후에 그 청년이 다시 찾아왔는데 손에 든 신문 스크랩 한 장을 보여 주었다. 바로 외무고시 합격자 40명 안에 들어 있는 자신의 이름을 보여 준 것이다.

대한민국에 살면서 공부로부터 자유로울 수 있는 사람은 없다. 어른이 되어서도 자기 계발이라는 이름으로 얼마나 사람을 괴롭히는지 모른다. 시험에 들지 않게 해 달라는 주문은 종교의 구절이 아닌 현실 도피의 주문이 된다. 특히 유아기에서 초등학교까지 늘 감기에 괴롭힘을 당하고 학원 과외에 시달리는 등 우리의 코는 늘 감기와 공부로 인한 스트레스의 이중 공격을 받는다. 그래서 코가 막히고 머리도 무거워져 집중력이 생기지 않는, 코가 원인인 주의불능증이 생기게 된다.

뇌의 무게는 체중의 2.5퍼센트에 불과하지만, 뇌에 흐르는 혈액의 양은 20퍼센트이고 산소 소비량은 전체의 25퍼센트나 된다. 뇌의 영양은 포도당에 의해 공급되는데 포도당이 산화되어 생기는 에너지가 뇌 기능을 지원하고 있다. 산소를 필요로 하지 않는 에너지보다 산소에 의해 생산되는 에너지의 양이 15배나 많다. 그러므로 코를 통해서 적절한 공기가 흡입되는 것이 뇌의 활성화에 미치는 영향은 너무나 분명하다.

갓난아이의 뇌는 다른 동물의 뇌에 비해 훨씬 크다. 갓난아이의 뇌는 400그램이지만 1년 후 800그램, 4년 후 1,200그램이 되며 만 6세에서 7세 사이에는 어른과 같은 크기로 성장한다.

만 5세에서 10세 사이는 정보의 흐름을 주도하는 시냅스(synapse)가 대량으로 필요한 것과 필요 없는 것들을 구분하여 정상적인 뇌를 만들기 위한 활동이 가장 왕성한 시기다. 우리에게 중요한 점은 이때가 동시에 코 질환이 가장 많은 시기라는 점이다.

코의 기능이 정상적으로 완성되지 못하면 편도선의 활동이 지나치게 왕성해지면서 외부 침입에 노출된다. 한편으로는 자기 조절 기능을 갖지 못하고, 체열이 높아져 성장 활동이 왕성해짐으로써 차가운 음식과 아이스크림으로 신체 내부의 기능이 떨어질 수 있다. 코가 적절한 공기를 호흡하는 것이 뇌 발육과 공부의 집중력 강화에 밀접한 관계가 있음은 명백한 사실이다.

8장

음양오행과
침구 치료를 위한
경락, 경혈

인체 경락은 하나의 고리다. 12경락의 순환은 여환무단(如環無端)의 원이다. 동양 철학에서 원은 시간을 의미하고 시간은 태양과 별들의 변화에 의해 만들어진다. 하늘이 땅을 변화시킨다는 원리에 의해, 인체가 시간의 변화를 수용한 것이 경락이다. 경락과 경혈은 모든 점이 시작이며 끝이다.

필자의 한의원 동쪽에는 매일같이 오르내리는 작은 동산이 있는데, 산이 보여주는 내밀한 변화는 볼수록 신비로움을 더한다. 자연의 변화는 시작도 끝도 없이 계속된다. 아침에 오를 때와 저녁 무렵 오를 때가 다르고, 해가 없을 때가 다르고, 바쁜 마음으로 갈 때와 느긋한 마음으로 갈 때가 다르며 기쁠 때와 슬플 때가 다르다. 같은 산이지만 맞이하는 형편에 따라 항상 다른 모습으로 나타나는 것이다.

음양은 언덕 위에 비치는 햇살에서 드러나는 변화에서 따온 이름이다. 햇살이 없는 밤은 음이고 햇살이 비추는 낮은 양이다. 빛의 양이 점차 강해지는 해뜰 녘부터 정오까지는 '양 중의 양(태양, 太陽)'이, 빛의 양이 점차로 약해지는 정오부터 저녁까지는 '양 중의 음(소음, 少陰)'이 된다. 저녁부터 자정까지는 어둠이 짙어 가므로 '음 중의 음(태음, 太陰)'이고, 자정부터 동틀 녘까지는 아침의 여명이 준비되는 시기이므로 '음 중의 양(소양, 少陽)'이 된다.

인체의 외부는 양이고 내부는 음이다. 그래서 급성 질병은 외부에서 증상이 드러난다. 오한과 발열, 두통과 감기가 그 대표적인 예다. 만성 질병은 대부분 오랜 기간 동안 쌓여 생기는 병인데 시름시름 앓고, 쉽게 호전되지 않으며 증상은 내부에서 나타난다.

인체를 상하로 구분했을 때, 상부의 병은 양이고 하부의 병은 음이다. 얼굴은 인체의 모든 양적인 경락이 지나가는 곳이기에 겨울에도 가리지 않은 채 바깥에 내놓을 수 있다. 코도 얼굴에 있다. 경락으로 우리 몸을 볼 때 양기를 총괄하는 독맥과 소화기계인 위장과 배설기계인 대장 경락이 지나간다. 위와 대장은 양명경(陽明經)에 속하는데 양명경은 건조한 습성이 있다. 그래서 코 질환은 열이 많고 건조해서 나타나는 양적 질환이 대부분이다. 머리가 아픈 것과 얼굴이 붉어지는 것, 눈, 코, 귓병 등은 상부 질환으로 양적 질환이 되고 각기, 설사, 소변을 조절 못하는 등의 하부 질환은 음적 질환이 된다.

인체 경락은 하나의 고리다. 12경락의 순환은 여환무단(如環無端)의 원이다. 동양 철학에서 원은 시간을 의미하고 시간은 태양과 별들의 변화에 의해 만들어진다. 하늘이 땅을 변화시킨다는 원리에 의해, 인체가 시간의 변화를 수용한 것이 경락이다. 경락과 경혈은 모든 점이 시작이며 끝이다. 우주의 별이 자전과 공전을 하듯이 경혈은 혈이라는 의미 자체가 별의 움직임이다. 혈(穴)은 경혈의 한 부분이지만 본질을 상징하는 말이다. 예를 들면 합곡혈(合谷穴)의 혈도 피부에 나타난 한 점인데 만지면 기의 소용돌이에 의해 하나의 블랙홀처럼 구멍이 생긴다는 의미다. 경혈은 하늘의 별들이 인체에 박힌 점이라고 옛 성현들은 생각했다. 인체의 경혈은 361개다. 바둑판은 361개의 점으로 구성되어 있다. 바둑판의 점에 한 수를 두면 전체의 대응점이 달라지듯 하나의 경혈은 전체 경혈의 움직임을 좌우하는 중요한 기의 포인트가 된다.

경락과 경혈의 이해

경락, 자연 현상의 내부 주재자

샘에서 솟아나온 물은 아무 방향으로나 흐르는 것이 아니라 일정한 물길을 따라 흐른다. 강에 물길을 파서 흐르는 물에 질서를 부여한 것이 문명 세계의 창조다. 그래서 요(堯) 임금 때 홍수가 나서 수위가 하늘을 위협할 만큼 오르자 우(禹)는 물길을 파낸 흙으로 산을 만들어, 물이 강을 따라 바다로 흘러가게 만들었다.

인체에서 경락이란 대지를 달리는 물길과 같다. 『관자(管子)』의 「수지편(水地篇)」에서는 "물은 땅의 피요, 기다. 이는 마치 혈액과 근육을 통하는 길과 같다."라고 하고, 경락에서 경수는 종으로 관통해서 바다와 만나는 강으로, 낙수는 경수에 횡으로 연결되는 도랑, 하천으로 비유하고 있다.

물이 물길을 따라 바다로 흘러가듯 사람이 흡입한 기운이 일정한 방향으로 인체 내로 흘러가는 것, 그것이 바로 경락이다. 즉 경락은 수로처럼 흡입한 기가 일정한 경로를 따라 움직이는 통로이다.

우연한 기회에 한 분의 임종을 지킨 적이 있다. 임종 시 마지막 찰나에 풍선에서 고기가 빠져나가는 듯한 소리가 몸 안쪽에서 울려 나왔다. 죽은 뒤에는 공기가 흡입되지도 않고 내부에 남아 있지도 않다. 그래서 죽음 뒤에 공기가 빠져나와 버리면 경락은 더 이상 존재하지 않는다. 공기의 흡입으로 공간이 형성되어 통로가 유지되다가 공기가 빠져나가면 공기 빠진 풍선같이 납작해지고 압착되어 사라지는 것이므로 죽어서는 존재할 수 없고 생체 내에서만 존재하는 것이 경락이다.

인체의 경락은 12개로, 기경 팔맥이 합해져 전신의 기의 흐름을 일정한 방향으로 인도한다. 12정경 경락은 본질과 작용이 나뉘어 정의되고 있다. 본질과 작용은 콩과 콩나물의 관계로도 비유된다. 콩나물은 콩에서 비롯되었지만, 콩나물에서 콩을 찾아볼 수는 없다. 콩나물로서의 맛과 작용이 있을 뿐이다. 콩은 콩이고 콩나물은 콩나물이다. 여기서 콩은 본질로서 체가 되고 콩나물은 작용으로서 용이 된다. 이것을 체용의 관계라 하는데 모든 경락에는 본질과 작용이 있다.

예를 들면 수태음폐경은 폐경이 오행상 금이므로 공기를 수렴하여 안으로 끌어들이고 하강시켜 인체에 이용되게끔 하는 것이 본질이다. 또한 가을의 계절적 특징인 '살 것은 살게 하고 죽을 것은 죽게 하는' 숙살(肅殺)의 기운을 통해 세포의 사멸을 주도한다.

동시에 수태음폐경은 태음습으로 수분을 끊임없이 흡수하여 호흡기의 내부를 적셔 주어 원활한 호흡 기능을 수행케 하는 것이 그 작용이다. 이러한 본질과 작용이 열두 경락 전체에 나뉘어져 자연 현상을 신체 내부로 끌어들이면서 경락은 자연 현상의 내부 주재자로서 그 의미를 갖는다. 열두 경락은 인체가 공기를 끌어들여 에너지를 만드는 원천으로 이용하고 돌아 내보내는 과정 전체에서 기의 흐름을 보여 준다. 네 경락씩 음양이 짝을 이루어 한 조를 이루며, 결국 3개의 조가 12정경이 되는 것이다.

수태음폐경, 수양명대장경(手陽明大腸經), 족양명위경, 족태음비경(足太陰脾經)의 4개 경락은 태음과 양명의 조합인데 태음은 수분을 공급하는 주체로, 양명은 수분을 발산하고 말리는 주체로 작용하여 습도를 조절한다.

수소음심경(手少陰心經)과 수태양소장경(手太陽小腸經), 족태양방광경, 족소음신경(足少陰腎經)은 소음과 태양이 짝을 이루어 물과 불의 관계로 교류한다. 이것을 수화교역(水火交易)이라 하는데 차가움과 뜨거움이 오가며 체온을 조절한다.

수궐음심포경(手厥陰心包經), 수소양삼초경(手少陽三焦經), 족소양담경(足少陽膽經), 족궐음간경(足厥陰肝經)은 음과 양 사이, 내부와 외부, 위와 아래를 오가며 섞어 주고 혼합하며 교류하는 바람이다. 바람은 대지의 숨결이다. 숨결이 인체를 움직이는 근본이듯 바람은 모든 변화를 이끌어 내어 교류와 순환의 근본 동력이 된다.

뜨거운 여름날 한줄기 바람에 만물이 생기를 얻고, 여름 바다에 태풍이 불어 위아래의 물이 섞여야 적조가 생기지 않듯, 바람은 인체 내부에서 물질을 움직여 에너지를 만들고 기를 움직여 물질로 전달하며 변화의 주체가 된다.

경락의 작용은 바람과 더위, 습기와 메마름, 차가움과 뜨거움의 여섯 가지가 음양의 짝을 이루어 자연 현상을 인체 내부에서 일어나게끔 한다. 봄바람은 꽃을 피우게 하고, 더위는 만물을 무성히 자라게 한다. 습기는 대지를 적셔 모든 동식물의 영양분을 만들고 메마름은 삶과 죽음을 심판한다. 차가운 한기는 안으로 수축하고 다져 씨앗을 만들어 따뜻한 봄날을 준비하게 한다. 이 같은 자연의 힘을 지닌 경락은 자기만의 특성과 작용으로 인체 내부 환경을 변화시킨다.

경락은 인체 전역에 연장, 확대되어 있다. 12개의 장부를 토대로 몸 안에 확충 편재되어 내부와 외부, 위와 아래, 좌우를 각각 지배하면서 기능이 발현된다. 여기에 신체를 하나의 유기적인 통일체라고 보는 한의학의 특질이 가해져 부분과 전체, 시작과 끝이 연결되어 순환되는 것이다.

물론 처음부터 이러한 이론적 토대가 완성된 것은 아니다.

1972년부터 1974년까지 중국 장사에서 발굴된 전한 시대 고분 마왕퇴 한묘에서 나온 고의서를 보면, 경락은 지금의 12개가 아니라 11개에 불과했고 이름도 귀맥, 어깨맥, 치아맥 등 원시적인 명칭으로 되어 있다. 그러면서도 그중 하나씩은 현재의 명칭과 일치하고 있어 현재 경락과 같은 유기적인 연결이 얼마나 많은 고민과 경험에서 유추되었는가를 짐작하게 한다.

기독교의 성경처럼 한의학에서 경전으로 받아들여지는 것이 『황제내경』이다. 그중 많은 내용이 경락의 논리를 바탕으로 이론을 전개한다는 사실은 한의학에서 경락이 가지는 중요성을 일깨워 준다. 따라서 한의학을 이해하는 기초는 경락의 이해로부터 비롯할 것이다.

자연의 수로가 인체의 수로가 되고, 자연 현상이 경락을 통해 혹은 경락의 자극으로 내부에서 발현된다는 점은 나와 자연이 다르지 않다는 천인합일(天人合一)의 의미를 다시금 되새기게 한다.

생활 속의 경락

손을 따는 것

속이 더부룩하게 얹혔을 때나 심한 발열, 갑작스런 어지러움, 기절 등이 발생했을 때 손끝을 따곤 한다. 이는 어떤 근거에서 기인한 건지 궁금하게 여기는 사람이 많은데, 바로 질병의 반응이 말단으로 갈수록 현저하고 분명히 나타나기 때문이다.

몸이 식을 때도 수족이 먼저 차가워지고, 열이 날 때도 수족이 먼저 더워진다. 몸의 경미한 변화와 심리적 변동은 안면에 표현되는데 두통, 홍조, 창백 등이 모두 그것이다. 이런 현상은 식물에서도 볼 수 있다. 성장이 왕성할 때는 말단이 더욱 싱싱하고 원기가 넘치며 시들 때는 끝 부분이 먼저 시든다.

이것을 양팔 저울로 비유하자면, 저울대의 끝으로 갈수록 그 불균형의 정도가 확대되어 나타나는 것과 같다. 바다로 향하는 강의 흐름에 장애가 생겼을 때 물살이 그 부위를 깎아 내는 것과 마찬가지로 끝부분은 가장 강한 힘(저항)이 작용한다. '손끝 따기'는 이와 같은 이치로 끝부분을 강한 힘으로 틔워 줌으로써 질병의 회복을 도모하는 것이다.

감정과 자세의 변동

우월감이나 승리감에 도취되었을 때 우리는 배를 내밀고, 가슴을 펴고, 몸을 뒤로 젖히며 득의만면한 자세를 보인다. 그리고 자신보다 연세 많은 어른이나 높은 분을 만나게 되면 머리와 허리가 앞으로 굽어진다. 또한 이별을 하거나 슬픈 감정이 들 때의 자세와 기쁘거나 사랑할 때의 자세도 완전히 다르다. 경락으로 보면 인체의 뒷부분에는 양(陽)경락(족태양방광경과 독맥)이 흐르고 인체의 앞부분에는 음(陰)경락이 흐른다.

기분이 좋을 때는 양경락이 작용하기 때문에 뒷부분에 힘이 모아져 뒤쪽으로 젖혀져서 오만한 자세를 취하게 된다. 슬프거나 기력이 쇠퇴할 때는 음경락이 작용을 해서 앞으로 수그러들고 위축되는 것이다.

특히, 사람이 구타당할 때는 대부분 움츠러들어서 음경락을 보호하는 자세를 취하게 되는데 이것은 중요 혈관이나 근육이 내부에 존재하고, 음경락은 손상되면 내부 장기가 잘 회복되지 않으므로 바깥을 흐르면서 회복이 빠른 양경락을 드러내어 보호하려는 본능의 발현이다.

질병 시 나타나는 경락

안면 부위에 도달하는 대표적 경락을 보면 귀에는 족소양담경이 있고, 코에는 수양명대장경, 족양명위경, 독맥이 있고 혓바닥에는 수소음심경의 말단이 있다.

말단은 가장 현저하게 반응이 나타나는 부위이다. 우리가 신경을 많이 쓴다든지, 심한 분노로 떤다든지 했을 때 귀울음(耳鳴)이 생기는 사례를 흔히 볼 수 있다. 이것은 우리 감정을 주관하는 족소양담경의 흥분(반응)이 귀에서 나타나는 현상인 것이다.

변비가 생기거나 위장에 장애가 있을 경우에 입 주위에 작은 피부염이 생기는 것 또한 수양명대장경이나 족양명위경의 이상이 말단에서 나타나는 증상이라 볼 수 있다. 신경을 지나치게 많이 쓸 때 입이 바싹 마르는 현상은 심장의 열이 혀에 나타나 진액이나 침을 마르게 하는 것이다. 이처럼 생활에서의 작은 신체 변화는 경락의 말단에서 민감하게 나타나므로 그 변화를 통해 신체의 상태를 파악하고 그로 인해 생길 수 있는 질병을 미리 알고 막아 내는 것이 한의학과 예방 의학적 차원의 지혜라 하겠다.

침구 치료를 위한 경락과 경혈

폐대장경락

허파가 하늘과 통하면서 호흡을 하는 뚜껑 역할을 한다면 대장은 땅을 향해 열린 아랫부분의 통로다. 위와 아래가 열리면 하늘·땅·사람이 일직선으로 연결되어 건강을 유지하겠지만, 윗부분이 염증으로 발열이 심해지면 아랫부분은 수분을 계속 뽑아 올려 상부의 열을 식히려 노력한다. 이는 마치 뙤약볕이 땅의 수분을 증발시켜 구름을 만들고 비를 내리게 하는 작용과 같다.

대장은 하루 동안 약 2.5리터의 수분이 흘러들어 2.4리터의 물을 흡수하는데 0.1리터의 물이 대변의 점성을 조절한다. 재흡수되는 물의 양은 많게는 하루 약 5.7리터까지도 된다. 그러나 상부의 열이 계속되면 대장은 더 많은 수분을 흡수하여 열을 식히고, 이런 상황이 계속되면 대장은 더 이상의 수분을 생산할 수 없게 되어 0.1리터의 수분마저 흡수해 변비가 생긴다. 상부의 호흡기계는 바싹 마르고 수분의 보호로부터 벗어난 점막은 더욱 많은 바이러스와 세균에 시달리는 악순환에 시달리게 된다. 이것이 허파와 대장이 서로에게 의존하는 수분의 발산과 재흡수라는 메커니즘이다.

척택과 곡지

척택혈(尺澤穴)의 위치는 손을 반대편 가슴에 얹었을 때 팔꿈치 근처에서 근육이 가장 많이 튀어나온 곳의 5푼(1.6센티미터) 안쪽 부위이다. 척택혈에서 길이를 나타내는 단위로 손목 가로무늬의 첫마디에서 끝마디까지의 길이가 1촌(3.3센티미터), 끝마디에서 팔꿈치까지의 길이는 1척(33.3센티미터)에 해당한다. 척택에서 척은 팔꿈치쪽의 척에 해당하는 곳으로 연못과 같은 형상을 말한다. 척택은 폐경락의 연못이다. 연못은 지면에서 가장 낮은 곳으로 비가 내리면 제일 먼저 물과 찌꺼기가 모이는 곳이다. 허파는 항상 공기를 흡입하고 늘 이물질의 침입을 받는다. 늘 자기 정화를 해야 하는데 대체로 물에 묻어서 씻겨 내려가도록 한다. 다른 곳으로 흐르면 감염의 우려가 있으므로 일단 가두어 두고 이물질을 가라앉힌 다음 다시 흐르게 한다. 척택은 모아 둔 허파의 오물을 빼내는 작용을 한다. 대부분의 침구서에도 척택은 허파의 기운을 맑게 해주는 곳으로 정의한다.

곡지혈(曲池穴)은 팔꿈치를 구부렸을 때 생기는 횡문의 바깥 끝부분이다. 수태음폐경과 안팎을 이루는 수양명대장경에 속하며 양기는 대체로 외부에서 내부를 호위하며 방어한다. 얼마 전 풍납토성에서 해자가 발견되었다는 신문 기사를 본 적이 있다. 해자는 성을 보호하는 외곽 연못을 말한다. 경락은 인체의 외부에 해당하는 피부와 코에 넓게 분포하여 방어와 보호 기능을 수행한다. 척택혈을 찌르면 양기가 솟아난다는 뜻은 감기에 걸려 위축된 보호 기능에 열을 전달하여 튼튼하게 성곽을 쌓는 의미라 할 수 있다.

열결

열결혈(列缺穴)의 위치는 손목 관절 횡문의 위쪽 1.5촌(4.9센티미터)에 있다. 『사기(史記)』「사마상여열전(司馬相如列傳)」의 주석에서도 열결은 '하늘의 번개'라고 규정하고 있다. 무더운 여름날 가득 쌓인 대기의 이물질을 천둥, 번개가 씻어 내린다. 코, 인두, 기관지, 허파는 대기를 호흡하는 기관이어서 대기 중의 이물질이나 점액의 노폐물로 답답해하거나 열이 생기기 쉽다. 이러한 노폐물을 씻어 내기 위해 강한 비바람을 동원하는 힘이 바로 열결이다. 번개가 열결이면 천둥에 해당하는 것은 풍융으로, 지상의 노폐물을 씻어 내는 힘을 갖고 있다.

어제

어제혈(漁除穴)의 위치는 손바닥 안쪽 살이 많은 곳의 가장자리다. 엄지손가락이 붙은 부위가 물고기 배와 같이 볼록 솟았다고 해 이런 이름이 붙었다. 물고기는 잠들 때 눈을 감지 않는다. 유목민은 가축을 보호하기 위해 눈을 뜨고 망을 보아야 하고 초지를 찾아야 가축을 먹일 수 있기에 물고기를 숭배한다. 어제는 허파에 속해서 바이러스나 세균의 침입을 제일 먼저 알아내 알리는 역할을 한다. 이물질에 감염될 때는 붉고 성난 모습을 하고, 약해지고 위축될 때는 푸르고 싸늘하다.

합곡과 태충

합곡혈의 위치는 엄지손가락과 검지손가락이 만나는 곳에서 1촌 위쪽에 위치한다. 노자는 『도덕경』에서 "골짜기는 빈 곳이다. 형태는 없지만 낮은 곳에 자리 잡고 있어 움직이지 않고, 고요함을 지켜 시들지 않는다. 만물이 골짜기의 빈 곳으로 인해서 이루어진다."라고 골짜기를 풀이하고 있다.

골짜기는 낮은 곳이기에 공기가 몰려든다. 몰려든 바람이 쌓이면 넘쳐나 산꼭대기로 올라간다. 그래서 산 위에서 부는 바람은 시원하게 더위를 식혀 준다. 인체에서도 합곡은 기를 모아 산꼭대기에 해당하는 머리 위로 올라가 코, 눈, 귀, 입의 염증을 시원하게 식혀 주는 역할을 한다.

태충혈(太衝穴)은 엄지발가락과 둘째 발가락 사이의 공간에 존재한다. 노자 『도덕경』의 4장은 "도충이용지(道衝而用之)"로 시작한다. "도는 비어 있어 차지 않은 듯하고 그 깊숙함이 만물의 근원인 듯하다."라는 뜻을 담고 있다. 공기는 골짜기에서 모이지만 지상의 물은 움푹 팬 웅덩이나 연못, 호수에 모인다. 농부는 고인 물을 필요할 때 논이나 주변의 땅을 관개하면서 대지를 윤택하게 한다.

태충은 간에 속하며 혈액을 저장한다. 필요할 때 인체에 혈액을 공급하여 조직이 자기 기능을 수행하도록 도와준다. 합곡이 엄지와 검지 사이의 비워진 공간에서 기를 주관한다면, 태충은 비워진 공간에서 혈을 저장하여 주관한다. 코는 동맥을 통해서 온도를 조절하고, 모세 혈관을 통해 노폐물을 교환하며, 정맥을 통해 수용하는 혈관의 다발이 모인 곳으로 혈을 주관하는 태충의 가장 큰 고객이다. 사관(四關)은 합곡과 태충을 합한 것인데 합곡의 기를 조정하는 힘과 태충의 혈을 조정하는 힘이 만나 전신의 기와 혈을 조정한다.

영향

영향혈(迎香穴)의 위치는 콧방울 바로 옆에 있다. 향기를 맞이한다는
뜻이 있기에 냄새를 맡지 못하는 환자에게 시술하는 경혈이다.

냄새를 맡지 못하는 원인은 두 가지가 있다. 콧물이나 농이 코안을
막아 냄새 분자가 후각 신경에 도달하지 못하는 것이 하나이고, 코가
건조하여 냄새 분자가 녹지 못하는 것이 다른 하나이다. 영향혈은 대장
의 수분을 흡수하여 해열하는 힘과 위장의 영양을 공급하는 힘이 맞닿
는 곳에 자리하고 있다. 냄새를 맡지 못하는 질환은 물론 비염, 코곁굴
염 등 코의 모든 질환에 보조혈로 사용한다.

비위 경락

"여호와는 땅의 흙으로 자신을 닮은 형상을 하나 만들어 이를 사람
이라 부르고 모든 것의 우두머리가 되게 했다."라고 『구약 성서』는 적고
있다. 흙은 인간의 육체이고 살갗이다. 인간의 육체는 소화계가 흡수하
는 영양 물질을 통해 유지된다.

비위라는 소화기계는 한의학에서 볼 때 오행 중 토이고 흙의 상징이
다. 토에 속하는 비위 중 비(脾)는 영양 물질을 안은 채 호흡기로 상승하
고 위(胃)는 찌꺼기를 안은 채 밑으로 하강한다. 상승한 영양 물질은 호
흡기에 공급되는데 비위의 기능이 약하면 코 내부에 있는 위·중간·아
래 코선반의 살이 위축된다. 코는 아래코선반이 부풀어 오르고 줄어들

면서 호흡하는 공기의 온도와 습도를 조절한다. 살이 위축되면 더 이상 온도와 습도는 적절히 조절될 수 없다.

거료

거료혈(巨髎穴)에서 '료(髎)'는 뼈와 뼈 사이의 틈을 말하는데 거료의 위치는 잇몸의 윗부분에 해당하는 곳으로, 콧구멍의 바깥 방향에서 옆으로 8푼(2.6센티미터) 정도 떨어져 있다. 축농증은 코곁굴에 농이 고이는 질환이다. 염증이 발생하여 농이 제일 많이 고여 있는 곳이 위턱굴이다. 위턱굴의 바닥은 콧구멍의 밑바닥보다 더 낮은 곳에 있어서 일단 노폐물이 쌓이기 시작하면 쉽게 배출되지 않는다.

코곁굴에 노폐물이 쌓이면 그 공간은 점차 줄어들어 점액을 생산하는 고유의 기능을 상실하게 된다. 거료혈은 코곁굴의 저면에 가깝게 위치한 혈이다.

이 혈을 찌르면 코곁굴의 저면을 자극하여 섬모 운동을 항진시키고 점막에 점액 공급을 항진시킨다. 이곳에는 안면 신경과 삼차 신경의 분지가 분포되어 있는데. 안면 신경 마비, 치통, 삼차 신경통, 코 질환 등의 치료혈로서 많이 응용된다.

족삼리

족삼리혈(足三里穴)은 무릎 정강이뼈 아래에서 3촌(9.9센티미터) 아래에 자리잡고 있다. 인체의 많은 경혈 중에서도 대표적인 것이 족삼리 경혈이다. 족삼리의 '삼(三)'은 천·지·인을 가리킨다. 자연을 두고 보면 하늘, 땅, 사람이지만 인체에서는 호흡·소화·배설 기능을 담당하는 부분으로, 코와 입에서 시작되어 항문까지 이어지는 긴 관이다. '리(理)'는 마을이란 뜻도 있지만 여기서는 헤아린다는 뜻이다. 즉 족삼리가 다리 부분에서 호흡·소화·배설 기능을 헤아리는 곳임을 말한다.

족삼리는 호흡 기능이 약해졌을 때는 영양 물질을 전달하여 심폐 기능을 도와주고, 소화·배설 기능이 약해졌을 때는 찌꺼기를 빨리 배출할 수 있도록 아래로 내리는 힘을 강화해 준다.

족삼리가 속한 족양명위경은 토에 속하므로 순환의 축이 되어 오르고 내리며 오장육부가 모두 그의 영양에 의존한다. 코는 물질 대사를 위해 산소 공급 역할을 수행하지만, 자신 또한 물질의 공급에 의존하는 존재이다. 위장은 물질을 공급하여 코의 기능을 다할 수 있도록 도와준다. 이렇듯 족삼리는 코가 외부의 기온, 이물질, 세균, 바이러스 등에 시달려 혹사당할 때 영양 물질을 공급하는 중요한 경혈이다.

콩팥 경락과 독맥

바다는 가장 낮은 곳에 위치하여 깨끗하고 더러움을 가리지 않고 모든 물을 고이게 하며, 그것을 바탕으로 모든 물을 다스린다. 물은 흘러서 자신을 정화하지만, 바다는 흐르지 않고 자기 스스로 부단히 노력하여 자신을 정화하는데 그것을 자강불식(自强不息)이라 한다. 콩팥은 바다와 같다. 인체의 가장 낮은 곳에 위치하며 혈액과 림프액, 체액의 모든 물길을 고이게 하고 정화하며 다스린다. 특히 에너지의 동화 과정에서 정을 관장하는데 정은 신경, 내분비, 면역의 근원이 되는 물질로 항상성을 유지한다. 한의학적 시각에서 볼 때 콩팥이 수행하는 중요한 역할 중의 하나가 면역 기능이다.

『황제내경』「소문(素問)」의 '선명오기편(宣明五氣篇)'에서도 "콩팥이 병들면 재채기나 하품이 나올 수 있다."라고 지적하고 있다. 그것은 곧 콩팥의 병이 알레르기 증상 중 재채기를 유발하는 면역 악화로 연결됨을 의미한다. 콩팥이 병든다는 말은 신체 내부에서 만들어지는 면역 에너지의 공급이 부족함을 의미하는 것이다.

코는 면역을 통해 수많은 적들과 싸우거나 외부로 방출한다. 면역 에너지의 원활한 생산과 공급은 코가 지닌 면역 기능의 기반이다. 족소음 신경은 면역의 원천으로서 알레르기성 비염의 치료에 이용된다.

조해

조해혈(照海穴)의 위치는 안쪽 복사뼈의 1촌 아래다.

섬진강은 벚꽃 피는 계절이 가장 아름답다. 굽이굽이 흐르는 강줄기를 따라 흐드러지게 피어 있는 벚꽃의 아름다움도 그만이지만, 이른 새벽 강가에 피어오르는 물안개 또한 장관이다.

조해는 햇살이 바닷물을 기화시켜 안개로 떠오르게 한다는 의미이다. 몸 안의 물질은 기화되어야 몸에 퍼지면서 에너지로 이용될 수 있다. 콩팥에 가두어진 물질은 조해혈에서 햇살 같은 기운을 받아 전신으로 퍼져 나간다. 이는 면역에서도 마찬가지로, 골수의 줄기세포는 T 세포, B 세포, 대식 세포 등으로 분화되어야 자기 역할에 따른 면역 기능을 수행할 수 있다. 줄기세포의 근원 물질을 한의학에서는 정이라 한다. 조해는 정을 기화하여 면역 세포로 전환하는 역할을 하므로 알레르기성 비염에 반드시 사용해야 하는 중요한 혈이다. 골수의 줄기세포를 자극함으로써 면역 세포로 분화하게 하는 자극점이 비로 조해혈이다.

복류

복류혈(復溜穴)의 위치는 복숭아뼈 안쪽의 움푹 들어간 곳으로부터 2촌(6.6센티미터) 위에 있다.

『주역』에서 '복(復)'괘는 지뢰(地雷, 땅 밑에서 울리는 우레)를 의미한다. 아래는 뢰(雷)를 뜻하는 진(震)으로서 움직이고 위는 지(地)를 뜻하는 곤(坤)으로서 땅속에서 양이 생기기 시작하여 회복되는 것이다. 즉 종자의 힘인 양 하나가 깊은 땅 가운데에서 서서히 움터 나온다는 뜻이 있다. 움직여 나아감이 지극히 순하여 출입에 거칠 것이 없다.

땅속에서 초목의 종자가 싹을 틔우는 것처럼, 복류는 근본을 회복해 새로이 시작한다는 뜻을 지닌다. 그러나 『주역』에서는 스물네 번째 괘인 복괘를 가장 추운 동짓달에 바깥은 아직 겨울이어서 가볍게 나아갈 수는 없고 천천히 느긋하게 출발하는 모습이라고 풀이한다. 유(溜)는 흐르는 것으로, 머물렀다가 다시 흐르는 모습이다.

복류는 머무르는 것을 통하게 하는 것을 말한다. 한복을 입을 때 대님을 매는 장소로 다리의 피로를 덜어 주는 효과도 있다. 복류는 새로운 전쟁을 위해 면역 기능을 재정비하는 것으로 인체 내부에 들어온 적을 막기 위한 준비를 의미한다.

알레르기 타입으로 보았을 때는 Ⅲ형의 알레르기 타입에 적용된다. Ⅲ형은 항원 항체 반응에서 항원(침입해 온 적)의 양이 항체의 양보다 약간 많을 때 항원이 토리(사구체)나 관절, 혈관 벽에 가서 조직에 괴사를 일으켜 질병을 발생시킨다.

만성 편도선염이 알레르기 Ⅲ형 질환의 원인이 되어 토리콩팥염(사구체신염), 관절염, 아토피성 질환을 유발하는 경우가 많다. 필자는 항체가 모자랄 때 다시 전열을 재정비하고 항원들을 제거하는 경우에 주로 복류를 사용한다. 만성 편도선염에 복류와 유부혈을 배합하여 항체를 다시 모아 항원들을 제거할 때 사용한다.

축빈

축빈혈(築賓穴)의 위치는 복사뼈 뒤의 태계혈(太谿穴)에서 5촌(6.6센티미터) 위로 올라가 장딴지 근육의 끝부분에 있다. 축은 쌓이는 것이고 빈은 쫓아내는 것이다. 쌓인 것을 쫓아내는 것이 축빈으로 콩팥에 쌓인 노폐물이나 찌꺼기를 몰아낸다는 뜻을 담고 있다. 복류혈과 마찬가지로 항원항체 반응에서 신체에 남아 쌓여 있는 항원을 공격한다.

임상에서 사용할 때는 음식물을 먹고 난 후, 독소가 쌓여 두드러기나 피부병이 생겼을 때 많이 이용된다. 지금은 많이 줄었지만, 연탄가스 중독에도 많이 사용되었다. 축빈혈은 독소를 공격하여 몰아내는 중요한 혈이다.

유부

유부혈(兪府穴)은 목 밑에 있는 빗장뼈와 첫째 갈비뼈 사이에 자리한다. '유(兪)'는 경맥의 기를 수송하여 나르는 것을 의미하고 '부(府)'는 곳집, 즉 저장하는 장소를 말한다. 족소음신경은 음·양의 경락 중 음경이기 때문에 목을 넘어 위로 올라갈 수 없다. 목 위는 하늘을 닮은 머리가 있으므로 면역 물질을 생산하는 족소음신경은 면역 물질의 가장 큰 수

요처인 코, 목, 입 등에 도달할 수 없다. 그곳은 하늘을 닮아 양기가 지배하는 세상이다. 그러므로 족소음신경은 목 아랫부분에 창고를 지어 보관하고 필요에 따라 각 경락에 공급하는 역할을 담당한다.

면역 물질들은 인체가 벌이는 전쟁터의 군인이다. T 세포, B 세포, 호중구, 호산구, 호염기구 같은 군인들은 치열한 전쟁터인 코, 입 등의 요구를 받으면 즉각 출동하기 위해 막사를 지어 준비한다. 유부는 콩팥이 관장하는 골수에서 면역 물질을 끌어올려 저장하는 막사와 같다.

바람을 관장하는 혈들

봉황은 바람을 주관한다. 『회남자(淮南子)』의 「남명훈(覽冥訓)」에 "봉황은 동방을 나와 해질 무렵에 풍혈에서 잠을 잔다."라고 했다. 한편 『황제내경』에서 "바람은 사람을 상하게 한다."라고 했으며 『황제내경』 「태소」의 28권 '제풍수류'를 보면 "바람은 기와 하나인데 천천히 질서가 있을 때는 기가 되고 빠르고 다급하면 풍이 된다."라고 했다.

기는 크게 두 가지가 있다. 자연에서의 대기(大氣)와 인체 내부에서 흐르는 원기가 그것이다. 대기나 원기 모두 여유와 질서가 있을 때는 기로써 작용하지만, 빠르고 다급해지면 풍이 되어 뇌혈관 질환이나 관절염 등 풍병을 유발한다.

예전에는 소위 '명의의 자질'이란 바람을 잘 관찰하는 것이었다. 전설적인 중국 동한 시대 명의였던 편작(扁鵲)에서 '작(鵲)'은 까치를 뜻하는데, 까치는 바람 방향을 가장 잘 아는 조류로서 편작은 풍을 잘 관찰하는 의사라는 의미로도 해석된다.

바람을 관장하는 혈에는 풍지, 풍부, 풍문, 예풍이 있다.

풍지(風池)는 족소양담경에 있는 혈로서 목 뒤편에 있다. 긴장이 원인이 되어 인체 내부에서 흐르는 기운이 빠르고 다급해지는 심혈관 질환, 뇌혈관 질환, 고혈압, 중풍 등의 질환을 다스린다.

풍부(風府)는 척추 관절의 맨 위에 있으며 독맥에 속하는 혈이다. 위치로 보면 풍에 관련된 혈을 거느리는 관청이고, 병리적으로 볼 때는 풍사(風邪)가 안으로 전해지는 문호이다. 심혈관 질환이 원인이 되어 고혈압, 뇌출혈, 목이 뻣뻣한 등의 증상이 나타날 때 뭉쳐 있는 열기를 해소한다.

풍문(風門)은 족태양방광경의 혈로서 자연의 대기가 빠르고 다급해져 온도 변화의 요소로 신체에 영향을 미칠 때 오는 감기 증상에 사용된다. 마지막으로 예풍은 수소양삼초경에 있는 혈로서 귀 뒤 양 돌기 아래 움푹 들어가는 곳에 있으며 "바람의 도전에 대항하는 방패"라는 뜻이 있다. 자연의 온도 변화에 적응하기 위해 내부의 온도를 피부에 전달해 방어하는 작용을 하며 귀가 어둡거나 염증이 생길 때 유효하다.

또한 외부 바이러스가 침입했을 때나 또는 온도차가 심한 바닥에 머리를 대고 잠들거나 자동차 창문을 열고 달릴 때 생기는 구안와사에 사용되는데 안면 신경의 긴장을 이완시켜 준다. 또한 귓속의 림프액을 조절해 주므로 어지러움과 이명에 대해서도 사용한다.

기타 중요한 혈

액문

액문혈(液門穴)의 위치는 넷째와 다섯째 손가락 사이가 된다. 액문은 수소양삼초경에 속하는 혈이다. 수소양삼초경은 수액 대사를 관장하는데 "형태는 없이 기능만 존재하며 코로부터 항문에 이르는 빈 공간을 의미한다."라고 『동의보감』에 정의되어 있는 것을 보면 체액 면역의 일부로도 짐작할 수 있는 기관이다. "액은 빈 공간을 적시고 정을 포함한다."라고 내경에 기재된 의미를 되새기면 점액 면역에 해당하는 물질을 분비하는 것임을 짐작할 수 있다. 코에 있어서도 마찬가지로 코가 지나치게 건조할 때나 점액 면역이 모자랄 때 액을 생산하여 코로 옮겨 강력한 윤활제 역할을 하게 된다.

외관

외관혈(外關穴)의 위치는 팔목 중심에서 2촌 위다. 외관의 '관(關)'은 외부로부터의 바이러스, 세균 등이 인체로 쉽게 들어오지 못하게 잠그는 관문 역할을 한다. 인체는 외관이 있기 때문에 외부 자극을 방어할 수 있다. 인체가 외부 자극을 방어하는 수단은 물과 불이다.

소양(少陽)은 소양상화(少陽相火)라고 해서 뜨거운 불로 방어하는 형상인데 이것이 외관이다. 외관은 피부에 위치한 수분의 온도를 높여 주어 땀을 내게 한다. 땀은 체내의 열을 빼앗아 밖으로 나가므로 땀을 내게 하는 외관은 해열의 으뜸 혈이 된다. 특히 감기 치료에서 외관은 빼놓을 수 없는 중요한 혈이다.

창과 방패의 진을 빼는 소모전: 항생제

한약재는 약이 되는 식물이 성장하고 꽃을 피우거나 결실을 맺는 과정에서 나타나는 특징이나 형태, 색깔, 발생, 시기, 산지 등을 취한다. 이들을 중점적으로 관찰하여 가장 두드러지게 나타나는 성질을 이용하는 것이 약재 효용을 높이는 이상적인 방법이다.

골쇄보(骨碎補)는 이름 그대로 뼈가 부서졌을 때 이어 주는 약물로, 풀이 꺾여도 끊어진 마디마다 즙이 나와서 잘 살아나는 생리를 이용한 것이다. 석창포(石菖蒲)는 물밑 돌 틈에서 자라났기 때문에 물이 차서 막힌 구멍을 뚫는 성질을 지니고 있다. 석창포는 향기가 강렬하며 맛이 맵고 따뜻하기 때문에 감기나 알레르기로 생긴 콧물로 코가 막혔을 때 뚫어 주고, 귓속 농이 귀속뼈의 떨림을 방해할 때 수분을 제거하여 소리를 잘 듣게 해 준다. 가래나 감기의 후유증으로 목이 점액에 젖어 성대를 울리지 못할 때 수분을 말려 소리를 틔워 주는 성분도 지니고 있다.

이렇게 변화를 가져오기도 하고 변화의 영향을 받기도 하는 점에서 판단하면 서양 의학과 한의학도 본질적인 의미에서는 서로 다르지 않다. 항생 물질이 균류 군체에 있다는 사실은 사물이 주변 환경과 적응하고 진화해 가는 본질을 치료에 적용시킨, 어찌 보면 지극히 평범하고 당연한 발견이었다. 항생 물질은 균류와 세균이 병원체와 경쟁자들로부터 자신을 보호하기 위해 진화시킨 화학 전사이다. 이들은 수백만 년 동안의 시행 착오를 거치면서 선택되고 세균의 취약성을 교묘히 이용하면서 균류 자신에게 해롭지 않도록 형성되었다.

1929년 알렉산더 플레밍의 항생 물질 발견은 지난 수십 년 동안 결핵, 폐렴 그리고 그 밖의 여러 감염 유발 세균을 근절시킨 인류의 위대한 유산이 되었다. 1969년 미국 공공 보건국(United States Public Health Service, USPHS) 장관이 "이제 감염성 질환의 시대는 끝이 났다."라고 선언할 정도였다. 하지만 그 논리는 변하기 시작했다. 처음의 칭찬이 무색할 정도로 이 위대한 발견은 지금에 와서는 점점 어두운 그림자를 드리우고 있다. 항생제에 대한 예찬이 진리가 아니라는 반증이다.

세균은 그들의 진화적 역사를 통해 균류와 우리의 천연 무기에 대한 방어를 진화시켜 온 것과 마찬가지로 항생 물질에 대한 방어를 향상시키고 있다. 초나라의 장사꾼이 모든 방패를 뚫을 수 있는 창과 모든 창을 막을 수 있는 방패를 자랑하며 모순의 논리에 빠졌듯이 세균과 항생제는 끊임없는 모순의 소모전을 펴고 있는 것이다.

랜덜프 네스(Randolph Nesse, 1948년~)와 조지 윌리엄스(George Williams, 1926~2010년)의 저서 『인간은 왜 병에 걸리는가(Why We Get Sick)』에 따르면 포도상 구균의 경우, 1941년까지는 여기에 속하는 모든 균들이 페니실린에 의해 퇴치되었다. 그러나 1945년이 되자 몇몇 균주가 페니실린을 붕괴시키는 효소를 만들어 내며 진화했고 오늘날에는 포도상 구균 균주의 95퍼센트가 페니실린에 어느 정도 저항성을 보인다. 1950년대에 인공 페니실린과 메티실린(meticillin)이 개발되었으나 세균은 곧 그들을 피하는 방법을 진화시켰다.

1980년대 중반에 시프로플록사신(ciprofloxacin)이 개발되었을 때도 큰 기대감을 불러 일으켰으나 지금은 뉴욕 시 포도상 구균 균주의 80퍼센트가 그 약에 대한 저항성을 가지고 있다. 임질(淋疾) 또한 대부분 페니실린으로 치료되었으나 곧 저항성을 가지게 되어 암피실린(ampicillin)으로 해결해야만 했다. 지금은 임질 균주의 95퍼센트가 암피실린을 무력화하는 효소를 만들어 낸다.

항생제의 직접 투여와는 별도로 우리는 양식하는 물고기, 사육하는 동물, 알, 우유 등을 간접적으로 섭취함으로써 상습적으로 항생제 남용의 위험에 노출되어 있다. 여기에서 주목하고 있는 이비인후과 질환의 대부분이 바이러스에 감염되어 일어나는 신체적 이상임에도 불구하고 현재 세균에 대한 효능을 갖는 항생제가 남용되고 있다는 사실은 참으로 안타까운 일이 아닐 수 없다.

보건 사회 연구원의 임상 결과에 따르면 우리나라 인구 1,000명 가운데 33명이 매일 항생제를 복용하고 있고 의료 보험 진료 환자의 항생제 처방 비율이 58.9퍼센트로 세계 보건 기구(World Health Organization, WHO)의 권장치 22.7퍼센트의 두 배를 넘는다고 한다.

항생제 남용을 줄이기 위한 의약 분업도 별 성과 없이 항생제 처방 비율은 그대로 유지되고 있는 것이 현실이다. 내성을 가진 슈퍼 세균의 출현은 단지 한 사람에게만 적용되는 것이 아니라 주변의 모든 사람과 인류 전체에도 새로운 항생제의 개발이라는 숙제를 남겼다. 새로운 무기의 개발이 새로운 균의 출현을 예고하는 악순환은 오늘도 계속되고 있다.

한의학과 서양 의학의 협력은 이러한 의미에서도 훌륭한 모델이 될 수 있다. 감기 질환에서 한의학 처방이 거두는 신속한 효과가 협력한다면 지나친 항생제의 남용은 줄어들 것이다. 나아가 무서운 세균의 돌연변이를 막을 수 있어 인류의 건강을 불러오는 방편이 될 것이기 때문이다.

참고 문헌

추주, 임진석 옮김,『본경소증』, 대성의학사, 2001년.

나카시마 이즈미,『면역학 입문』, 지구문화사, 1998년.

다다 도미오, 황상익 옮김,『면역의 의미론』, 한울, 2010년.

왕필, 임채우 옮김,『왕필의 노자』, 예문서원, 1997년.

라이얼 왓슨, 이한기 옮김,『코: 킁새를 맡는 또 하나의 코 야쿱슨 기관』, 정신세계사, 2002년.

마츠다 노부로,『한의원에 갈까 의원에 갈까』, 여강, 1992년.

백만기,『최신이비인후과학』, 일조각, 1987년.

정승욱,『재미나는 우리말 도사리』, 하늘연못, 2004년.

조헌영,『통속 한의학 원론』, 학원사, 2007년.

김석진,『대산 주역강해』, 대유학당, 2015년.

김해리, 최정희,『단백질 대사』, 서울대학교 출판부, 2001년.

가노우 요시미츠, 한국철학사상연 옮김,『중국 의학과 철학』, 여강, 1991년.

랜덜프 네스, 조지 윌리엄스, 최재천 옮김,『인간은 왜 병에 걸리는가』, 사이언스북스, 1999년.

찾아보기

코의 한의학

낮은 한의사 이상곤의 코 비방

1판 1쇄 찍음 2020년 7월 15일
1판 1쇄 펴냄 2020년 7월 31일

지은이 이상곤
펴낸이 박상준
펴낸곳 (주)사이언스북스

출판등록 1997. 3. 24.(제16-1444호)
(06027) 서울시 강남구 도산대로1길 62
대표전화 515-2000, 팩시밀리 515-2007
편집부 517-4263, 팩시밀리 514-2329
홈페이지 www.sciencebooks.co.kr

ISBN 979-11-90403-71-9 03510